ZHONGYIYAO WENHUA

CHUANGZAOXING ZHUANHUA

CHUANGXINXING FAZHAN

DIANXING FANLI YANJIU

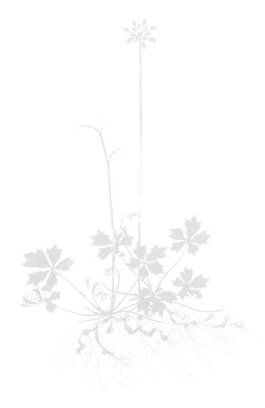

章 林 章 原 任宏丽 著

中医药文化

创造性转化创新性发展典型范例研究

上海大学出版社
·上海·

图书在版编目(CIP)数据

中医药文化创造性转化创新性发展典型范例研究/章林,章原,任宏丽著.—上海:上海大学出版社,2021.11
ISBN 978-7-5671-4364-7

Ⅰ.①中… Ⅱ.①章… ②章… ③任… Ⅲ.①中国医药学-文化-研究 Ⅳ.①R2-05

中国版本图书馆CIP数据核字(2021)第210212号

责任编辑 刘 强
封面设计 柯国富
技术编辑 金 鑫 钱宇坤

中医药文化创造性转化创新性发展典型范例研究

章 林 章 原 任宏丽 著
上海大学出版社出版发行
(上海市上大路99号 邮政编码200444)
(http://www.shupress.cn 发行热线 021-66135112)
出版人 戴骏豪

*

南京展望文化发展有限公司排版
上海普顺包装有限公司印刷 各地新华书店经销
开本 710mm×1000mm 1/16 印张 20 字数 337千字
2021年11月第1版 2021年11月第1次印刷
ISBN 978-7-5671-4364-7/R·16 定价 85.00元

版权所有 侵权必究
如发现本书有印装质量问题请与印刷厂质量科联系
联系电话: 021-36522998

目 录

绪言 / 1
 一、研究目的和意义 / 2
  (一)立足国家战略高度的重要举措 / 2
  (二)推进中医药事业发展的内在需求 / 3
  (三)增强民族文化自信的重要力量 / 4
  (四)增进人民群众健康的必然选择 / 4
 二、主要研究内容和研究方法 / 5

第一章　独具特色的中医药产业服务经济社会 / 7
 一、坚持传承创新发展,发展中医药服务贸易 / 8
  (一)中医药服务贸易国际平台 / 12
  (二)中医药服务贸易基地 / 13
  (三)中医药服务贸易核心资源 / 15
  (四)中医药服务贸易的有力抓手 / 16
 二、聚焦国际化现代化标准化,加强中医药科研创新 / 17
  (一)地道中药材种植与研发 / 18
  (二)科技先行的中医药扶贫 / 21
  (三)中医药科研创新高地 / 25
  (四)互联网＋中医药健康服务 / 26
  (五)中医药产学研一体化 / 28
 三、秉承大健康理念,促进中医药跨界融合发展 / 32
  (一)中医药健康旅游 / 32
  (二)中医药养老服务 / 38
  (三)中医药特色小镇 / 42

四、打造经典文创产品，提升中医药产业链水平 / 45
    （一）挖掘中医药原始创意要素 / 46
    （二）焕发新活力的中医药老字号 / 48
    （三）赋予典型文创产品的中医药健康养生功能 / 50

第二章 博大精深的中医药文化宣传推广 / 52
  一、中医药文化纳入中小学基础教育 / 53
    （一）中医药文化进中小学 / 53
    （二）中医药文化教材读物 / 55
    （三）中医药高等院校播撒中医药种子 / 57
  二、中医药文化国家宣传推广平台 / 58
    （一）中医中药中国行 / 59
    （二）中医药文化宣传教育基地 / 60
  三、科学性、实用性、共赏性兼具的宣传教育模式 / 63
    （一）形式多样的中医药新媒体传播 / 64
    （二）传播迅速的中医健康养生文化电视节目 / 66
    （三）喜闻乐见的中医药科普宣传 / 71
    （四）内涵丰富的中医药文化学术活动 / 73

第三章 日臻完善的中医药人才教育体系 / 76
  一、中医药高等教育人才培养 / 77
    （一）坚持专业内涵的教育教学改革 / 78
    （二）服务国家战略和适应社会需求的创新人才培养 / 84
  二、中医师承教育经典传承 / 90
  三、中医药继续教育蓬勃发展 / 93

第四章 关于中医药文化创造性转化创新性发展的思考和建议 / 97
  一、关于中医药国际化 / 97
  二、关于中医药现代化产业化 / 99
  三、关于《中华人民共和国中医药法》/ 104
  四、关于中医药知识产权 / 106
  五、关于中医药高等教育顶层设计 / 108

六、关于中医药人才培养 / 109
七、关于中医药事业发展资金投入 / 109
八、关于中医药文化研究 / 111

附录 / 113

国务院关于扶持和促进中医药事业发展的若干意见 / 113
医药卫生中长期人才发展规划（2011—2020 年）/ 119
国务院关于促进健康服务业发展的若干意见 / 129
中医药健康服务发展规划（2015—2020 年）/ 138
国家中医药管理局和全国老龄工作委员会办公室关于推进中医药健康养老服务发展的合作协议 / 149
中医药发展战略规划纲要（2016—2030 年）/ 152
中医药发展"十三五"规划 / 163
"健康中国 2030"规划纲要 / 186
中国的中医药 / 208
中医药文化建设"十三五"规划 / 218
中医药人才发展"十三五"规划 / 226
中华人民共和国中医药法 / 240
关于促进中医药健康养老服务发展的实施意见 / 249
关于促进健康旅游发展的指导意见 / 254
国务院办公厅关于深化医教协同进一步推进医学教育改革与发展的意见 / 259
教育部 国家中医药管理局关于医教协同深化中医药教育改革与发展的指导意见 / 266
关于加强中医药健康服务科技创新的指导意见 / 272
中医药健康文化知识角建设指南 / 277
全国中医药文化宣传教育基地管理暂行办法 / 279
中共中央 国务院关于促进中医药传承创新发展的意见 / 283
关于建立完善老年健康服务体系的指导意见 / 290
关于加快医学教育创新发展的指导意见 / 295
中医药创新团队及人才支持计划实施方案 / 301
关于加快中医药特色发展的若干政策措施 / 306

绪 言

中医药作为我国独特的卫生资源、潜力巨大的经济资源、具有原创优势的科技资源、优秀的文化资源和重要的生态资源,在经济社会发展中发挥着重要作用。党和国家一直以来高度重视中医药事业的发展,新中国成立以来,我国在中医药事业方面成就辉煌,为增进人民健康做出了重要贡献。在教育方面,培养了一大批服务于中医药事业的后继人才。特别是党的十八大以来,中医药领域不断加大投入并完善了相关政策,中医药事业也因此得到了长足发展,形成了医疗、保健、科研、教育、产业、文化"六位一体"的新格局。在临床医学服务及基础医学研究方面都取得了举世瞩目的科学贡献。我国科学家屠呦呦凭借青蒿素的成就荣获诺贝尔医学奖,正是中国科研工作者在医药学领域"传承精华、守正创新"的爱国情怀与科学精神的最好体现。2019年10月25日,全国中医药大会召开,习近平总书记对中医药工作作出重要指示,承接历史、立足当前、面向未来,宣示着中医药事业发展迎来千载难逢的历史机遇。《中共中央 国务院关于促进中医药传承创新发展的意见》的印发,为心潮澎湃的中医药人划定了奋斗的坐标。全国中医药大会召开以来,举国上下高位推动该文件和全国中医药大会精神的落地落实,结出了累累硕果。从国家层面以及各地实践效果来看,责任压得更实,协作变得更多,任务抓得更紧,相关措施推进得更有力。截至2020年10月27日,在全国中医药大会召开一周年之际,已经有9个省(区、市)召开了本地区的中医药大会,19个省(区、市)以及新疆生产建设兵团印发了贯彻落实举措文件,22个省(区、市)党委、政府主要负责同志主持召开了40余次会议专题研究贯彻落实措施,20个省(区、市)党委、政府主要负责同志对中医药工作作出了批示,22个省(区、市)成立或调整了中医药工作领导小组或部门协作机制。重视程度前所未有,影响之深前所未有。可以说,中医药事业正面临着最好的时机,朝着最美的蓝图发展。

习近平总书记在全国卫生与健康大会上强调:"要努力实现中医药健康养生文化的创造性转化、创新性发展。"虽然习总书记这里是针对中医药健康养生文化所进行的指示,但其同样适用于中医药文化,乃至于整个中医药事业的发展,可以说确立了新时期我国中医药事业发展的基本原则。近年来,在中医药事业发展进程中,全国各地涌现出众多推动中医药文化创造性转化、创新性发展的典型范例,涵盖科技创新、产业发展、人才培养、宣传教育、科学普及等多个领域。尤其是全国中医药大会召开以来,在各地党委、政府的推动下,无数凸显中医药优势的鲜活经验涌现出来,为中医药传承创新发展带来了不竭动力,成为贯彻落实《中共中央 国务院关于促进中医药传承创新发展的意见》和全国中医药大会精神的探索者,有力地促进了中医药传承创新,更好地服务人民,更好地走向世界。

有鉴于此,本书整理了一些推动中医药文化创造性转化、创新性发展的典型范例,认真分析并总结经验,以便为下一步更好、更广泛地推动中医药文化创造性转化、创新性发展打好基础,推进中医药事业的发展更上一层楼。

一、研究目的和意义

随着我国新型工业化、信息化、城镇化、农业现代化的深入发展,人口老龄化速度加快,健康服务业蓬勃发展,人民群众对中医药健康养生服务的需求日益旺盛,迫切需要继承、发展、利用好中医药,发挥其在促进卫生、经济、科技、文化和生态文明发展中的独特作用,通过创造性转化、创新性发展,加快推进"健康中国"建设,为全面建成小康社会服务。

(一)立足国家战略高度的重要举措

习近平总书记在全国卫生与健康大会上强调:"要着力推动中医药振兴发展,坚持中西医并重,推动中医药和西医药相互补充、协调发展,实现中医药健康养生文化的创造性转化、创新性发展。"《"健康中国2030"规划纲要》提出:"大力传播中医药知识和易于掌握的养生保健技术方法,……实现中医药健康养生文化创造性转化、创新性发展。"《中国的中医药》白皮书指出:"切实把中医药继承好、发展好、利用好,努力实现中医药健康养生文化的创造性转化、创新性发展。"中医药健康养生文化创造性转化、创新性发展的"两创"方针,既是对未来中医药事业的建设和发展提出了新要求、新目标,也是对中医药价值的深刻认知、深度把握。中医药健康养生文化是中医药文化的重要组成部分,将中医药健康养生文化创造性转化、创新性发展提升到一个全新的国家战略高度,为传承和弘扬中医药文化提供了行动指南和根本遵循。

传承和弘扬中医药文化,需要对整个中医药文化进行创造性转化、创新性发展。大力倡导中医药文化创造性转化、创新性发展,不仅符合国家医疗卫生政策战略性前移的方向,对振兴中医药、保障人民健康,实现健康中国战略均具有重要意义,也是全面贯彻落实党的十九大关于"激发全民族文化创新创造活力,建设社会主义文化强国"有关精神,提升国家文化软实力,增进中华民族文化自信,实现中华民族伟大复兴的战略选择和重要途径。

中医药文化的创造性转化、创新性发展,既是一个研究课题,又是一个系统工程,更是一种人文实践。要在国家战略的大背景下,通过创造性转化、创新性发展,达到立足传统、服务当下、引领时尚,立足行业、惠及民众、促进健康,立足国内、面向海外、主导全球的目标。新形势下,每位中医药人都有责任回答好、实践好总书记提出的创造性转化、创新性发展这一时代命题。

(二)推进中医药事业发展的内在需求

中医药文化的创造性转化、创新性发展也是推进中医药事业发展的内在需求。随着医学模式、生活方式和健康理念的转变,人们对中医药的认识也在转变,对中医药与时俱进地发展提出了迫切要求。有着悠久历史的中医药不可能停滞不前、一成不变,必须在实践中不断创新、不断发展,才能服务新环境、服务新生活、服务新时代,才能跨越时空、超越国度,富有永恒魅力,具有当代价值。

以中医药文化的创造性转化、创新性发展为引领,实际推动的是整个中医药领域的创造性转化、创新性发展,进而能够有力地推动中医药事业的发展。中医药文化的创造性转化,有利于推动中医药服务理念的转化,实现"以疾病治疗为中心"向"以健康促进为中心"的重大转变,以适应新医改"战略前移""重心下移"的需求。中医药文化的创新性发展,有利于推动中医药理论创新、中医药技术创新、人才培养模式创新、科学研究模式创新和传播方式创新,进而推动中医药学发展成为具有中国特色的新时代医药学。中医药文化的创造性转化、创新性发展,有助于把继承创新更好地贯穿于中医药发展的一切工作中,正确把握好继承和创新的关系,坚持和发扬中医药特色优势,坚持中医药原创思维,充分利用现代科学技术和方法,推动中医药理论与实践不断发展,推进中医药现代化,使中医药在创新中不断形成新特色、新优势,永葆中医药薪火相传。

（三）增强民族文化自信的重要力量

习近平总书记多次强调,中医药学是中华文明的瑰宝,也是打开中华文明宝库的钥匙,凸显了中医药文化在中华优秀传统文化中不可替代的重要地位。中医药堪称中华优秀传统文化的"活化石",是最具代表性的中国元素,是优秀的文化资源。把中医药文化的创造性转化、创新性发展作为实现中华优秀传统文化创造性转化、创新性发展的抓手之一,通过中医药文化的创造性转化、创新性发展,彰显其时代价值,释放其文化魅力,可以更好地彰显中华文化独一无二的理念、智慧、气度、神韵,让人们感受到中华优秀传统文化的力量和壮美,增强文化自信。可以说,这种文化自信是更基础、更广泛、更深厚的自信,是更基本、更深沉、更持久的力量。

总之,中医药文化的创造性转化、创新性发展,对于弘扬中华优秀传统文化、打造中国特色健康文化、提升国家文化软实力、增强文化自信、建设文化强国有着积极的推动作用。

（四）增进人民群众健康的必然选择

健康是每个国民的立身之本,也是一个国家的立国之基。正如习近平总书记在全国卫生与健康大会上所强调的那样,健康是促进人的全面发展的必然要求,是经济社会发展的基础条件,是民族昌盛和国家富强的重要标志,也是广大人民群众的共同追求。在当前形势下要把人民健康放在优先发展的战略地位,把以治病为中心转变为以人民健康为中心,倡导健康文明的生活方式,树立大卫生、大健康的观念,建立健全健康教育体系,提升全民健康素养,加快推进健康中国建设,为实现中华民族伟大复兴的中国梦打下坚实健康基础。

随着社会整体生活水平的提升和老年人口的不断增加,人们的健康意识不断增强,对日常保健、防病治病、健康养生服务等的需求日益旺盛。目前,我国慢性病、代谢性疾病发病率居高不下,国民普遍缺乏相应的健康知识是导致这一结果的重要原因。加强健康教育,提高全民的健康素养,是提高全民健康水平最根本、最经济、最有效的措施之一。《"健康中国2030"规划纲要》明确指出,提高全民健康素养,既是重要目标之一,又是各项指标最终得以实现的基本保证。要将中医药优势与健康管理相结合,发展中医养生保健治未病服务,在群众中大力传播中医药知识和易于掌握的养生保健技术方法。

中医药作为我国独特的卫生资源,具有自身的独特优势,在建设健康中国事业中占有重要地位。中医药文化创造性转化、创新性发展的出发点和落脚点,是增进人民群众健康福祉;推进中医药文化创造性转化、创新性发展的目的,是维护老百姓的健康。中医药文化创造性转化、创新性发展,旨在大幅度提升人民群众的健康文化素养,增强人民群众对高质量生命状态的追求,引导人民群众树立健康意识,养成良好的行为和生活方式,做到"我的健康我维护、我的健康我做主";让人民群众从信中医、爱中医、用中医到自觉遵循中医养生这一具有中国特色的健康生活方式,做到"内化于心,外化于行",心胸有量、动静有度、饮食有节、起居有常,科学运用中医方法做好自己健康的第一责任人。健康的生活方式能让人的身体机能处于良好状态,使人在工作中焕发出较强活力并创造出更多生产成果。中医药文化创造性转化、创新性发展融入国民健康事业,对保障人民健康、实现健康中国战略都具有重要意义。

二、主要研究内容和研究方法

全国中医药大会之后发布的《中共中央 国务院关于促进中医药传承创新发展的意见》是党中央、国务院联合印发的第一份关于中医药的文件,是指导新时代中医药工作的纲领性文件,为心潮澎湃的中医药人划定了奋斗的坐标。习近平总书记强调,要遵循中医药发展规律,传承精华,守正创新,加快推进中医药现代化、产业化,坚持中西医并重,推动中医药和西医药相互补充、协调发展,推动中医药事业和产业高质量发展,推动中医药走向世界,充分发挥中医药防病治病的独特优势和作用,为建设健康中国、实现中华民族伟大复兴的中国梦贡献力量。

传承发展中医药是义不容辞的责任和担当,党和国家审时度势,为中医药事业的发展创设了最好的机遇。而各地政府和社会各界充分发挥中医药在疾病预防、治疗、康复中的独特优势,推动中医药在传承创新中高质量发展和落实《中共中央 国务院关于促进中医药传承创新发展的意见》实践中,屡有创新,涌现出了众多推动中医药文化创造性转化、创新性发展的典型范例,涵盖科技创新、产业发展、人才培养、宣传教育、科学普及等多个领域,让中医药这一瑰宝焕发新的光彩，为增进人民健康福祉做出新的贡献。

众所周知，中医药文化的创造性转化、创新性发展是一项长期、综合的工程，其内涵极为丰富，在既定战略指导下，必须要科学研判并制定具体的实践体系和方法，从而赋予中医药文化新的内容和属性，使其能够顺应时代潮流，与时俱进。本书在党和国家大力推进中医药事业发展的背景下，结合当前中医药文化研究相关成果，着重对一些推动中医药文化创造性转化、创新性发展的典型范例进行理论分析和实践研究。在研究过程中，重点关注这些典型范例具体的实践路径和方法，以及实施效果反馈。本书内容主要分为四个部分：第一章主要探讨中医药产业链涉及的各个领域在创造性转化、创新性发展中涌现出的典型范例。由于中医药产业涉及的领域非常多，为了便于研究，我们着重从社会关注度高、典型范例涌现较为集中的中医药服务贸易、中医药科研创新、中医药健康服务、中医药文创等四个角度进行了分析。第二章主要探讨中医药文化宣传推广领域在创造性转化、创新性发展中涌现出的典型范例，既包括中医药文化进校园，也涉及中医药文化的高端宣传平台，更有遍地开花的各个层次的宣传教育途径。第三章主要探讨中医药人才教育体系在创造性转化、创新性发展中涌现出的典型范例，分为中医药高等教育人才培养、中医师承教育、中医药继续教育三个部分。第四章则是在分析中医药行业各个领域在创造性转化、创新性发展中涌现出的典型范例的基础上，提出了一些思考和建议。此外，为了便于读者参考，本书还收录了中医药文化创造性转化、创新性发展的国家政策文件以及部分重要的行业性文件。

本书拟通过上述研究，为相关政府部门提供相应的反馈和建议，以期在宏观层面做好中医药文化创造性转化、创新性发展的中长期规划，在微观层面精心设计中医药文化创造性转化、创新性发展的具体任务和措施。

关于中医药文化创造性转化、创新性发展的研究和探讨方兴未艾，新的典型范例也不断出现，尽管我们尽力搜集整理，但遗漏之处在所难免，加之研究者才疏学浅，书中一定有不少谬误之处，尚请方家不吝指正。

第一章
独具特色的中医药产业服务经济社会

《"健康中国2030"规划纲要》指出,要大力发展健康产业,优化多元办医格局,催生健康新产业、新业态、新模式。《中共中央 国务院关于促进中医药传承创新发展的意见》强调,"大力推动中药质量提升和产业高质量发展"是主要内容之一。全国中医药大会召开以来,各地各级党委、政府将贯彻落实中央战略和全国中医药大会精神作为重要的政治任务,迅速行动,狠抓落实,普遍加强了对中医药工作的领导,有力破除了一系列制约发展的难题。为此,各地相继召开中医药工作会议,出台关于促进中医药传承创新发展的若干措施,发布中医药工作条例,将发展中医药产业视为重要内容。例如,海南《关于促进中医药在海南自由贸易港传承创新发展的实施意见》共7个方面27条,第一个方面就是"结合自由贸易港实际,建设中医药现代产业体系"。山东《关于促进中医药传承创新发展的若干措施》包括6个方面21条,第三个方面是"推动中医药产业高质量发展",共有4条具体内容。甘肃《关于促进中医药传承创新发展的若干措施》提出,要遵循中医药发展规律,坚持产业事业联动,坚持规模质量并重,坚持传承创新并举,坚持中西医结合,全力推动中医药全产业链发展、全生命周期服务、全过程质量监管,实现打造中医药全产业链的目标。

近些年来,中医药产业发展迅速,为国家和地方经济发展做出了重要贡献。以云南省为例:据统计,云南省生物医药产业中,70%以上是中医药和民族医药产业。2016年,云南省生物医药和大健康产业实现增加值766.0亿元,同比增长13.4%,占全省GDP比重5.2%,首次发展成为云南省支柱产业。其中,生物医药和健康产品制造实现工业增加值174.6亿元,同比增长14.9%,超过全省工业增加值增幅的6.0%。2017年,云南省生物医药和健康产品制造实现工业增加值218.9亿元,同比增长25.4%,超过全省GDP增幅15.9%。2018年,云南省医药工业总产值536.9亿元,生物医药同比增长15.5%。2019年,云南省继续重点发展中药(民族药)产业,建设特色鲜明的生物医药和大健康产品研发生产基地。据统计,云南省医药工业总产值从2000年的27亿元增长到2018年的537亿元,增长了19倍[①]。

综合各地的中医药产业发展情况来看,各地主要通过中医药服务贸易、科研创新以及与中医药跨界融合的业态等为抓手,大力推动发展中医药产业的创造性转化和创新性发展。

一、坚持传承创新发展,发展中医药服务贸易

中医药服务贸易是指一个国家或地区与另一个国家或地区进行的以中医药服务为内容的国际贸易。根据《服务贸易总协定》(GATS)对服务贸易的界定,我国中医药服务贸易分为跨境交付、境外消费、商业存在和自然人移动等四种模式[②]。随着中医药现代化、国际化发展趋势越来越明显,我国的中医药服务贸易已经进入一个新的发展阶段。作为我国服务贸易的重要支撑,中医药服务贸易是促进我国中医药服务市场化和国际化的内在要求,也是传播中华优秀传统文化、提升中国软实力的重要载体。在国家"一带一路"倡议的大力推动下,中医药已纳入我国服务贸易总体部署,积极参与多个中外自由贸易区谈判和国内自由贸易试验区建设。随着"一带一路"沿线国家的中医药需求不断增加,中医药服务贸易迎来了历史性机遇,近年来的世界中医药服务市场估值约每年500亿美元[③]。据《中国的中医药》白皮书与前瞻性第三方数据平台显示,2014年中医药大健康产业市场规模已突破万亿元,2019年达到24 400亿元,2 018—2022年,年均增长率约为16.04%,2022年中医药大健康产业市场规模将达到37 680亿

---

① 参见章涤凡、常浩娟、于博等:《云南中医药产业创新集群发展和竞争力提升研究》,《中国医药导报》,2020年第30期。

② 境外消费主要指境外居民通过旅游观光等渠道来华接受中医药服务、购买中医药产品,与中医药医疗保健相结合的特色旅游服务已成为我国旅游业的一个新亮点。跨境交付主要指海外相关机构和人员在境外接受我国提供中医药医疗咨询、教育服务。商业存在主要指我国机构或公民在境外通过分支机构或合资合作等形式开设的中医药医疗和教学机构。自然人移动主要指中医药从业人员通过我国中医药医疗、教育和科研等机构及企业派出或受聘于境外相关机构提供中医药服务。

③ 葛伟韬:《做大中医药服务贸易"朋友圈"》,《中国中医药报》,2018年7月30日,第2版。

元,中国中药工业总产值将有可能达到 27 720 亿元①。

随着服务业的跨国转移成为经济全球化的新趋势,服务贸易成为推动世界经济增长的新动力。中医药服务贸易是我国具有完全自主知识产权、原始创新潜力巨大的民族健康产业,发展中医药服务贸易具有重要的战略意义。

第一,中医药服务贸易是我国服务贸易格局的重要组成部分。根据国际服务贸易发展新趋势以及我国服务贸易发展总体规划和要求,把中医药服务作为我国发展服务贸易的一个重要资源,充分发掘其特色和优势,把握国际服务贸易市场需求,加强对中医药服务贸易的组织、引导、规范,制定扩大出口的政策,扶持中医药服务贸易做大做强,对促进我国服务贸易出口调整、打造中国服务品牌、有效带动就业和经济增长具有积极作用。

第二,中医药服务贸易对促进中医药事业发展具有重要意义。在全球范围内广泛开展中医药服务贸易,有利于快速提升中医药服务能力和中医药服务产品国际竞争力,扩大中医药服务应用范围,提高中医药服务的认可度,进一步促进中医药国际传播和发展;有利于展示并传播中医药科学理论和文化内涵,推广在中医药理论指导下的健康生活方式和生活理念,促进中医药文化和中华民族优秀传统文化的国际传播,提升我国软实力和国际影响力;有利于创新中医药对外交流与合作模式,吸收借鉴国际先进科研成果、管理理念和营销模式,通过以外强内,激发国内中医药机构发展潜能和活力,提高中医药服务的规模和质量,促进中医药领域的国际资金、技术和信息互动及共享,推动中医药行业的科学发展。

第三,中医药服务贸易对全人类健康事业具有重要保障作用。中医药服务贸易发展势头强劲,市场规模快速扩大,服务水平不断提升,成为优化服务贸易结构、传播中国传统文化的重要力量,对于有效实施"走出去"战略和打造"中国服务"整体品牌战略,促进中医药更加广泛地深入民众、走向世界,为人类健康做出更大贡献具有重要保障作用。

由于党中央、国务院高度重视,我国中医药事业发展迅速,中医药服务贸易也乘势而上。2008 年 1 月,国家中医药管理局合作司首次召开关于举办中医药服务贸易试点工作研讨会。同年 4 月,国家中医药管理局组织召开了中医药服

---

① 参见石岩、刘争清、贾连群:《基于服务经济社会发展的应用型中医药人才培养的研究与思考》,《中医教育》,2020 年第 4 期。

务贸易试点工作座谈会。

2009年3月,《中共中央 国务院关于深化医药卫生体制改革的意见》提出要充分发挥中医药作用,扶持和促进中医药事业发展。同年4月,《国务院关于扶持和促进中医药事业发展的若干意见》明确了新时期发展中医药事业的主要任务和政策措施,强调要完善相关政策,积极拓展中医药服务贸易。

2012年3月,外交部、教育部、科学技术部、财政部、文化部、卫生部、海关总署、国家税务总局、国家质量监督检验检疫总局、国家林业局、国家知识产权局、国家中医药管理局、国家外汇管理局等14个部门联合发布了《商务部等十四部门关于促进中医药服务贸易发展的若干意见》,制定了发展中医药服务贸易的重点任务,包括"实施中医药服务贸易多元化战略;建设一批中医药服务贸易示范机构;支持建设中医药物流配送中心和经济联盟;加强技术性贸易措施体系建设;加快培养中医药服务贸易专业人才;发挥科技创新在推进中医药服务贸易中的作用;建设中医药服务贸易信息平台;建立和完善中医药服务贸易统计体系"等。在促进中医药服务贸易发展的政策措施方面,提出"鼓励中医药服务贸易企业'走出去';以对外援助方式促进中医药服务贸易出口;完善促进中医药服务贸易发展的财税优惠政策;为中医药服务贸易提供有效金融支持;继续鼓励外商投资中医药领域;规范中医药服务及相关产品出口管理程序;为中医药服务人员出入境提供便利"等。在营造良好的中医药服务贸易发展环境方面,做好"加强对中医药服务贸易发展的组织与管理;通过政府多双边谈判创造良好外部环境;发挥中介机构和行业协会作用,营造规范、自律的市场环境;加强中国传统医药领域的知识产权创造、运用、保护和管理;促进中医药文化的国际宣传和普及"[①]。《商务部等十四部门关于促进中医药服务贸易发展的若干意见》成为我国第一份关于指导国家中医药服务贸易全面综合发展的指导性文件。

2013年8月,商务部、国家中医药管理局发布《关于开展中医药服务贸易重点项目、骨干企业(机构)和重点区域建设工作的通知》,正式启动中医药服务贸易重点项目、骨干企业(机构)和重点区域建设工作。主要任务和总体目标是在医疗保健、教育培训、科研、产业、文化等方面推动一批中医药服务贸易重点项目,建设一批中医药服务贸易骨干企业(机构),创建若干个综合实力强、具有国际影响力的中医药服务贸易重点区域。该项目旨在通过3年的努力,探索中医

---

① 参见《商务部等十四部门关于促进中医药服务贸易发展的若干意见》(商服贸发〔2012〕64号)。

药服务贸易发展模式,创新促进中医药服务贸易发展的体制机制,完善中医药服务贸易相关政策法规,建立中医药服务标准,培育国际知名服务品牌,全面推动中医药服务贸易健康快速发展①。

2019 年 1 月,根据《商务部等十四部门关于促进中医药服务贸易发展的若干意见》关于"建立和完善中医药服务贸易统计体系"的要求,国家中医药管理局办公室和商务部办公厅联合印发了《关于开展中医药服务贸易统计试点工作的通知》,决定开展中医药服务贸易统计试点工作,在国家服务贸易统计直报系统中增设中医药服务贸易子系统,增加具有代表性的中医药服务贸易指标,遴选全国中医药服务贸易有基础的企事业单位参与报送,以期全面准确及时掌握我国中医药服务贸易现状和发展趋势,为促进中医药服务贸易发展提供决策依据②。

在国家的大力支持下,各地也纷纷积极应对,充分发挥资源、产业、人才等优势,制定相应措施,加快推进中医药服务贸易。

例如,2019 年 8 月,河北省中医药管理局、河北省商务厅、河北省教育厅、河北省卫生健康委等 4 个部门联合发布《关于加快推进中医药服务贸易发展的通知》,明确了提升河北省中医药服务贸易水平的 5 项重点内容,涉及积极开展中医医疗服务、大力推进中医药教育服务、鼓励支持中医药企业拓展海外市场、探索中医药文化海外传播的有益方式、加快涉外中医药服务人才培养等③。

甘肃省在中医药服务贸易自然人流动方面,发展迅速,积极拓展与"丝绸之路经济带"沿线国家在中医药领域的合作,先后与乌克兰、吉尔吉斯斯坦、匈牙利、摩尔多瓦等国建立了中医药及卫生人才合作关系,签署了一系列合作协议;派出甘肃省名中医赴相关国家讲学,甘肃中医药院校、科研机构等与"丝绸之路经济带"沿线国家开展中医药科研合作,吸引留学生来甘肃接受中医药本科、研究生学历教育及培训等;在上述国家合作创办中医药文化推广传播机构,并在当地医院成立中医科、建中医门诊,共同开展中医技术、科研合作等,发展态势活跃④。

---

① 参见《关于开展中医药服务贸易重点项目、骨干企业(机构)和重点区域建设工作的通知》(国中医药国际发〔2013〕45 号)。
② 《国家中医药管理局和商务部将联合开展中医药服务贸易统计试点工作》,国家中医药管理局网站:http://bgs.satcm.gov.cn/gongzuodongtai/2019-01-30/8953.html。
③ 《河北发文明确 5 项重点内容,加快推进中医药服务贸易发展》,国家中医药管理局网站:http://www.satcm.gov.cn/xinxifabu/gedidongtai/2019-08-06/10496.html。
④ 参见王志宏、颜鲁合、门琦等:《"丝绸之路经济带"倡议下中医药服务贸易发展的策略研究——以甘肃省为例》,《物流科技》,2018 年第 4 期。

除了国家政策扶持之外,中医药服务贸易的有序发展还需要优质的国际平台、健康的服务贸易基地、充足的人力资源以及良好的国际性医疗、学术组织等抓手。

(一)中医药服务贸易国际平台

中国国际服务贸易交易会(京交会)①是全球唯一的一个国家级、国际性、综合型的服务贸易平台,京交会获得了世界贸易组织、联合国贸发会议、经合组织三大国际组织的永久支持,是目前全球唯一涵盖服务贸易12大领域的综合型服务贸易交易会,同中国进出口商品交易会(广交会)、中国国际进口博览会(进博会)一起成为中国对外开放的三大展会平台。

自2012年以来,京交会已成功举办7届,成为国际服务贸易领域传播理念、衔接供需、共享商机、共促发展的重要平台,是全球服务贸易领域规模最大的综合性展会和中国服务贸易领域的龙头展会。7届京交会中,除了第四届以外,第二、三、五、六、七届京交会上,都设立了中医药主题日活动,充分显示了中医药服务贸易的巨大发展潜力,逐渐融入经济建设大局,为加快转变经济发展方式、推动经济发展做出了积极贡献。

2012年5月,首届京交会召开,两个中医药服务项目顺利签约②。2013年5月,第二届会上举行了首个中医药主题日暨中医药服务贸易大会,共有6项③中医药合作项目正式签约,涉及基础理论研究、科研、临床、人才交流、中医药医疗旅游等方面。2014年5月,第三届京交会"中医药主题日启动仪式暨中医药服务贸易投融资大会"在延续历届特色的基础上,更加注重搭平台、建机制,促进贸

---

① 2012年,国务院批准由中华人民共和国商务部、北京市人民政府共同主办中国(北京)国际服务贸易交易会,每年举办一届。2019年更名为中国国际服务贸易交易会(简称京交会)。
② 中国中医科学院广安门医院与招商信诺人寿保险有限公司、中国中医科学院望京医院与韩国常青医疗财团BOBATH康复医院分别签署了中医药服务贸易合作项目。广安门医院成为招商信诺在京签订的第一家中医院。望京医院和韩国BOBATH康复医院的合作涉及人才培养、中韩现代与中医传统康复技术交流、联合创建国际康复医疗中心等内容。(详见《中医药服务贸易展首日两项目签约广安门医院、望京医院分别与美、韩企业合作》,国家中医药管理局网站:http://ghs.satcm.gov.cn/gongzuodongtai/2018-03-24/3799.html)
③ 签署中医药服务贸易合作项目的单位分别是:内蒙古卫生厅与蒙古国卫生部、北京中医药大学与德国迪根道夫应用科技大学、中国中医科学院广安门医院与柬埔寨卫生部传统医学中心、柬埔寨绿色王国联盟有限公司、中国中医科学院眼科医院与美国加州大学洛杉矶分校东西医学中心、北京中医药大学东直门医院与香港环球医保有限公司、北京黄枢中医医院与印度尼西亚绿色动力公司。(详见《京交会首个中医药主题日启动6项中医药服务贸易合作项目签约》,国家中医药管理局网站:http://bgs.satcm.gov.cn/gongzuodongtai/2018-03-25/5390.html)

易匹配,完成了18项中医药服务贸易项目合作协议的签署,合作内容涵盖中医医疗保健服务、人才培训、医疗旅游、境外建立中医医院等领域,充分实现了"创造商机、促进成交"的展会目的。2018年5月,在第五届京交会中医药服务主题日完成了6个项目现场签约。2019年5月,第六届京交会中医药主题日上,中国中医科学院广安门医院、世界中医药学会联合会、北京中医药大学等机构与来自日本、秘鲁、比利时、安哥拉等国家的相关机构签署多项合作协议,合作内容涉及中医医疗、旅游、科研和产品等领域[①]。2020年9月的中国国际服务贸易交易会上,中医药因其在服务贸易中所取得的巨大成果,和其在抗击新冠肺炎疫情过程中所发挥的重要作用,成为本届服贸会的一大亮点。在国别和省(区、市)专区,海南、广西、上海等多个省(区、市)都将中医药作为当地服务贸易的重要成果进行推介,并展示当地特色中医药产品[②]。

近年来,国家打造了越来越多与中国国际服务贸易交易会类似的国内、国际中医药产业服务平台,例如截至2020年已举办3届的世界中医药服务贸易大会,已举办36届的全国中药材交易会等。各类中医药国际服务贸易大会已经成为中医药品牌推动产业迈向价值链中高端、实现跨区连锁发展、纵深挺进全国市场、成功走向世界的重要窗口。

(二)中医药服务贸易基地

在"一带一路"建设背景下,国家级中医药服务出口基地的建设工作,对于进一步强化中医药服务贸易对中医药事业发展的促进作用,加快中医药服务与其他产业的深度融合,不断提高中医药服务出口的质量与效益,全面提升"中国服务"品牌国际影响力和竞争力,具有关键作用。

2019年3月,商务部办公厅、国家中医药管理局办公室联合发布了关于开展国家中医药服务出口基地建设工作的通知。主要目标是在2025年,基本完成中医药服务出口基地的全国布局。通过出口基地的建设,使中医药服务出口占我国服务出口比重持续增长;公立中医药服务出口基地活力得到激发,社会办中医药服务出口基地力量进一步扩大;中医药服务出口新业态新模式不断涌现,促

---

① 《第六届京交会中医药主题日启动,展现中医药服务贸易新面貌》,国家中医药管理局网站,http://www.satcm.gov.cn/hudongjiaoliu/guanfangweixin/2019-05-31/9912.html。
② 秦宇龙:《2020年中国国际服务贸易交易会在京开幕 中医药成本届服贸会一大亮点》,《中国中医药报》,2020年9月7日,第1版。

进中医药服务出口的政策体系和监管规则初步形成,形成一批中医药服务世界知名品牌;中医药服务出口基地示范带动效应彰显,发展经验逐步推广至全国。主要任务包括6个方面:积极扩大中医药服务出口、培育中医药服务出口新业态新模式、加快中医药服务商品化进程、培育市场主体激发活力、鼓励投资合作、搭建公共服务平台等[①]。

2019年9月,经综合评审,初步认定中国中医科学院广安门医院、中国北京同仁堂(集团)有限责任公司、天津中医药大学、天津天士力医疗健康投资有限公司、秦皇岛市中医医院、辽宁中医药大学、大连神谷中医医院有限公司、绥芬河市人民医院、南京中医药大学、江苏省中医院、山东中医药大学、广东省中医院、粤澳中医药科技产业园开发有限公司、三亚市中医院、西南医科大学附属中医医院、云南省中医医院、西安中医脑病医院等17家机构为国家中医药服务出口基地[②]。

各地充分发挥创新机制、关键技术、高级人才、特色资源等优势,打造国家级中医药服务出口基地。例如河北省中医药管理局、省卫生健康委、省商务厅、省教育厅、省医疗保障局联合印发《关于加快中医药服务出口基地建设的通知》,大力推进秦皇岛市中医医院国家中医药服务出口基地建设。主要工作及要求包括:

第一,突出重点,创新机制,开展市场化运营先行先试。鼓励秦皇岛市中医医院在保障基本医疗服务的前提下,使用本医疗机构10%以内的医疗资源,规范发展特需服务,推动中医药服务出口,服务收费探索实行自主定价机制。

第二,鼓励秦皇岛市中医医院以技术、人才、管理等优势资源与境内外机构合作,探索创新医企联动的经营方式,新建、托管、协作举办非营利性医养结合机构,为境外消费者提供多层次多元化的中医药服务。同时培养复合型人才队伍,打造互联网销售平台,建立海外中医中心。

第三,以点带面,组织开展首批省级中医药服务出口基地创建工作。积极扩大中医药服务出口。拓展中医药服务出口模式,吸引境外消费群体接受中医药医疗保健、旅游疗养、教育培训、文化体验等服务。此外,鼓励探索中医药服务出

---

① 参见《商务部办公厅 国家中医药管理局办公室关于开展国家中医药服务出口基地建设工作的通知》(商办服贸函〔2019〕111号)。

② 《关于公示国家中医药服务出口基地入围名单的通知》,国家中医药管理局网站:http://ghs.satcm.gov.cn/zhengcewenjian/2019-09-16/10896.html。

口新业态。依托移动互联网、大数据、云计算等新技术推动中医药服务出口模式创新,打造中医药服务贸易新型网络平台。

第四,鼓励探索组建利益紧密的区域性中医药服务贸易联盟,大力开展商业存在、跨境支付、自然人流动、境外消费等业态,建立多种方式并存的服务贸易形式。推动中医药服务商品化。加强与境外相关机构合作[1]。

近年来,除了政府创办主导的中医药服务出口基地以外,还出现了许多企业化运用的专业中医药服务贸易平台。这些平台能够在政府与行业、企业间建立一个相互协调、配套的运作枢纽,从而实现跨体制的资源整合,提高中医药行业国际拓展专业化运作能力。例如,2013年,由商务部、国家中医药管理局与上海市合作推进的重点项目——上海中医药国际服务贸易促进中心成立,为中医药国际贸易提供包括教育培训、医疗服务、健康旅游、技术服务等支持。该中心成为上海中医药国际服务贸易平台的示范窗口,同时也是全国首家中医药国际服务贸易服务机构。成立以来,该中心已在德国、意大利、瑞士、迪拜、日本等国家开展了业务,未来将以"一带一路"为主轴,建立100个体现中医特色、服务模式统一的中医国际服务贸易跨境服务终端。

(三)中医药服务贸易核心资源

海外中医药专业人才是发展壮大中医药服务贸易的核心资源之一。目前,通过中医药来华留学教育、孔子学院和中医药海外中心,培养了大批国际型中医药人才。

在国际型中医药人才培养事业中,中医药来华留学教育是重点。中医药来华留学教育事业在党和政府的关心和支持下,在世界传统医学日益兴起的形势下,在全国相关高等院校的奋力开拓下,取得了长足的发展。截至2017年底,我国共有43所高等中医药院校、110所设置中医药专业的高等西医药院校和164所设置中医药专业的高等非医药院校,这些学校大部分发展了来华留学生教育。中医药专业一直以来都是来华留学生选择较多的专业,每年招收逾万名中医药专业留学生。在2018年接受来华留学生的14个专业中排在第8位,来华留学生达13 362名[2]。

---

[1] 刘麟韵:《河北积极扩大中医药服务出口》,《中国中医药报》,2020年9月7日,第1版。
[2] 朱剑飞:《发展中医药来华留学教育 助力构建人类命运共同体》,《中国中医药报》,2020年7月1日,第3版。

随着中医药国际合作的持续推进,中医药文化通过孔子学院和中医药高校等渠道走进了更多国家,也为国际型中医药人才的培养做出了重要贡献。截至2019年12月,全球共建有15所中医孔子学院和孔子课堂,78个国家240多所孔子学院开设了中医药、太极拳等相关课程,注册学员3.5万人,18.5万人参加相关体验活动。部分国家还开设了全日制中医药课程,目前海外有中医药业余教学机构约1500所,每年向全球输送约3万名中医药技术人员。此外,我国在"一带一路"沿线国家和地区陆续开展了30个高质量中医药海外中心的建设工作,中医药海外中心和国内基地与近90个国家开展了合作,累计建立跨国合作项目388项。培训外籍专业人员超过1.3万人次。在中国积极推动下,国际标准化组织成立中医药技术委员会(ISO/TC249),陆续制定颁布了53项中医药国际标准[①]。

（四）中医药服务贸易的有力抓手

中医药走出去,关键在于要让中医药文化先走出去,让中医药文化和治疗理念被海外人士广泛接受,中医药产品自然就更容易打开国外市场。因此,在中医药国际化难以一蹴而就的现状下,中医药文化先行一步走出去至关重要,只有大力推广中医药文化,方能拓宽国际化之路。

近年来,一批由我国政府出面设立的国际性学术医疗组织等平台为推广中医药文化,发展中医药服务贸易提供了有力抓手。中医药国际性学术组织在促进中医药产业发展方面的作用不容忽视。例如全球最大的中医药国际性学术组织——世界中医药学会联合会,成立于2003年9月25日,是经中华人民共和国国务院批准、民政部登记注册、总部设在中国北京的国际性学术组织。世界中医药学会联合会以促进中医药国际传播与发展为己任,目前已覆盖世界五大洲、72个国家和地区,有276个团体会员、199个分支机构,并与世界卫生组织、联合国教科文组织、国际标准化组织等多个国际组织建立正式官方关系。

在成立国际医疗组织方面,甘肃省取得了不小的成绩。该省近年在"一带一路"沿线国家陆续成立了岐黄中医学院和中医中心,为当地民众开展中医药教育

---

① 《中医药合作在"一带一路"沿线国家和地区持续推进》,《经济参考报》,河北新闻网:http://m.hebnews.cn/zhongyiyao/content_8029164.htm。

和医疗服务,从而推动了中国中医药服务贸易及中医药产品在"一带一路"沿线国家的发展。截至2017年,甘肃省已在海外建立5个"岐黄中医中心"[①]。2013年以来,甘肃省还在乌克兰、俄罗斯、法国、新西兰、吉尔吉斯斯坦、马达加斯加、摩尔多瓦、匈牙利等多个国家成立了岐黄中医学院。2019年,甘肃中医药大学附属医院还与巴西达明公司在巴西圣保罗市联合设立了巴西中医药诊疗培训基地,来自甘肃中医药大学附属医院的中医在此执业,给当地医生讲授中医课程,同时给当地侨胞和巴西民众提供中医诊疗服务,获得巴西学员好评。尤其是在新冠疫情期间,基地还进行了免费的中医义诊服务,以帮助民众防治新冠肺炎和其他疾病[②]。

二、聚焦国际化现代化标准化,加强中医药科研创新

科研创新为中医药产业的迅速发展提供了核心动力。新中国成立以来,中医药的科研创新取得了令人瞩目的成就。中医药原创优势更加凸显,中医药服务能力不断提升,中医药创新水平不断提高,中医药现代化成绩斐然,中医药核心竞争力不断增强。例如,在现代化方面:中药研究设备、条件、人才和平台发生根本转变,建成了一批高水平中药研究平台;科技创新平台不断完善,已建立5个"国家中药工程技术研究中心"、2个"教育部重点实验室"、3个"中药安全性评价中心"和4个"规范化中药临床试验中心";中药农业不断走向机械化,中药材产地初加工向集约化、产业化发展,中药农业服务体系逐步建立完善;中药工业成为我国医药产业的重要支柱,中国制药工业百强榜上中药企业约占三分之一,多个中药企业年营业额超过100亿元[③]。

为进一步促进中医药健康服务领域科技创新,以科技创新推动中医药健康服务能力与水平提升,更好地满足人民群众健康需求,推进"健康中国"建设,2018年7月,国家中医药管理局、科技部印发《关于加强中医药健康服务科技创新的指导意见》,力争到2030年,建立以预防保健、医疗、康复的全生命周期健康服务链为核心的中医药健康服务科技创新体系,完善"产学研医用"协同创新机

[①] 徐建光主编:《中医药海外发展研究蓝皮书(2017)》,上海科学技术出版社,2018年,第107页。
[②] 新华社:《巴西中医药基地传播中医文化造福当地民众》,《辽宁日报》,2020年11月17日,第11版。
[③] 《【国庆七天看】第三看:中医药科技创新实现飞跃发展》,国家中医药管理局网站:http://www.satcm.gov.cn/hudongjiaoliu/guanfangweixin/2019-10-03/11172.html。

制,中医药健康服务科技创新能力与创新驱动能力显著提升。以中医药学为主体,融合现代医学及其他学科的技术方法,不断完善中医药健康服务理论知识,发展中医药健康服务技术与方法,丰富中医药健康服务产品,创新中医药健康服务模式,健全中医药健康服务标准,强化中医药健康服务科技创新平台建设,提升中医健康服务能力与水平[①]。

2019年全国中医药大会以来,为进一步加快推动中医药事业和产业高质量发展,各地都严格按照党中央的部署要求,遵循中医药发展规律,坚持传承创新并举、中医西医结合、事业发展和产业提升联动,深化中医药医改工作,提高中医药医疗水平和服务能力。

近年来,运用科技创新推动中医药产业发展的创造性转化、创新性发展的举措非常丰富,主要路径为:完美结合特色资源、关键技术、国家政策、高级人才、市场研发、文化创意、研发基地等环节和要素,打造富有中国特色,兼具经济效益和社会价值的产业体系。

(一)地道中药材种植与研发

各地紧扣特色资源和关键技术,积极建设一批市场优势明显、具有发展前景、能够发挥引领辐射作用的中医药服务贸易重点项目和示范基地,打造国内外市场上的特色品牌。例如:

1. 内蒙古艾草产业链

为做大做强中医药产业,加快培育地道药材品种、中药制剂品牌,培育药材生产基地和批发交易市场,优化中药产业产、供、销链条,着力推进中医药全产业链发展,内蒙古医药商会与河南千年国医健康产业集团于2020年签订战略合作协议,双方将共同推动艾叶全产业链在内蒙古的发展,计划在呼和浩特市、包头市、鄂尔多斯市和乌兰察布市推广艾草种植。计划在3年内,在乌兰察布市建设5万亩艾草种植基地以及加工、仓储、物流基地[②]。

2. 河北安国中药工业园区——国家级中医药产业创新聚集中心

河北安国自古便以中药产业闻名,是我国北方最大的中药材集散地和中医药文化发祥地之一,素有"天下第一药市""草到安国方成药,药经祁州始生香"之

---

① 参见《关于加强中医药健康服务科技创新的指导意见》(国中医药科技发〔2018〕10号)。
② 千年国医:《内蒙古蒙中医药健康产业暨艾草全产业链项目合作推进会圆满完成》,搜狐:http://www.sohu.com/a/416257774_120677778。

誉,在海内外中医药行业享有盛名。目前,安国中药材交易市场占据全国百强市场第二名,成为中国北方最大的中药材专业市场,世界中药贸易的晴雨表和风向标。

为进一步全面发挥好安国中药产业比较优势,实现产业聚集发展,安国打造了河北安国中药工业园区。园区规划23.3平方公里,已有118家药企入驻,2019年园区主营业务收入产值达到了620亿元。根据功能划分成4个板块:第一板块是生产制造区,是园区的核心发展区域,同仁堂、百消丹、天津红日、广东一方等大企业均已入园。第二板块是教育科研区,将布局河北大学(安国)校区、安国职业技术学院以及一所九年一贯制园区学校,同时布局中药科技研发机构、重点实验室及重点科研项目等,为园区提供优质人才。第三板块是生命科学园,主要布局现代中药及新型制药项目,引进一批高精尖人才,推进新医药产业加快发展。第四板块将打造商务居住区,建设中央CBD、星级酒店、高档社区等,为企业提供商务配套服务,实现产城互动,共同发展。

建设发展过程中,安国市始终瞄准建设国家级中医药产业聚集之都、健康文化养生之地、绿色生态宜居之城这"三大功能定位",抢抓省部共建中药都、京津冀协同发展中药产业转移、国家大力振兴中医药事业和雄安新区建设"四大战略机遇",深入实施中药产业创新升级、新型城镇化建设、健康养生文化提升"三大主体战略",全力打造国内领先、世界知名的高标准安国中药都。从实际成效和发展前景来看,园区发展已经从传统的药材交易市场发展拓展到药材全产业链发展;从单纯聚焦在中药,发展完善为中医药并重;从单一关注中药产业发展到依托中医药产业实现社会、文化、生态综合发展[①]。

3. 甘肃陇西中药材综合产业基地

甘肃省陇西县中药材种植历史悠久,发展到现在已经形成非常明显的特色,在中药材标准化种植、中医药循环经济产业园、中医药企业引进等方面,成效显著,为陇西县的发展带来新机遇,为中医药产业发展注入新动力。

随着中医药国际化、现代化、标准化进程,中药材种植产业也面临着转型。陇西县主动转变发展思路,克服困难,首先在中药材标准化种植上取得可喜成绩。一方面,全面开展标准化种植,擦亮"道地"品牌。标准化种植成为陇西药农的共识。2020年,在甘肃省和定西市有关部门的大力支持下,陇西县建立中药

---

① 刘寒凝:《河北安国:着力打造国家级现代中医药产业创新聚焦之都》,《保定日报》,2020年9月30日,第1版。

材生态有机示范基地1 000亩、绿色标准化基地2万亩。据甘肃数字本草检验中心有限公司相关负责人介绍,中药材种植大户、合作社等越来越重视中药材的品质,来公司做质检的客户越来越多。2018年,公司收检3 300批次;2019年收检4 500批次;2020年10月以来,已收检4 000批次。数字递增的背后,显示出药农对品质和道地性的追求。另一方面,在标准化种植的基础上,精深化加工,拓展全产业链。产业高质量发展,离不开完整成熟的全产业链。陇西县按照"一主两副"的布局("一主"即巩昌中医药精深加工区,"两副"即以中医药批发市场、仓储物流为主的文峰分园区和以道地药材交易及初加工为主的首阳分园区),规划建设占地9平方公里的陇西中医药循环经济产业园,并于2018年6月顺利通过验收。此外,依托园区,陇西县先后引进入驻国药集团、广药集团、天津天士力等中医药加工企业20余家[①]。

4. 大宗道地、区域特色"秦药"种植养殖

"秦药"是陕西省具有区域特色的药材,陕西省委、省人民政府印发的《关于促进中医药传承创新发展的若干措施》中,高度重视发展中药材规范化种植养殖。"强化中药材资源保护与可持续发展,优选秦岭、巴山有市场前景、有确切疗效的野生珍稀药用动植物资源进行人工繁育。优先发展大宗道地、区域特色'秦药',倡导'一县一品'种植(养殖)模式。推广使用先进农业技术、中药材种植(养殖)技术规范,加强道地药材提纯复壮及优良品种选育推广,提高药源基地建设质量。发展中药材产业扶贫基地。到2022年,建成5—10个省级道地药材良种繁育基地、10—15个中药材种植(养殖)示范县、10—15个规范化种植(养殖)基地。"

5. 甘肃道地药材绿色有机示范基地

甘肃省委、省人民政府印发的《关于促进中医药传承创新发展的若干措施》中,强调做优中药材标准化种植。"优化道地药材种植布局,打造道地药材优势产区,全省中药材种植面积稳定在500万亩左右。全面推行中药材标准化种植,加大种子种苗选优提纯、统繁统供力度,普及应用生态种植技术,创建一批国家、省级中药材特优区,建成当归等11个大宗道地药材绿色有机示范基地。提高规模化经营水平,推行'企业+基地+合作社(农户)'经营模式,引导中医药企业自建或以订单形式联建稳定的中药材生产基地。到2025年,全省中药材标准化种

---

① 崔银辉:《甘肃陇西:蹚出中医药产业发展新天地》,《甘肃日报》,2020年10月29日,第2版。

植率达到50%以上。"

（二）科技先行的中医药扶贫

我国深度贫困地区,同时也是生态脆弱地区,在贫困地区优先扶持和发展中药材产业是优选之策。近年来,国家中医药管理局先后印发《中药材产业扶贫行动计划(2017—2020年)》《中医药健康扶贫行动计划(2019—2020年)》《"三区三州"中医药扶贫工作实施方案》《2020年中医药健康扶贫工作计划》;2019年、2020年两年共安排中央财政项目中医药健康扶贫补助资金超过16亿元(不含基建项目),其中支持"三区三州"中医药健康扶贫资金达4.3亿元;指导支援医院与686家受援医院签订帮扶协议,委托第三方启动开展对口帮扶工作指标监测;组建8支国家中医医疗队赴"三区三州"开展巡回医疗工作。

2020年9月,脱贫攻坚进入决战倒计时,中医药健康扶贫工作实现3个"全覆盖":712个建有县级中医院的贫困县"县级中医院能力提升建设项目"全覆盖;686家有帮扶需求的贫困县中医院对口帮扶工作全覆盖;"三区三州"2 835个基层医疗机构中医馆建设项目全覆盖[①]。

中医药扶贫过程中,各地努力把脱贫攻坚与中药资源保护利用、绿色生态发展相结合,坚持引导资源保护和合理开发相结合、宏观布局引导和具体技术指导相结合、道地品种引领和品质质量提升相结合,努力建立以科技为核心的中药材产业扶贫机制。

1. 中药材种植远程培训

云南省维西傈僳族自治县是国家"三区三州"深度贫困地区重点开发贫困县之一,为云南省脱贫攻坚主战场。这里自然生态环境好,孕育出了丰富多样的中药资源。国家中药材产业扶贫技术指导中心主任、国家中医药管理局中药材产业扶贫技术指导专家组组长黄璐琦院士曾多次带队到当地,指导当地农民开展中药材种植。指导过程中,黄璐琦带领的专家组经常在田野和山林里解说道地药材及生态种植技术,帮助当地药材经济发展寻找新方向,推广成熟的中药产业扶贫模式,以带动当地脱贫致富。

据了解,黄璐琦院士牵头开展了全国832个贫困县中药材产业扶贫情况基

---

① 陆静、陈计智、闫小青:《西部片区中医药健康扶贫工作推进会召开:中医药健康扶贫实现三个"全覆盖"》,《中国中医药报》,2020年9月14日,第1版。

线调查,筛选出在774个贫困县适合种植的中药材品种,发布《贫困地区生态适宜种植中药材推荐目录》,指导贫困地区因地制宜合理有序种植。为帮助解决中药材种植的技术问题,通过科技创新推进扶智扶贫,黄璐琦带领团队组织编制了100种常用中药材的《中药材生产适宜技术》,针对14个集中连片特困区的225种中药材编制"中药材生产加工适宜技术"丛书。此外,他还组织中药、农业领域的184位专家,为14个集中连片贫困地区提供技术咨询和支持,累计培训360多个贫困县的农户10余万人次①。

"扶贫必扶智",为了更加科学高效开展工作,根据《中药材产业扶贫行动计划(2017—2020年)》关于"构建技术培训平台"要求,黄璐琦一行先后在云南维西县、湖南新晃县、广西兴安县开展了远程线上培训,提升当地中药材种植技术水平。如"同心本草"系列直播课程是中药材产业扶贫技术培训的重要部分,面向14个集中连片特困区的贫困户和部分有志于从事中药材种植方面的广大农牧民开展,旨在把现有在线的农民学员逐步培养成某一味药或者几味药的种植能手,进而助力脱贫攻坚,带动当地中药产业的发展②。

2. 中医药治"病"又治"贫"

中医药简便验廉,在健康扶贫中具有独特优势。因病致贫返贫是脱贫攻坚"最难啃的硬骨头"。山西省五寨县是国家扶贫开发工作重点县,也是国家中医药管理局定点帮扶贫困县,2018年底仍有建档立卡贫困户228户461人未达到脱贫标准,其中,因病致贫112户250人,人数占到了一多半。通过国家中医药管理局和当地扶贫干部的努力,提升了县乡村三级中医药服务能力,打退了"因病致贫"这只脱贫路上的"拦路虎"。

2018年6月,扶贫工作组在该县中所村建成了标准化卫生室,并成为山西省中医院远程医疗协作服务点。近3年来,包括服务点在内的全县200名乡村医生在国家中医药管理局组织下,先后赴北京学习中医适宜技术。同时,中国中医科学院直属的4家医院每年对县域内12个乡镇进行8—10次巡诊,并开展中医适宜技术推广培训。不仅如此,国家中医药管理局投入大量资金和人力,帮助五寨县新寨乡卫生院等12个乡镇卫生院全部建成标准化中医馆;中国中医科学院已派驻医疗队3批共15人驻点帮扶五寨县中医院、五寨县人民医院,从无到

---

① 田雅婷:《黄璐琦:中医药发展的根本在于创新》,《光明日报》,2020年6月17日,第1版。
② 张小波:《"同心"诠释中医药人扶贫决心》,《中国中医药报》,2020年10月14日,第1版。

有、从有到优建设了一批中医优势学科。建基础设施、搞技术培训、门诊带教、手术示教……几年下来,从没有肛肠科到肛肠科医生已可独立开展部分手术,从留不住患者到吸引周边县域患者前来就诊,五寨县中医院实现了"华丽转身"。

2019年4月,五寨县正式脱贫摘帽。2020年,五寨县因病致贫的比例降到了14.39%,远低于全国平均水平。为进一步发挥中医治未病优势,增强老百姓的健康意识和中医药文化素养,真正拔出因病致贫的"根儿",国家中医药管理局专门组织编写了《五寨防病治病100问》《五寨县百姓中医养生手册》两本中医药养生文化书籍,免费发放到每家每户,并通过入户调查、依托县中医院治未病科室,对群众开展大规模体质辨识工作[①]。

3. 药茶产业为脱贫"造血",让致富"生根"

近年来山西省在加快推进脱贫攻坚和乡村振兴过程中,瞄准道地药材资源,把山西药茶作为重要突破口,大力发展中药材精深加工产业,助力农民增收,为破解深度贫困和农业转型发展探索新路径,真正把山西药茶产业发展成为健康产业、支柱产业、富民产业。

山西省现有耕地面积6 000多万亩,其中旱地占70%左右,近年来水资源短缺已经成为制约农业发展的重要因素,而这样的自然条件却有利于中药材的生长。山西省北部盛产黄芪、款冬花等品种,中南部适宜黄芩、连翘等品种种植。据第四次中药资源普查初步统计,山西现有1 788种中药材,堪称中药材资源大省。

2019年7月,在山西省攻坚深度贫困推进乡村振兴现场会上,山西省委负责人提出,山西农业的出路在于"特"和"优",可以把山西药茶作为转型发展的重要抓手,为中药材加工开辟新路径,为农业转型发展积蓄新动能。在产业布局上,山西省结合地理环境打造形成了药茶六大产区,即太行山、太岳山连翘叶茶基地,晋南边山丘陵区槐米茶、菊花茶基地,恒山黄芪茶、枸杞芽茶基地,吕梁山沙棘叶茶、红枣叶茶基地,晋东南桑叶茶、黄芩茶、党参茶基地,管涔山毛建草茶基地。

2020年3月,山西省正式发布了山西药茶省级区域公用品牌,山西药茶产业进入发展的快车道。目前,全省已有上百家药茶加工企业,开发出连翘叶、沙棘叶、桑叶、红枣叶、毛建草等单品茶和黄芪普洱、枸杞菊花等拼配茶200余款产

---

① 田晓航、张磊:《山西五寨:中医药治"病"又治"贫"》,《缙云报》,2020年11月19日,第3版。

品,在产品研发、市场推广、品牌创建等方面初具规模和影响力。作为一个新型产业,山西药茶没有可借鉴可复制的道路,只能在探索中前行。围绕山西药茶科研攻关、成果转化等核心问题,依托山西农业大学(省农科院)、山西中医药大学等科研院所,山西省组织力量开展相关产品开发、配方及生产工艺研究,支持龙头企业的研发团队研究系列药茶浓缩、冻干、萃取等工艺,加快药茶科技成果转化,最大限度支持山西药茶产业创新发展[①]。

4. 中医药健康扶贫国家中医医疗队

为深入贯彻落实习近平总书记在决战决胜脱贫攻坚座谈会上的重要讲话精神和党中央、国务院脱贫攻坚决策部署,进一步推进中医药健康扶贫工作,促进优质中医药资源下沉,有效提升贫困地区中医药服务能力,由国家中医药管理局组建的国家中医医疗队赴"三区三州"开展巡回医疗活动,为中医药扶贫工作做出重要贡献。

例如,根据《2020年推进中医药健康扶贫国家中医医疗队巡回医疗工作方案》,2020年6—10月期间派出8个医疗队,分别赴西藏、青海、四川、云南、甘肃、新疆等地。巡回医疗工作时间不少于30天,其中在县域开展工作的时间不少于20天,其余时间可以在地市级中医类医疗机构开展工作。主要任务包括3个方面:① 巡回医疗。针对巡回地区常见病、多发病、慢性病需求,以农村留守儿童、优抚对象、残疾人、低保对象、特困供养人员、农村贫困人口等人群为重点,深入贫困地区开展送医下乡活动,为群众提供疾病诊疗、疑难重症会诊、中医药健康讲座等服务。② 技术支援和管理指导。根据巡回地区医疗机构实际需求,结合健康扶贫重点工作,指导帮助市、县两级中医医院优化诊疗方案、规范诊疗行为、加强远程医疗建设、完善各项管理规章制度、开展院长和科室主任管理轮训,提升医院整体医疗服务能力,提高医院管理法制化、科学化、规范化水平。③ 人员培训。通过学术讲座、教学查房、病例讨论、中医适宜技术推广等形式,对巡回地区医务人员开展培训,提高巡回地区医务人员中医诊疗服务能力和临床技术水平[②]。

---

① 《为脱贫"造血" 让致富"生根"——山西发展药茶产业助力脱贫攻坚》,《太原日报》,2020年11月20日,第6版。
② 参见《2020年推进中医药健康扶贫国家中医医疗队巡回医疗工作方案》(国中医药医政函〔2020〕80号)。

(三)中医药科研创新高地

近年来,全国各地纷纷围绕中医药领域重大科学问题,加快建设中医药科研创新高地。例如:

1. 海南自贸区中医药科研创新基地

海南省委、省政府印发的《关于促进中医药在海南自由贸易港传承创新发展的实施意见》中提到,为实现科研创新推动中医药高新技术发展的目标,要充分利用海南自由贸易港税收优惠政策和科技创新动能做强做大该省中医药产业,打造中医药科研创新基地。为此要力争做到:围绕自由贸易港建设需求及中医药重大科学问题,建立多学科融合的科研平台;将省中医院建设成为全国中医临床研究基地,建设一批中医药类省级工程研究中心;省级科技计划(专项、基金等)要加大对中医药科研的支持;在中国医学科学院药用植物研究所海南分所基础上由部省合作共建海南省南药研究院,努力建成中国南药科技创新核心基地,引领中国南药研究。

2. 粤澳合作中医药科技产业园

粤港澳大湾区中医药产业协同发展与开放合作的前途无限。围绕现代中医药产业的重点方向、政策环境、发展机遇以及科技创新等,广东珠海积极参与粤港澳三地中医药产学研一体化融合发展,积极携手澳门打造推动中医药产业化和国际化的重要载体。在珠海市横琴新区,已建设"粤澳合作中医药科技产业园",并正推动珠海市中西医结合医院与澳门科技大学共建"澳门科技大学临床教研中心"。据报道,横琴将针对关键领域与产业链核心环节加大政策扶持力度,重点扶持中药创新药、中药改良型新药及中药经典名方的研发,计划奖励获得"中医药保健食品"与"中医药化妆品"荣誉的企业,并鼓励中医药产业项目落户横琴①。

3. 江西"中国药谷"中医药科研高地

中医药产业是江西省倾力打造的六大优势产业之一,作为这一产业的重要发展载体,中国(南昌)中医药科创城各主体工程、基础设施建设正在快速推进。

2017年初,为打造国内领先、世界知名的中医药强省,江西省委、省政府提

---

① 魏蒙:《广东珠海:积极参与粤港澳中医药产学研一体化》,《经济参考报》,2020年9月16日,第6版。

出建设中国（南昌）中医药科创城的战略构想，陆续出台了一系列促进中医药发展的政策文件，启动投资达300亿元。按照"一年定框架、两年见形象、三年出成效、五年大发展"的总体要求及"双核驱动、协同发展"模式，到2030年，中国（南昌）中医药科创城将致力于打造国内领先的中医药高端资源集聚区，成为具有国际影响力的"中国药谷"[①]。

4. 川渝中医药一体化发展战略合作

2020年6月，四川省中医药管理局、重庆市中医管理局签署了关于推进成渝地区双城经济圈建设川渝中医药一体化发展的合作协议。双方合作内容包括共建川渝地区国家中医药综合改革示范区、打造川渝结合部中医医疗集群、实施中医药人才培养工程、建设川渝中医药科技创新高地、共建川渝中医药产业经济体、推进中医药文化融合发展、加强中医药对外合作、加强中医药信息资源共建共享等8个领域。推进川渝中医药一体化发展是落实重庆、四川两地党委、政府对经济圈建设工作部署的具体行动，将补齐短板、打牢基础，带来发展的新机遇[②]。

（四）互联网＋中医药健康服务

抗疫期间，古老的中医药借助新一代信息技术焕发出强大的生机活力。为了遏制疫情，社区、隔离点大范围发放中药，医生迫切需要患者服药反馈，患者亟待医生用药指导。借助互联网技术，患者可以扫描中药袋上的二维码，生成病例日志，使医生迅速获得患者的第一手数据。通过人工智能、数据挖掘的分析，医生为病人提供更精确的治疗支撑，中医药疗效也得到客观真实评价。大数据、互联网让中医药服务变成数字化医学，人工智能、数据挖掘的应用让中医药诊疗规律得到总结、优化，多学科、跨行业合作正在为加快中医药现代化发展带来广阔空间。

互联网具有突破时空的便捷特点，与医疗健康深度融合，能够更加精准对接和满足群众多层次多样化、个性化的健康需求，让人民群众真切地享受到互联网创新成果带来的健康红利。云上问诊、云上答疑、云上解读检验报告、"5G＋中医药"、远程医疗、专家在线问诊，不一样的中医药体验、智慧化的医疗服务模式

---

① 寇勇：《江西打造"中国药谷"建设中医药科研高地》，《科技日报》，2020年3月11日，第7版。
② 廖惠萍、徐春燕：《川渝签署中医药一体化发展合作协议》，《中国中医药报》，2020年6月2日，第1版。

已经成为推动全球中医药产业创新、培育中医药发展的新动能。可以利用 5G 网络、物联网、大数据、人工智能、云计算等信息技术手段,在远程医疗、互联网医院、医联体、电视医院等领域积极开拓,为患者便捷就医带来更多的选择,真正发挥了"互联网+医疗健康"独特的优势。各地在促进中医药与互联网事业产业高质量融合发展过程中积极探索,为中医药的创造性转化、创新性发展带来了强大的驱动力,极大地促进了中医药服务贸易的发展,为中医药插上"科技之翼"。

1. "云端"中医

"望闻问切"是中医获取疾病信息的基本手段。在面对面的"四诊"难以实现,而中医问诊需求巨大之时,互联网的发展给出了全新的解决方案,进一步推进了中医与互联网结合,令中医开始走向"云端"。

2020 年上半年,安徽中医药大学第一附属医院,累计接受线上问诊达 6 500 余人次,上线电子处方及药品快递功能,完成在线处方配送 1 260 张。该院的智慧煎药中心,46 台煎药机一刻不停地熬煮中药,大大提高了效率,一天可以煎煮 300 多份药方,而且通过扫码可以实现煎药全流程追踪,通过手机可以查看药品所处的状态。患者也可以选择快递的方式,由医院直接寄送到家,实现全流程智能化。

通过互联网+,已经可以实现从一剂汤剂回溯到一粒中草药种子的目标,物联网等现代科技助力中医药人从源头出发,保证中药材的质量,实现标准化。摄像头、传感器、报警系统……在安徽协和成药业饮片有限公司中草药种植基地,物联网系统正对 1 万多亩中草药的生长进行实时监控和智能化管理。通过一套标准化的中草药生长指标进行监控,如果中草药生长的温度、湿度或二氧化碳指标不正常,系统会发出报警信息,工作人员会进行调整。药材的炮制加工同样应用物联网系统进行标准化生产。中草药的烘烤、干燥、切制、包装这一系列流程基本实现机器自动化生产加工,如果指标不达标会发出提醒。加工炮制完的产品则都附有二维码,保证用户扫码就可以追溯到产品的各项信息,让用户更加放心。

5G 网络等新技术更是为互联网问诊助力加码。为了满足中医"望闻问切"对于色差的高要求,成都市中西医结合医院全新上线了"5G 互联网+中医",中医专家可以实时获取高清舌苔、面色等影像数据。不仅望闻问切开始走向云端,膏散丹丸也逐步打上"智能制造"标签[①]。

---

① 汪海月:《中医药现代化探索:模式多样 道阻且长》,《经济参考报》,2020 年 9 月 23 日,第 6 版。

2. 山东省互联网大健康产业

山东省是中医药大省,中医药发展历史悠久,基础坚实,潜力巨大。近年来,山东省的互联网大健康产业日益蓬勃,不断涌现出创新实践事例。

2020年4月,山东省互联网医保大健康服务平台的成立构建起了"互联网+医保+医疗+医药"综合医疗保障服务体系。数字中医药成为这一服务体系中最重要的创新服务之一。2020年7月,中国首个省际中药采购联盟宣告成立,依托数字化平台,建立跨区域、标准化的中药材交易、数字化服务体系。世界中医药互联网产业大会落户扁鹊健康小镇,世界数字化中医药研究院的共同筹建,为山东互联网与中医药的深度融合发展提供了良好的示范作用①。

3. "互联网中医院"——甘草医生

传承是中医药的命脉所在,创新则是中医药的活力之源。中医药的创新,既包括对秘方、验方加以更新创造,又包括运用现代科技手段创新中医药、完善中医药、振兴中医药。可以说,中医药的发展史,就是一部创新史。从《黄帝内经》奠定中医理论体系,到明清时期瘟病学的产生,再到现代青蒿素的诞生……创新,始终是推动中医药发展的根本动力。

2015年,由杭州甘之草科技有限公司设计的全国第一家"互联网中医院"——甘草医生,借助现代科技,以中医药产业为基础,以甘草医生线上线下服务网络为平台,很好地融合了传统医药与现代科技,助力中医真正走向全世界。甘草医生与欧盟药典委员会开展合作,探索中医药走向欧盟、走向国际之路。目前,已与荷兰方面进行了接触,荷兰政府将出资1 000万欧元,扶持荷兰Coherence医疗集团和甘草医生在荷兰马城建设一个以中医为理念的健康主题社区。

(五)中医药产学研一体化

中医药产学研一体化发展,是中医药领域创造性转化、创新性发展的标志性成果之一。2018年10月22日,习近平总书记在考察珠海横琴新区粤澳合作中医药科技产业园时提出,"中医药学是中华文明的瑰宝。要深入发掘中医药宝库中的精华,推进产学研一体化,推进中医药产业化、现代化,让中医药走向世界"。

---

① 动脉网:《世界中联主席马建中:借力互联网,让中医药走向世界》,维科号:https://mp.ofweek.com/medical/a756714075017。

以中医药高等院校、科研院所等为主力的产学研主体,强化中医药科技创新,注重产学研协同,建立健全科学的研究体系,大力培育引进人才,建立科研成果转化强大纽带,在中药材的选种、种植技术、药品研发、疗效等方面开展技术攻关,解决了多项制约中医药发展的瓶颈问题。

1. 全国高校产学研结合典范——江西中医药大学

创建于1959年的江西中医药大学,现为江西省人民政府、教育部、国家中医药管理局三方共建的教育部非直属高等中医药院校。在近年来的中医药产学研征程上,创造了多项令业界称颂的成绩。江西中医药大学坚持"为国家改革发展服务,为中医药事业发展服务,为地方经济发展和社会全面进步服务"的办学宗旨,弘扬"惟学、惟人、求强、求精"的校训,以"培养适应社会进步和中医药事业发展需要,具有市场竞争力的实践型、创新型、创业型人才"为目标,努力办好人民满意的大学,已成为以中医药教育为主体、多学科协调发展、产学研结合特色鲜明的高等中医药院校。江西中医药大学产学研结合办学特色鲜明,创建并发展了国家级高新技术企业——江中(制药)集团;累计为全国企业提供技术服务200余项,研发中药及相关产品70余个,先后有16个产品实现了单品种年销售额超亿元;获中国产学研合作促进会颁发的"中国产学研合作创新奖"。

江中集团的成功,是江西中医药大学产学研结合办学的有益探索。而江西中医药大学的产学研结合办学经历三个发展阶段,最终成为全国高校校办产业改革发展的一个典范、一面旗帜。20世纪80年代为产品输出阶段,"放水养鱼",通过研发并转让新产品的方式,振兴校办企业,服务其他企业;20世纪90年代为技术输出阶段,以育人为中心,一手抓人才培养,一手抓经济发展,实现产学研结合的技术输出;进入21世纪后为智力输出阶段,学校明确提出"产学研结合"的办学新理念,实现从技术服务到技术+智力服务、从校企合作到校企合作+战略联盟、从支撑中药产业到支撑中医药产业+健康服务产业的升级。2014年,由江西中医药大学原创及二次开发的中药及其相关产品销售总额达230多亿元,占当年江西省GDP的1.5%,助推江西中成药销售收入从2000年全国排名第17位,跃升至2012年的第2位。同时,学校还利用中药大片、异形片生产集成关键技术、微波干燥共性关键技术等一批具有自主知识产权的核心技术,为江中药业、汇仁集团、江西济民可信等200余家中药制药生产企业提供了技术嫁接、技术支援、技术培训相关服务300余次,累计产品产值实现近百亿元。

产学研一体化的成功探索,与其始终贴近市场、贴近企业,主动打破围墙,不让科研成果束之高阁,孜孜以求转化为现实生产力的努力程度有关。江西中医药大学产学研结合已进入一个全新的历史阶段,各地医药企业纷至沓来,要求与学校结成"科技联姻"。学校与江中集团先后联合申报了江西省首家企业博士后科研工作站、中药固体制剂制造技术国家工程研究中心、创新药物与高效节能降耗制药设备国家重点实验室;牵头组建了"江西省中药产业技术创新战略联盟",目前已与省内外百余家企业开展了灵活多样的科技合作,帮助企业申请国家产业化项目 20 多项,提供技术服务 200 多项次,承担技术委托 170 多项,先后为企业开发上百个医药及相关产品,为企业发展壮大提供"智力引擎",产生了巨大的经济效益和社会效益。

2. 高质量中医药研究智库大力推动产学研一体化

在政府、高校、企业等相互合作促进下,异军突起了一批高质量的中医药研究基地、中心,围绕现代中医药产业的重点方向、重点领域开展产学研合作,积极参与中医药一体化融合发展,成为推动中医药产业化、国际化的重要载体。

(1) 粤港澳中医药政策与技术研究中心

2020 年 8 月,由广东省药品监督管理局、国家药品监督管理局南方医药经济研究所及粤澳合作中医药科技产业园三方共建的"粤港澳中医药政策与技术研究中心"在珠海横琴正式揭牌。该中心旨在搭建内地药监部门、行业专家和医药企业中医药政策和技术交流研究、交流和传播的平台,更好地服务粤港澳大湾区医药企业,同时探索创新机制,解决粤港澳大湾区中医药产业和企业在发展过程中面临的政策、技术方面的困难和瓶颈,促进先行先试、创新政策落地实施,推进中医药产业标准化、现代化、国际化,对于促进澳门中医药产业可持续发展意义重大。截至 2020 年 8 月,产业园累计注册企业 189 家,涉及中医药、保健品、医疗器械、医疗服务、生物医药领域,其中通过产业园平台培育的澳门企业 44 家,园区在培育澳门中医药企业成长和发展方面逐步发挥了实质性的作用[1]。

(2) 中医药防治重大疾病基础研究平台

2020 年 8 月,中华中医药学会中医药防治重大疾病基础研究平台成立。平台将集中全国中医药大学力量,形成中医药防治重大疾病优势阶段和关键环节

---

[1] 钱瑜:《粤港澳中医药政策与技术研究中心正式揭牌》,《羊城晚报》,2020 年 8 月 31 日,第 2 版。

的共识,加强协调创新;建立中医药临床疗效评价创新方法与技术,凸显中医药疗效优势;瞄准国家重大需求,促进中医药基础研究原始创新和融通发展;多学科交叉共融,提高中医药基础研究质量①。

(3) 全球中医药文化与创意研究中心

全球中医药文化与创意研究中心成立于2020年6月,是上海交通大学和上海中医药大学文化创意领域跨学科、跨产业合作平台。中心旨在搭建中医药文创研发平台,打造符合时代价值和大众兴趣的中医药文创项目、传播体系和兴趣课程,以培养具有国际意识、跨文化素养的创新人才,发掘中医药文化传播新途径,融合中医药传统文化,缔造上海文化创新和创意新名片②。

(4) 广东省大湾区中医药科技创新联合研究院

2020年9月,广州高新区管委会与广东省大湾区集成电路与系统应用研究院、中国中医科学院中医基础理论研究所签约,联合10余家高校科研院所共建"广东省大湾区中医药科技创新联合研究院"。其目的是将传统中医药理念与现代高科技跨界融合创新,打造全国最高水平的中医药创新研究院。研究院将瞄准生命科学与健康前沿问题,以现代先进技术为支撑,立足中医药特色优势,以跨界融合科技创新为驱动,成为中医药现代化与健康医学模式的先行者和推动者③。

(5) 江西省樟树市中医药产业研究院

该院是江西省宜春市委组织部"233"人才重点工程之一,已列入宜春市政府工作报告和宜春市委组织部重点工作调度内容,研究院以聚集创新资源、支撑中医药产业转型升级、创新发展为服务宗旨,业务涉及中医药产业领域前沿及共性关键技术与设备的研究开发,中医药产业领域咨询服务、人才培养、对外交流合作与技术培训,中医药产业技术成果转化、市场推广及科技孵化,承担各级政府部门、企业及其他机构和社会团体关于中医药产业方面的专项课题与科研项目等领域。研究院的成立将更好地助推樟树中医药产业发展④。

---

① 吴仕鹏、李自刚:《中医药防治重大疾病基础研究平台在京成立》,《中国中医药报》,2020年9月2日,第2版。
② 陈静:《中药、生肖与书法创意融合 中医药文创展现时尚魅力》,中国新闻网,2020年9月16日,http://www.chinanews.com/cul/2020/09-14/9290601.shtml。
③ 焦婵娟、范敏玲:《广东省大湾区中医药科技创新联合研究院落户广州高新区》,《中国高新技术产业导报》,2020年9月21日,第9版。
④ 文善昌:《江西樟树中医药产业研究院正式揭牌》,东方网,2020年11月2日,http://news.eastday.com/eastday/13news/auto/news/china/20201102/u7ai9576160.html。

3. 国家级中医药转化平台——东方美谷中医药产业基地

2020年11月20日,上海市经济和信息化委员会、上海市奉贤区人民政府、上海中医药大学共同签署《上海市中医药科技产业高地合作协议》,开展三方合作,通过科技产业园的建设,搭建集科研与临床为一体的综合性国家级中医药转化平台,建立产业共性技术平台,建立技术交易及投融资孵化平台。同时,成立一基地三中心:"东方美谷中医药产业基地"和"中药标准化教育部重点实验室东方美谷中心""中药现代制剂技术教育部工程研究中心东方美谷中心""上海中医药大学技术转移中心东方美谷中心",标志着中医药产学研结合工作迈入新的发展阶段。"一基地三中心"将成为上海中医药产业的承载地、创新成果的转化地、标准制定的策源地、优质品牌的发祥地,并推动奉贤乃至上海和全国中医药产业高质量发展。

三、秉承大健康理念,促进中医药跨界融合发展

随着社会发展进步,人们的健康理念逐渐由"以治病为中心"向"以健康为中心"转变,大健康理念和预防康养的意识逐渐被人们接受。由此掀起了中医药与康养、旅游、养老、食品等结合的跨界融合发展,成为当前中医药主导产业之一。各地政府也都积极出台相关政策,支持产业振兴。例如,河南省卫生健康委员会、河南省中医管理局、河南省发展改革委员会等12个部门联合印发《关于深化医养结合促进健康养老发展的意见》,明确将加强中医药健康养老服务,支持养老机构发展中医药服务[①]。贵州省卫生健康委、省民政厅等14个部门联合行文,提出要加快推进医疗健康服务和养老服务融合发展,从8个方面着手全面提升养老机构医疗服务能力,助推健康养老提升工程。其中明确提出要推进中医药健康养老服务[②]。海南省委、省政府《关于促进中医药在海南自由贸易港传承创新发展的实施意见》在第一条"结合贸易港实际,建设中医药现代产业体系"中,明确强调融合创新发展中医药健康旅游,打造中医药健康旅游品牌。

(一)中医药健康旅游

随着旅游模式的多元化发展,健康旅游的概念也从维护和促进人体健康横

---

① 李芮:《河南:加强中医药健康养老服务》,《中国中医药报》,2020年8月12日,第1版。
② 杨承涛:《贵州:推进中医药康养服务》,《中国中医药报》,2020年8月6日,第1版。

向延伸为促进生理、心理和社会适应能力三个方面,纵向又分为保健旅游和医疗旅游[①]。医疗旅游则是健康旅游中发展迅速的一个分支,而中医药健康旅游业已成为我国医疗旅游的重要组成部分。

中医药健康旅游是以丰富的药物资源和博大精深的中医药文化为载体,弘扬传统中医药文化为目标,集旅游、度假、休憩、养生、保健、疗养、科普等为一体的新型旅游项目。能够成为中医药健康旅游打卡地,一般应具有丰富的自然资源以及深厚的人文资源和商业资源。自然资源方面,生产野生中草药,品种繁多、品质优良;人文资源方面,拥有中医药文化教育基地、中医药博物馆、名老中医展览馆、中医药高等院校等;商业资源方面,具有中医药老字号、现代中医药行业巨头企业等。有学者通过旅游消费认知调查指出,中医药健康旅游的产品主要包括中医药养生体验旅游、中医药文化体验旅游和中医药观光旅游[②]。

就目前国内情况来看,北京、上海、四川等地开展的具有特色的健康旅游项目,值得学习和借鉴。北京市率先发展中医与人文旅游景区相结合的模式。上海市最早建立国内医疗旅游服务平台,并将中医药元素纳入健康旅游中。四川省拥有丰富的中医药资源,被誉为"中医之乡,中药之库",开创了中医健康养生旅游新模式,力争把四川打造成为全国传统中医药文化与健康养生旅游胜地。海南发展健康旅游,提出建设国家级中医药保健示范基地。广东省重点打造中医药文化养生旅游,评选出19家成熟的中医药文化养生旅游示范基地,试水国际医疗旅游服务[③]。

2014年2月,国家旅游局和国家中医药管理局共同签署《关于推进中医药健康旅游发展的合作协议》,标志着中医药健康旅游发展进入国家旅游发展战略。2014年8月,国务院《关于促进旅游业改革发展的若干意见》指出:"发挥中医药优势,形成一批中医药健康旅游服务产品。规范服务流程和服务标准,发展特色医疗、疗养康复、美容保健等医疗旅游。"[④]并将其列入重点任务分工及进度安排表,引起政府和社会各界高度关注。2016年,国家旅游局和国家中医药管理局联合印发《关于开展国家中医药健康旅游示范区(基地、项目)创建工作的通知》,进一步推动中医药健康旅游发展。2017年,国家发展改革委和国家旅游局

---

① 参见吴之杰、郭清:《我国健康旅游产业发展对策研究》,《中国卫生政策研究》,2014年第3期。
② 参见司建平、王先菊:《中医药健康旅游消费认知调查研究——以河南为例》,《中国卫生事业管理》,2020年第3期。
③ 参见侯胜田、刘华云、张勇康:《中国医疗旅游的发展前景与挑战》,《中国医院》,2013年第5期。
④ 参见《关于促进旅游业改革发展的若干意见》(国发〔2014〕31号)。

等多部门联合印发《关于促进中医药健康旅游发展的指导意见》，再次提出具体指导性意见。2017年9月至2018年3月，国家旅游局和国家中医药管理局分别公布了首批15家国家中医药健康旅游示范基地创建单位①。

在上述大背景下，各地立足当地实际，积极出台政策，从整体产业布局上推进中医药健康旅游进程。"政策的出台、中医药健康旅游项目的落地以及产业边界的不断延伸，使得医疗机构、旅游企业、金融机构和地产开发企业等许多国内外的组织机构，踊跃参与到中国中医药健康旅游产业发展进程中，各地都在积极利用社会资本和各方资源将自己建设成为具有吸引力的目的地。国家和各级政府非常重视中医药健康旅游目的地建设和发展情况，相关组织、企业也积极参与。"②尽管存在专业人才匮乏、资源整合欠缺、政策扶持力度不够等诸多有待完善之处，但总体而言是处于良性发展态势，成为中医药新兴产业的重要支撑。

1. 北京市

中医养生文化旅游作为一种新型旅游业态，从2014年发展至今，已经成为北京旅游业转型升级重要推手之一，也是北京旅游业发展的重要经济增长点之一，对丰富北京高端旅游业态，整合旅游资源，优化产业结构布局具有重要影响。基于旅游业本身发展创新与转型需求，推广与展示中国传统文化，协同合作推进旅游业发展等出发点，2014年4月，北京市委办公厅、市政府印发《关于加快推进旅游与文化融合发展的意见》，提出要深入挖掘以同仁堂等百年老店为代表的中医药资源和以大型中医医院为依托的中医资源，开发面对多国内和国际高端市场的中医养生保健旅游产品。此后，本着"政府引导，委办协同，企业参与，诚信推介，接受监督"的原则，北京市正式开发设计出7条中医养生文化旅游精品线路。

2. 广东省

作为发展养生旅游起步较早的省份，广东省结合当地政策环境、地域文化、生态资源、民众诉求、消费水平等实际，于2009年率先在国民休闲旅游中启动中

---

① 15家单位分别是：河北安国国家中医药健康旅游示范区、北京东城国家中医药健康旅游示范区、吉林通化国家中医药健康旅游示范区、山西平顺国家中医药健康旅游示范区、上海浦东国家中医药健康旅游示范区、江苏泰州国家中医药健康旅游示范区、安徽亳州国家中医药健康旅游示范区、江西上饶国家中医药健康旅游示范区、山东日照国家中医药健康旅游示范区、湖北蕲春国家中医药健康旅游示范区、贵州黔东南国家中医药健康旅游示范区、广西南宁国家中医药健康旅游示范区、重庆南川国家中医药健康旅游示范区、四川都江堰国家中医药健康旅游示范区、陕西铜川国家中医药健康旅游示范区。

② 毛嘉陵主编：《中医文化蓝皮书》之《中国中医药发展报告（2019）》，社会科学文献出版社，2019年，第58页。

医药文化养生专项旅游,在促进旅游与中医药产业融合发展方面进行了有益的探索。2010年8月发布《广东省中医药文化养生旅游示范基地评定标准(试行)》。2011年5月,评定了首批19家中医药文化养生旅游示范基地,按照类别分为生态类、人文类、体验类。随后在泰国成功开发第一家中国品牌的世界级养生旅游基地。生态类示范基地有7家,以罗浮山国家风景名胜区为代表,以中药种植加工、中医药自然景观为主,景区自然风光秀美,广泛种植各类中药材,能让游客在旅游中轻松识别各类草药名称与功效。人文类示范基地有5家,以广东中医药博物馆为代表,以中医药人文景观如博物馆、历史遗迹等为主,通过综合运用浮雕、画廊、展墙、实物标本、仿真药具等多种表现手法,生动活泼地展现中医药的悠久历史和灿烂文化,并通过2 000种中药原生植物种植,以及名厂、名店、名药的集中展示,将知识性、趣味性、观赏性完美结合,使游客在旅游休闲之中了解我国中医药传统文化的精髓及发展历程。体验类示范基地有7家,以中山市中医院为代表,以提供中医药养生服务为主,主要让游客在轻松的推拿、沐足、温泉等康复运动中体验中医养生之道[①]。

3. 安徽省

安徽拥有丰富的自然、人文、医疗保健、教育以及中医药旅游资源。2015年,安徽省出台《安徽省中医药健康服务发展规划(2015—2020年)》,明确提出要推动中医药产业、旅游产业以及农林产业融合发展,实施中医药文化和健康旅游项目。各地纷纷响应,积极建设了中医药旅游基地和各种中药材特色小镇,培育中药工业旅游示范企业,开发中医药旅游产品,改善区域交通状况。2016年,出台《安徽省中医药健康旅游基地建设基本要求》,对中医药旅游基地建设提出更具体要求,并于2016—2018年以评促建连续三年评选确定了亳州市华佗中医药博物馆等共33家中医药健康旅游基地,其中安徽霍山大别山药库、潜口太极养生小镇、亳州华佗故里文化旅游基地及芜湖丫山风景区等4家于2018年被确定为国家级中医药健康旅游示范基地[②]。

4. 河南省

河南是中医药的重要发祥地和"医圣"张仲景的故乡,中医药文化底蕴深厚、资源优势突出。同时,作为中原腹地和旅游大省,中国八大古都中有四大古都位

---

① 孙晓生:《广东中医养生旅游的五年探索》,《中国中医药报》,2014年9月10日,第3版。
② 参见陶桂香、张俊美、汪淑敏:《安徽中医药旅游资源分布及发展概况与开发建议》,《旅游纵览(下半月)》,2019年5月。

于河南，旅游资源丰富，作为"一带一路"建设的枢纽和中原经济区的主体，河南交通区位优势明显。河南省以中医药健康旅游为纽带，将中医药资源和旅游资源深度融合，针对不同消费者的需要，以河南中医药大学、南阳医圣祠等9个全国和河南省中医药文化宣传教育基地，许昌市鄢陵县中医药健康旅游示范区、南阳市南召县中医药健康旅游示范区等5个中医药健康旅游示范区，鹤壁市五岩山旅游区中医药健康旅游示范基地、南阳市宛西制药仲景大健康旅游基地等16个中医药健康旅游示范基地和河南其他中医药特色优势资源为依托，整合优势资源，设计开发针对不同类别消费者的中医药观光、文化体验、养生体验、特色医疗、疗养康复、美容保健、会展节庆、购物、传统医疗体育、科普教育旅游等具有河南特色的中医药健康旅游路线、产品，将河南省建设成全国重要的中医药健康旅游目的地①。

5. 黑龙江省

2020年8月，黑龙江省政府印发《黑龙江省全域旅游发展总体规划（2020—2030年）》，明确将黑龙江省打造成为国际冰雪旅游度假胜地、中国生态康养旅游目的地、中国自驾和户外运动旅游目的地，将黑龙江省打造成为中国北方中医药养生、矿泉疗养、森林康养旅游目的地。规划明确，优先发展冰雪旅游、生态旅游、户外运动三大全谱系旅游产品；重点培育自驾旅游、康养旅游两大新兴旅游产品；优化提升乡村旅游、文化遗产旅游、边境旅游的全域旅游产品战略。在康养旅游方面，要丰富和多样化康养旅游体验产品，使游客能够更健康、更积极、更多参与性地体验黑龙江省康养旅游，将黑龙江省打造成为中国北方中医药养生、矿泉疗养、森林康养旅游目的地。参照国际行业最高的管理和服务标准，提高银发旅游、医疗旅游、健康养生（森林、温泉、冷泉等）旅游项目水平，升级服务配套设施，吸引市场化投资主体，引入多样化的体验产品，增强黑龙江省康养旅游的吸引力和竞争力。

规划提出，要发展新型康养旅游产品，包括中医药康复理疗、中医药养生保健、中医药文化体验、药膳食疗、传统文化养生、医疗旅游、康复度假、健康驿站等新型康养旅游产品。研发和推广针对银发旅游市场的战略性旅游产品，专门针对中老年游客需求和兴趣创新设计新的战略性旅游项目。大力培育中医药健康

---

① 参见司建平、王先菊：《中医药健康旅游消费认知调查研究——以河南为例》，《中国卫生事业管理》，2020年第3期。

旅游项目、基地,促进中医药健康旅游与现有景区景点融合发展,增加黑龙江省旅游新的营销点。借鉴国际康养旅游最高标准,制定黑龙江省康养旅游相关标准及规范。吸引投资升级康养旅游相关设施。此外,在重点康养旅游区推广健康护照计划。在全球重点旅游市场推出"银发旅游""康养旅游""中医药健康旅游"产品套餐和举办"银发之旅"推广活动。出台鼓励各类康养旅游科研、教育机构落户黑龙江省,强化康养旅游营销活动,包括研究举办国际第三年龄大学联盟大会、中医药健康旅游国际合作峰会等[①]。

6. 广西壮族自治区

2020年4月,广西壮族自治区党委、自治区人民政府印发的《关于促进中医药壮瑶医药传承创新发展的实施意见》,明确通过发展中医药壮瑶医药健康养老服务、发展中医药壮瑶医药健康旅游服务,大力发展中医药壮瑶医药养生保健服务。中医药壮瑶医药健康养老服务方面,推动中医药壮瑶医药与养老融合发展,支持中医医疗机构拓展养老服务。深入推进医养结合,支持有条件的养老机构申办医疗机构,支持养老机构设立中医诊疗服务站点;鼓励医疗机构设立老年病医院、老年护理院、老年康复医院,做到医中有养、养中有医。建设一批中医药壮瑶医药特色医养结合示范基地。鼓励社会资本投资新建以中医药壮瑶医药健康养老为主的护理院、疗养院。健康旅游服务方面,发挥广西中医药大学、广西药用植物园、广西国际壮医医院、玉林国际中药港等医药资源及科研优势,推动中医药壮瑶医药健康服务与旅游产业有机融合。支持将中医药壮瑶医药元素纳入广西长寿养生健康旅游线路,打造一批以休闲养生、健康养老、生态疗养、中医保健、健康食品等为核心内容的特色养生养老小镇。鼓励旅游城市、医疗医药资源丰富的城市建设集健康疗养、医疗保健、养生康复为一体的现代化健康服务园区。重点打造桂林—阳朔—贺州山水度假养生旅游线路、北海—钦州—防城港滨海度假养生旅游线路、贺州—巴马长寿度假养生旅游线路等一批特色养生旅游线路。大力发展中医药壮瑶医药文化、中医药壮瑶医药会展和中医药壮瑶医药养生、休闲养老等特色健康产业,构建以中医药壮瑶医药养生为特色的南宁—贵港—玉林—梧州健康产业走廊。支持国家中医药健康旅游示范区创建,打造一批中医药壮瑶医药健康旅游示范基地。逐步建立中医药壮瑶医药健康旅游标

---

① 方碧陶:《黑龙江省将打造中国北方中医药养生旅游目的地》,《中国中医药报》,2020年8月31日,第1版。

准化体系①。

从以上各地实践以及整体规划来看,在中医药健康旅游方面的共性做法是,注重围绕国际、国内旅游消费中心建设任务,注重融合创新发展中医药健康旅游,将中医药生态、绿色和健康理念与旅游深度融合,以政府为主导,鼓励各类社会机构与资本参与,打造独特的中医药健康旅游新业态新模式,建设中医药特色文化旅游产业园。

(二)中医药养老服务

随着我国人口老龄化速度的加快,养老问题变得更为迫切。据相关预测,"'十四五'期间,全国老年人口将突破3亿人,将从轻度老龄化迈入中度老龄化"。党和国家为建立符合我国实际的养老服务体系,通过不懈努力取得了非常难能可贵的成绩。"截至2019年底,全国共有1447.3万老年人纳入城乡低保,386.2万特困老年人纳入特困救助供养,3500多万老年人享受了不同类型的老年福利补贴。至2020年6月底,全国已有近22万个养老服务机构和设施,790多万张养老服务床位,同比分别增长26.6%和7.7%。"②

为有序推进养老问题的解决,国家相关部门充分发挥中医药的优势,发布了一系列重要政策,取得了实实在在的成效。

2013年9月28日,国务院发布《国务院关于促进健康服务业发展的若干意见》③。2015年10月,国家中医药管理局办公室和全国老龄工作委员会办公室签署了《国家中医药管理局和全国老龄工作委员会关于推进中医药健康养老服务发展的合作协议》④。2017年2月,国家中医药管理局、全国老龄办、国家发展改革委、教育部、科技部、工业和信息化部、民政部、财政部、人力资源社会保障部、国家卫生计生委、国家工商总局、国家食品药品监管总局联合发布《关于促进中医药健康养老服务发展的实施意见》⑤。2019年10月,国家卫生健康委、国家发展改革委、教育部、民政部、财政部、人力资源社会保障部、国家医保局、国家中

---

① 参见《关于促进中医药壮瑶医药传承创新发展的实施意见》(桂发〔2020〕9号)。
② 《我国已有养老服务机构和设施近22万个》,国家中医药管理局网站:http://www.satcm.gov.cn/xinxifabu/guowuyuanxinxi/2020-10-26/17754.html。
③ 参见《国务院关于促进健康服务业发展的若干意见》(国发〔2013〕40号)。
④ 参见《国家中医药管理局和全国老龄工作委员会办公室关于推进中医药健康养老服务发展的协议》(国中医药办医政发〔2015〕34号)。
⑤ 参见《关于促进中医药健康养老服务发展的实施意见》(国中医药医政发〔2017〕2号)。

医药局等部门联合发布《关于建立完善老年健康服务体系的指导意见》[①]。

梳理以上政策文件,不难发现,其主要出发点在于:随着我国老年人口规模的持续扩大,对健康服务的需求愈发迫切,为解决老年健康服务体系不健全、有效供给不足、发展不平衡不充分等问题,迫切需要建立完善符合我国国情的老年健康服务体系,推进养老服务业与中医药健康服务的深度融合,满足老年人日益增长的健康服务需求。主要原则为:一是要坚持养生保健与疾病治疗及康复相结合,发挥中医药在治未病、重大疾病治疗和康复中的重要作用;二是坚持政府引导与市场主导相结合,充分发挥市场在资源配置中的决定性作用和政府的引导作用,提高中医药健康养老服务的活力和可及性;三是坚持分类指导与突出特色相结合,推动普遍性服务和个性化服务协同发展,积极探索养生、保健、诊疗、护理、康复、心理关怀等连续整合的服务,满足老年人多层次、多样化的中医药健康养老服务需求;四是坚持创新供给与释放需求相结合,推动中医药供给侧结构性改革,增强资源集约利用效率,提升服务质量,探索形成形式多样的中医药健康养老服务模式[②]。最终目标为:建立完善中医药健康养老服务政策体系、标准规范、管理制度,使中医药健康养老消费潜力不断得到释放,老年人中医药健康养老服务需求基本得到满足,助力实现健康中国目标,增强综合国力。

各地在推进中医药健康养老服务进程中,结合当地医疗资源、人口状况、经济水平等,做出了诸多有益探索和努力。例如:

1. 江苏养老机构提供中医药健康养老服务

2018年,江苏省提出,到2020年底所有社区卫生服务机构、乡镇卫生院及50%的村卫生室开展中医健康干预服务。60%以上的养老机构能够以不同形式为入住老年人提供中医药健康养老服务。具体做法包括:积极运用中医药理念、方法和技术,为老年人提供连续的保养身心、预防疾病、改善体质、诊疗疾病、增进健康的中医药健康管理服务和医疗服务。所有二级以上中医医院均应设置老年病科,增加老年病床数量,开设为老年人提供挂号、就医等便利服务的绿色通道,与养老机构开展不同形式的合作,为机构、社区和居家养老提供技术支持。基层医疗卫生机构要开展面向老年人的中医药健康管理、养生保健、康复、居家照护、健康教育等服务,应用中医药适宜技术,促进优质中医药资源向社区、家庭

---

① 参见《关于建立完善老年健康服务体系的指导意见》(国卫老龄〔2019〕61号)。
② 黄璐琦:《促进中医药健康养老服务发展》,《健康报》,2020年8月7日,第3版。

延伸辐射。鼓励基层医疗卫生机构与老年人家庭建立个性化中医药签约服务关系,开展上门诊视、健康查体、健康管理、养生保健等治未病服务。鼓励和支持公立中医医院通过特许经营等方式,以品牌、技术、人才、管理等优势资源与民政部门以及社会资本等开展合作,新建、托管、协作举办非营利性医养结合机构。支持有条件的养老机构开展中医药健康服务。养老机构内设的具备条件的医疗机构可作为中医医院收治老年人后期康复护理场所①。

2. 河北建设中医药健康养老基地,推动中医药健康养老服务业发展

2019年4月,河北省印发《河北省中医药健康养老基地建设实施方案》②,加快推动中医药健康养老服务业发展。要求按照"政府引导、行业指导、自主申报、择优创建、动态管理、稳步推进"的原则,遴选有基础、有特色、有优势的机构重点培育。方案明确了中医药健康养老基地建设基本标准,基地应为依托医疗机构或养老机构,突出中医药特色和优势,运用中医药理念、方法和技术,为老年人提供连续的托老养老、保养身心、预防疾病、改善体质、诊疗疾病、增进健康的中医药健康管理服务和医疗服务的实体机构。基地主体为医疗机构的,应为二级以上中医(含中西医结合)医院及中医药特色突出的综合医院,设有老年病科、中医治未病科、康复科等科室。内设养老机构编制养老床位80张以上,能够按照中医药技术操作规范开展8类以上中医药技术方法。基地主体为养老机构的,应为三星级及以上养老机构,编制养老床位100张以上。内设医疗机构配备执业医师不少于3名,其中至少有1名为中级及以上职称的中医执业医师。内设医疗机构应有老年病床,能够按照中医药技术操作规范开展6类以上中医药技术方法③。

3. 上海构建中西医结合公共卫生服务体系

上海市浦东新区作为"国家中医药发展综合改革试验区"及全国首批"治未病预防保健服务试点地区"之一,本着改革创新、先行先试的工作理念,按照"保基本、强基层、建机制"的基本原则,积极探索和实践中西医结合的公共卫生服务新模式。

2012年,上海市浦东新区发布《浦东新区人民政府办公室关于转发卫生

---

① 参见《关于进一步推进实施治未病健康工程的意见》(苏中医医政〔2018〕27号)。
② 参见《河北省中医药健康养老基地建设实施方案》(冀中医药〔2019〕6号)。
③ 《河北启动中医药健康养老基地建设,加快推动中医药健康养老服务业发展》,国家中医药管理局网站:http://www.satcm.gov.cn/xinxifabu/gedidongtai/2019-04-15/9551.html。

局、财政局浦东新区基本公共卫生服务项目和重大公共卫生服务项目实施方案的通知》[1]，中医预防保健服务正式纳入浦东新区基本公共卫生服务项目，匹配中医公共卫生服务经费3万元/万人，实现中医预防保健服务辖区内防病专业机构和医疗机构的全覆盖，共实施高血压健康管理等15项中医公共卫生服务项目（其中2项为国家项目）。同时建立系统性质控考核和成效评估机制，中医公共卫生绩效考核占中医条线总分值的45%。实践过程中，通过多措并举，将中医服务纳入基本公共卫生服务项目。包括：在疾控中心等防病专业机构设置"中医预防保健科"，制定工作规范并管理考核；在各级医疗机构的防保科中配备中西医结合预防保健专业人员，指导中医临床科室及社区卫生服务团队共同开展中西医结合的预防保健服务，针对社区的公卫医师、西医全科医师、乡村医生开展"非中医类别执业医师预防保健服务规范化培训"，考核合格者予以中医预防保健服务许可，信息化实施同步配套，开发中医健康档案与西医档案融合，从而形成"新区卫生计生委—防病专业机构—各医疗机构中医预防保健网底"三位一体组织管理架构和服务网络。

2012—2017年五年评估显示相关工作取得了明显成效。中医体质辨识：建立体质辨识档案710 175份，平和体质上升9.9%；高血压中医健康管理：完成随访161 724人次，血压控制率93.34%；糖尿病中医健康管理：完成中医随访65 769人次，血糖控制率84.94%；中医健康教育：中医知识知晓、健康行为养成率、基本技能掌握率分别较基线提升9.84%、7.6%和11.4%；养生保健机构卫生监督协管：共完成11 520家次养生保健服务机构、36 473人次服务人员的信息排摸、服务指导、整改追踪及信息报告工作，行业违规率下降了4.3%；中医孕前保健：共建立孕前体质辨识档案并进行中医药知识宣教8 126人次；中医孕期保健：共完成孕期体质辨识建档和中医随访干预41 046人次，孕期中医体质知晓率上升了10.29%；中医产后保健：共进行中医产后保健服务89 207人次；孕妇学校中医宣教：共完成孕妇学校中医宣教7 332课次，受众196 909人次；儿童体质辨识：共完成儿童体质辨识建档、中医干预和随访90 366人次，其中0—36月儿童中医药健康管理共完成114 091人次，健康管理率56.4%；学生近视中医预防保健：共开展中医耳穴贴压218 365人次，干预学生的视力和自评眼疲劳缓

---

[1] 参见《浦东新区人民政府办公室关于转发卫生局、财政局浦东新区基本公共卫生服务项目和重大公共卫生服务项目实施方案的通知》（浦府办〔2012〕29号）。

解率 19.19%;老年人轻度认知障碍的中医干预:中医随访干预指导 80 320 人次,有效改善轻度认知障碍老年人的健康状况,减缓病情发展;65 岁以上老年人中医体质辨识:完成中医体质辨识 702 187 人,健康管理率 45.48%[①]。

到 2020 年,当地已基本建立了中西医结合公共卫生服务体系,系统确立组织管理、服务网络、工作规范、服务流程、人员培养、质控考核、监测评估、投入保障、绩效分配的模式与机制,并成为卫生常规工作。

(三) 中医药特色小镇

《中医药文化建设"十三五"规划》明确提出要遴选以一批集中医药健康养生文化展示、体验、传播于一体的中医药健康养生文化体验基地。《中医药健康服务发展规划(2015—2020 年)》提出,要发展中医药健康旅游,利用中医药文化资源,建设一批中医药特色旅游城镇。《中医药发展战略规划纲要(2016—2030 年)》也积极鼓励打造一批特色鲜明、优势明显的中医药文化小镇。

随着国家政策的大力支持,以及各地中医药道地药材资源和中医文化资源的深度挖掘,再加上休闲旅游业态的开发,我国中医药特色小镇的建设速度也非常迅速。各地相继出台了建设中医药特色小镇的相关政策,中医药特色小镇不断涌现。

在众多中医药特色小镇中,以中药材特色小镇和中医药健康养生小镇为主。中药材特色小镇主要指中药材种植、加工、流通、销售,推进中药材全产业链标准化生产所形成的特色小镇[②]。中医药健康养生小镇主要指以健康为特色小镇开发的出发点和归宿点,借助丰富的中医药资源优势和得天独厚的中医药文化基础,以健康产业为核心,将健康、养生、养老、休闲、旅游等多功能融为一体,形成较好生态环境的特色小镇[③]。

当前,国内多省都在积极开展中医药特色小镇建设。如浙江是我国特色小镇的发源地,也是目前国内拥有中医药特色小镇最多的省。以磐安江南药镇和桐庐健康小镇为代表的中医药特色小镇(表 1-1)建设经验均具有示范意义。

---

① 《上海浦东新区:构建中西医结合公共卫生服务体系》,国家中医药管理局网站:http://www.satcm.gov.cn/xinxifabu/gedidongtai/2019-03-21/9355.html。
② 参见包淑悌、陈多长:《医药产业主导的特色小镇发展:以磐安江南药镇为例》,《浙江经济》,2016 年第 12 期。
③ 参见张慧:《河南中医药健康养生小镇建设中的文化内涵提升:以豫西百草园为例》,《中国中医药现代远程教育》,2018 年第 15 期。

表 1-1 我国部分中医药特色小镇一览表①

序号	特色小镇名单	特色产业
1	浙江磐安江南药镇	中药材产业
2	浙江淳安临岐中药材特色小镇	中药材产业
3	湖南邵东县廉桥镇中药特色小镇	中药材产业
4	湖北咸宁通城大坪乡中医药特色小镇	中药材产业
5	河南渑池县张村镇中药材特色小镇	中药材产业
6	甘肃陇西首阳中药材特色小镇	中药材产业
7	吉林通化县富江乡中药材特色小镇	中药材产业
8	浙江慈溪鸣鹤古镇中医药特色小镇	中医药养生+旅游
9	浙江桐庐健康小镇	健康产业+旅游产业
10	江苏泰州大泗中药养生小镇	中医药养生+旅游
11	江苏无锡江阴月城中医康养小镇	健康养生+旅游
12	湖南郴州苏仙区五盖山中医药康养特色小镇	养生+旅游
13	江西德兴中医药温泉文旅康养特色小镇	中医药养生
14	安徽六安霍山县石斛小镇	中医药养生
15	福建连城县中医药健康特色小镇	健康养生+旅游
16	海南三亚海棠湾上工谷中医药国际健康旅游小镇	中医药+健康+旅游
17	河北任丘中医文化小镇	中医文化
18	河北易县蔡家峪中医药文化旅游小镇	中医药文化
19	云南昆明宜良县中医康养特色小镇	中医康养文化
20	贵州遵义正安县中医药康养文化特色小镇	生物资源+自然资源
21	广东从化岭南国医小镇	中医药文化

1. 桐庐健康小镇

创建于 2015 年的桐庐健康小镇,是浙江最早从事健康产业的特色小镇。小镇紧邻大奇山国家森林公园,是桐庐富春山健康城的核心区域,三面环山、一面临江,富春江、分水江穿境而过,瑶琳仙境、桐庐山、严子陵钓台等景点资源丰富。

---

① 参见田娟、高山、宋宝香:《我国中医药特色小镇建设比较研究》,《云南农业大学学报(社会科学)》,2020 年第 1 期。

2015—2017年期间,小镇固定资产投入由11.11亿元增至70亿元,累计产出50亿元,税收由0.97亿元增至6.8亿元,旅游人数由90万人次增至180万人次。2018年,小镇被评为3A级旅游景区①。

整个区域生态资源得天独厚,森林覆盖率超过80%,PM2.5浓度年均低于35微克每立方米。小镇依托优良的生态环境、历史悠久的"桐君"国药文化以及扎实的健康产业基础,围绕健康养生、生命科学、中医药保健、体育旅游休闲四大特色产业,以健康养生(养老)产业、健康旅游、健康管理等项目为载体,促进产业融合、产城融合和城乡融合,打造宜居、宜业、宜养、宜游的健康服务业聚集区②。

2. 磐安江南药镇

同样创建于2015年的磐安江南药镇是浙江省唯一以中药材产业为依托的首批特色小镇。小镇位于磐安县新渥镇境内,磐安盛产以"白术、元胡、玄参、白芍、玉竹"为代表的磐五味,中药"浙八味"中的白术、元胡、浙贝母等五味道地药材更盛产于此。"浙八味"药材市场,是华东的中药材主要集散地,药材销往全国各地,并出口到韩国、日本等国家和地区。

2015—2018年,市场年交易额由15.5亿元增至20亿元,药农户均收入由3.1万元增至5.4万元。目前小镇设有科技信息区、中医药文化展示区、中药材交易区和综合服务区,涵盖中药材种植基地建设、中药材精深加工、中药材市场商贸流通等7大类项目。小镇依托丰富的中药材资源,以"江南药镇"建设为平台,从资源优势向产业和经济优势转变,从中药材种植业向第一、二、三产业融合发展,打造集"秀丽山水、人文景观、生态休闲、旅游度假、康体养生"于一体的特色小镇。2018年12月,小镇被评为3A级旅游景区,旅游人数突破67.1万人次。此外,中药材种植加工、旅游养生、健康服务等多产业融合,逐步形成大健康产业一体化发展。至2018年底,产业总值将近70亿元③。

尽管各地中医药特色小镇的类型、特色产业、建设模式、运营思路、产业融合、政策保障等情况各有不同,但都具有高度相似点,包括:具有丰富的天然资源优势;通过中医药博物馆、中医药主题博览会等充分凸显中医药文化元素;聚集多方智囊,制定详细科学的规划,政府、企业、市场三方互助融合,基本按照政

---

① 参见田娟、高山、宋宝香:《我国中医药特色小镇建设比较研究》,《云南农业大学学报(社会科学)》,2020年第1期。
② 《桐庐健康小镇:离尘不离城的养生圣地》,《中国改革报》,2016年3月1日,第5版。
③ 参见田娟、高山、宋宝香:《我国中医药特色小镇建设比较研究》,《云南农业大学学报(社会科学)》,2020年第1期。

府引导、企业主体、市场运作的原则推动。

四、打造经典文创产品,提升中医药产业链水平

文化创意产业是一种在全球化、现代化、信息科技化、人文知识化的社会背景下所建构起来的新产业,目前方兴未艾。中医药文化创意产业主要指中医药产业与文化创意产业相融合,汲取中医药文化精华,通过对传统中医药文化元素进行创意加工形成的新的中医药文化元素,并通过新的科技创新手段,使新的中医药文化元素发挥创造出新的经济价值和文化价值的产业[①]。社会大众的衣、食、住、行、游等方方面面已离不开文创市场,例如北京"798创意园"、上海"新天地"、河北"唐山宴"、故宫文创等都已经成为具有影响力的知名品牌。

近年来,各地结合自身中医药文化资源和特色开发中医药文化创意产业,取得了诸多成绩。以福建省为例,福建中医药文化资源丰富,在中医药文化创意产业开发上进行了有益探索。通过企业自建、联建或与高校、科研院所共建等方式,建设成了初具规模的中医药文化创意产业园。"2012年,尤溪县人民政府启动'尤溪县中医药文化创意产业园'项目,该项目是以福建中医药大学为支撑,将在产业园内建立中医药种植生产基地、生物医药加工基地,治疗康复保健中心、疗养休闲中心、研发培训中心为一体的多功能区域。2013年,位于漳浦的海峡两岸中药现代(福建)产业园重点建设两岸药用植物园示范区、两岸药材集散中心、两岸现代生命科技园、中医药文化体验园等。由万好国际与福建中医药大学合作共建的中医药文化创意博览园于2014年9月隆重开放,作为全国首座中医药文化创意博览园,万好药博园将中医养生文化深度融入了人文居住环境,是真正实现了社区化健康管理的理想住所。园区以纯药用植物打造景观,囊括800种中医药植物,实现了生态景观与文化内涵、药用植物与园林建筑的完美结合,是一本现代版的《本草纲目》。厦门海沧青礁慈济宫作为奉祀北宋名医吴真人(保生大帝)的庙宇,历史悠久,在闽台两岸有着深厚的中医文化渊源。青礁慈济宫内有全国首创的室内外展示相结合的中医药博物馆,室内馆主要展示中医药文化、历史及中草药标本等。室外有440米长的中医长廊,让游客感受中医药文化。作为博物馆的配套项目,博物馆内设慈济保生堂中医门诊部,该门诊部借助

[①] 参见陈小平:《地域中医药文化创意产业发展研究》,湖南中医药大学博士学位论文,2013年。

天津中医药大学第一附属医院的医资力量,打造有特色疗效的针灸、内科、推拿等中医项目,将慈济保生堂打造成一家服务两岸的特色中医门诊部。"[1]

在中医药文创整体产业链中,最基础、最关键也是最难的一环是经典中医药文创产品的设计。随着经济社会的发展,中医药文创产品已逐渐融入日常生活。国家也非常期待更多更优秀的文创作品出现,在促进中医药文化传播的同时,推动中医药文创产业全面发展。2019年,中医中药中国行组委会组织开展了首届"全国中医药文创产品设计赛",并取得圆满成功。该赛事吸引了来自中医药行业内外的广泛关注和踊跃参与,共收到近500件(含系列)中医药文创作品。经过全国各省级中医药管理部门、学会的推荐及专家初评,目前共有155件作品入围(其中实物类91件、设计稿类64件)。据了解,中医药文创产品设计大赛的评选标准包括5个方面:一是文化性(巧妙结合中医药哲学思想、养生理念,具有中国传统文化内涵、拥有中医药文化印记、元素等,占比30%);二是创新性(文创设计产品在构思、设计方面的新颖度、创新性,占比25%);三是设计性(以多种设计形式呈现,具有美观大方、设计巧妙、时尚性强等特点,占比20%);四是实用性(具有较强的实用性,贴近百姓的日常生活,占比20%);五是可操作性(设计产品易于生产制作,方便制作成实物且容易操作,占比5%)[2]。

参考国内中医药文创产品的设计思路、理念、模式,以及业界相关研究来看,当前最重要的是从挖掘中医药原始创意要素、复兴中医药老字号品牌活力、赋予典型文创产品的中医药健康养生功能等方面做进一步努力。

(一)挖掘中医药原始创意要素

文创产品,即文化创意产品,是指文化创意产业在生产过程中产出的任何制品或是制品的组合。从产品最终形态来看,文化创意产品包含两个相互依存的部分:文化创意内容与硬件载体[3]。其设计的理念以及所呈现的特性大致表现为:文化知识性,透过产品了解相关文化历史知识;抽象性,通过切身体验了解产品文化内涵;独特性,具有独一无二的特点;价值性,依靠创新设计和文化内涵满足物质需求的同时满足精神需求;故事性,产品背后蕴藏着生动的故事;美观

---

[1] 参见曾真、金浪、魏鸣熙:《福建中医药文化创意产业发展策略探析》,《中医药导报》,2017年第10期。
[2] 《首届"全国中医药文创产品设计大赛"网络投票开始啦》,国家中医药管理局网站:http://www.satcm.gov.cn/hudongjiaoliu/guanfangweixin/2019-11-20/11879.html。
[3] 参见魏鹏举:《文化创意产品的属性与特性》,《文化月刊》,2010年第10期。

性,产品的设计追求美学欣赏。其设计模式大致包括叙述性设计、情境故事设计、比喻式设计、仿生设计①。可见,可以将中医药文创产品理解为,对中医药所具有的文化底蕴和精神内涵进行创意产品化设计,将概念性的内容转化为具有积极价值、能够满足人们物质文化需要的消费型产品。通过这样一种转化,可以使对中医药文化了解较少的群体,在进行文化产品消费的同时能够潜移默化地接受产品所内含的理念和文化。

但是,不管中医药文化创意产品如何设计,都离不开最基础的创意元素。最具特色、权威且富有中医药传统文化的创意元素从何处来？有研究认为,中医药经典典籍如《黄帝内经》《神农本草经》《本草纲目》等中的语义元素和视觉元素是大众最能接受也是最具价值的。例如《黄帝内经》是我国现存最早的一部医学经典巨著,包括《灵枢》《素问》两部分。《黄帝内经》不但是中医理论经典和养生宝典,还包括了大量天文、历史、地理、宗教等多种学科知识,是一部围绕生命而展开的医药学百科全书。该书"上穷天纪,下极地理,远取诸物,近取诸身,更相问难",被奉为医之始祖,对于当今医学、文化、生态、哲学,都具有极大的科学价值②。《神农本草经》是我国现存第一部药物学专著,具有极高的学术价值,对后世医学用药规范具有重要参考价值。《本草纲目》是我国古代药学历史上包含内容最为丰富的代表作,内容广博却不烦琐,详尽而又有要点,被世人誉为"东方药物巨典"。类似这些中医药典籍,不管是传统医学治病和养生方法,还是贯穿其中的医学哲学思想,都值得后人去细细品味和深层挖掘。从文创的角度来看,其中的视觉元素和语义元素无疑是最原始的创意要素。

从视觉元素方面来看,中医药文化中的许多颜色、符号都具有独特的代表意义,将其应用到产品设计中,可以很好地传达产品的医药文化内涵和意境。例如卦象、阴阳、五行、太极等符号,古代各种医学图形,如脏腑图形、经络学说的针灸图、脉象学说的脉象图等。中国传统医学的图示符号内涵很多,古人通过象形、会意、抽象、整合等手段,创造出丰富多样的中医图形符号,例如水银、石灰、酒精、雄黄等。此外,还有记载医药药方、病理、异事、民俗、天文、历法、气象等符号。总之,中医药典籍里许多直观的视觉元素,如动植物的造型及典籍的排版方式等都可以作为文创产品创意转化的灵感来源,中医药典籍里的诸多具象元素

---

① 参见鲍枫:《中国文化创意产业集群发展研究》,吉林大学博士学位论文,2013年。
② 参见王庆其、周国琪主编:《黄帝内经百年研究大成》,上海科学技术出版社,2018年。

形、色、质经过加工组合,都可作为文化创意的来源。

在语义元素方面,中医药典籍中的抽象文化语义内容也非常丰富,例如"天人合一"整体观、阴阳五行学说、气理论、情志说等。尽管这些语义元素比较抽象,但可以通过象征、比拟、谐音等方法将无形的文化概念、寓意思想应用到具体的产品设计上,满足消费者需求。例如市场上的四季花茶包装设计,其整体设计风格清新,创作题材来源于中医养生说的四季,其产品颜色有明显的四季区分,包装的字体排版也是采用中国传统字体排版方式,在图形创作上采用了时下最为流行的创作手法——手绘插画法,整体给人带来身心的愉悦感[①]。

当然,中医典籍中语义和视觉等要素的提取以及赋予产品的设计,并不是简单的加工过程。各种中医药文化要素提取和运用能否顺利成功,还需要从人文、历史、科学、民俗等层面进行分析,并对其进行符合中华民族独特宇宙观、自然观、生命观和生活观的现实转换,使其适应当下快速发展社会节奏的同时,帮助人们体验传统文化的魅力。

(二)焕发新活力的中医药老字号

老字号是中华文明造就的一道亮丽风景线,从其产生、发展到成熟和走向鼎盛,向我们昭示了传统文化内在的魅力和历久弥新的生命力。然而,老字号企业如日中天的时代已经一去不返。有研究指出,在全国驰名商标企业中,老字号企业还不到10%。包括一些知名老字号在内的绝大部分老字号企业惨淡经营、举步维艰,目前有品牌活力、有规模效益的仅占10%,勉强维持现状的约占70%,约20%长期亏损、面临破产。如始创于1651年,声名显赫、享誉350多年的"王麻子剪刀"便在2003年破产[②]。

尽管如此,作为中华老字号形象代表和品牌象征的中医药老字号,却仍然一枝独秀,面临"品牌拓展空间大、市场需求旺、资源优势突出、市场竞争机会多"等优势,凸显出其独特的文化和经济价值,对未来中华老字号的发展趋势具有引领作用。如建于1669年的北京同仁堂于2006年列入国家第一批非物质文化遗产保护名录,截至2010年底,已在16个国家和地区开办47家同仁堂药店,产品出口至50多个国家和地区,国内外开设中医门诊和重要零售终端1 439家。2010

---

① 参见宗科丽:《中医药经典典籍向文创产品转化的研究》,安徽大学硕士学位论文,2017年。
② 参见王成荣:《中国老字号的历史传承与品牌创新》,《时代经贸》,2006年第4期。

年,中国品牌研究院公布的"首届中华老字号品牌价值百强榜"中,中医药老字号中有同仁堂、云南白药、王老吉、雷允上、片仔癀、马应龙、胡庆余堂、潘高寿、广誉远、安泰堂、德仁堂等31家,成为百强中华老字号最多的行业,同仁堂以29.55亿元的品牌价拔得头筹,名列百强之首①。

中国邮政于2010年11月20日发行"中医药堂"特种邮票1套4枚,分别展示了北京同仁堂、杭州胡庆余堂、苏州雷允上、广东陈李济等4家老字号,它们成了众多中医药堂中的佼佼者,是大家公认的最有名的中医药堂,被列入国家级非物质文化遗产名录。邮票设计师李晨以写真的技法,表现出中医药堂的药用器具,以及后柜加工炮制和制药过程。其中,"同仁堂"邮票的主图为制药器具(铁药碾)、针灸铜人像和老中医在店堂里为患者切脉看病时的场景,上面为"同仁堂"牌匾,背景为"同仁堂"店铺外景。整套邮票中展示了多种传统中药器具:金铲银锅(胡庆余堂镇馆之宝)、铜杵臼、铁药碾、煎药罐、药罐、戥秤、乳钵以及泛制丸药等器具,邮票画面上还出现了胡庆余堂药品包装广告纸、雷允上中药、陈李济堂吹制传统蜡壳技艺等②。这些传统中医药器具和中医坐堂的画面,充分展现了中医药传统文化源远流长的历史。再如著有"江南药王"之称的胡庆余堂。"北有同仁堂,南有胡庆堂"是民间对其的美誉,由此可见胡庆余堂的知名度。胡庆余堂中药博物馆是我国唯一的一家国家级中药专业博物馆,它地处杭州历史文化街区清河坊,在杭州古建筑群的基础上创建而成,每年前来参观的人不计其数。胡庆余堂中药博物馆作为国家重点文物保护单位,向参观者展示着丰富的中医药文化知识。在博物馆内,有诸多具有教育意义和纪念价值的文创产品,例如印有"胡庆余堂"字样的香囊,印有"胡庆余堂"古建筑照片的明信片、扑克牌、信封等③。

中医药老字号对中华优秀传统文化的传承和保护做出过重要贡献。由于其本身所具有的特色和优势,在多元开发中医药文创产业的过程中,特别符合文创产品所追求的品牌效应、销售策略、文化延伸等。老字号中医药堂的文化传承就是非常具有代表性的案例。

作为我国优秀传统文化的重要载体,中医药老字号也是我国医药卫生体系

---

① 参见程志立、万芳、刘剑锋等:《中医药老字号面临的机遇、挑战及未来趋势》,《亚太传统医药》,2016年第15期。
② 顾掌生:《医圣张仲景与中医药堂》,《中国中医药报》,2020年5月6日,第8版。
③ 参见李洋:《北京御生堂中医药博物馆文创产品设计研究》,北京印刷学院硕士学位论文,2018年。

的特色优势与活化石。尽管老字号具有独特优势,但也同样面临着市场变革、消费观念升级等带来的压力,需要在新时代焕发新的活力。有研究着重从中医药老字号现状分析、相关政策现状研究、相关政策实施现状、政策需求分析等方面对108家中医药老字号企业进行了深入调查。最终认为,要想保持时代发展环境下的中医药老字号新活力,除了国家政策上的倾斜扶持以外,必须要从中医药传统认知理论与经营模式中汲取养分,构建不同于现行游戏规则的标准评价体系与产业经营模式,从而开拓创新,涅槃重生[①]。

关于中医药老字号文创产品的品牌设计、形象升级,也有一些非常成功的案例。例如,有研究对云南中医药文化典型代表的云南老字号品牌——"福林堂"进行了专门研究。该研究以云南老字号品牌"福林堂"形象升级设计为论点,以品牌形象理论和学术文献资料为论据,结合云南老字号品牌"福林堂"现有的设计形象问题,从视觉传达设计专业视角出发,进行一系列品牌形象设计论述,如:标志形象、广告形象、包装形象等的升级设计,设计出适应当今品牌发展需要的形象,从而实现不但有利于传承云南老字号、保护云南特有中医药文化,还有利于实现品牌形象年轻化、为品牌发展注入活力与动力,重塑新的品牌形象,吸引更多消费者,复兴"福林堂"品牌的目标[②]。

(三)赋予典型文创产品的中医药健康养生功能

随着中医药战略地位的逐渐上升,中医药文创产业面临有史以来最佳发展环境,在文化创新与市场化战略的机遇与挑战下,中医药企业市场化战略定位的发展、文创+中医药健康产业商业模式的改革、中医药文化"美感"与亲和力的提升等,都需要充分发挥中医药文创的独特优势。

然在,在越来越多的文创产品呈现的同时,也带来了单一同质、模仿复制等现象。在开发创新全新中医药文创产品的同时,对既有典型文创产品进行融合展开设计,将中医药健康养生文化赋予其中,也不失为一种模式的创新。

例如,相比较于其他中医药产品,中医药艾草文化及其相应产品已经更为广泛地融入大众生活,如何促使中医药艾草文化向中医药文创产品升级、转化具有挑战性。有研究指出,进一步围绕艾草的医药功效与传统元素的融合展开设计,

---

① 参见鄢锴灵:《中医药老字号及相关政策现状研究》,北京中医药大学硕士学位论文,2019年。
② 参见吴玉涛:《云南老字号品牌"福林堂"形象升级设计研究》,云南师范大学硕士学位论文,2018年。

仍然大有市场。"将中国传统文化中的水墨花鸟画元素、十二生肖属相元素以及粉彩瓷器元素与艾草的疗养功效有机地结合到一起来设计中医药文创产品。首先,对艾草养生文化创意产品进行了定位分析,充分地考虑到影响中医药艾草养生文化创意产品需求的各类因素,接着,观察了解最适合消费者消费心理以及消费习惯的文创产品,然后,细分了艾草养生文创产品的受众人群,并分析消费者的购买心理以及购买行为,再结合受众的实际需求,探究了中医药艾草养生文创产品的研发设计和推广方式,最后,围绕艾草的药效能,设计出了三套艾草养生类文创产品,主要设计内容包括:水墨花鸟四季艾香,以艾草为主要香料,再根据四季气候环境变化的需要,搭配其他辅料制成,外观设计以中国水墨画元素为灵感;十二生肖艾草挂件,这里的十二个挂件分别文有不同的生肖属相,注重生肖造型的艺术性与审美特性,分别有鼠、牛、虎、兔、龙、蛇、马、羊、猴、鸡、狗、猪,每一个属相的形象都由传统元素提炼设计而来,填充艾绒,兼具实用与美观的特性,便于携带和收藏;粉彩百鹿吉祥腕枕,填充艾绒,结合传统瓷器文化元素,提升腕枕的审美性和价值底蕴。"[①]

[①] 参见赵倩:《中医药艾草养生文化向文化创意产品转化的研究》,安徽大学硕士学位论文,2017年。

第二章
博大精深的中医药文化宣传推广

习近平总书记指出,中医药学是中华文明的瑰宝,也是打开中华文明宝库的钥匙,是中华优秀传统文化的载体,为人类健康做出了重要贡献,成为促进东西方贸易和文化交流的重要纽带,为促进人类健康、改善全球卫生治理做出重大贡献。要将中医药宝库保护好、传承好、发展好,坚持古为今用,努力实现中医药健康养生文化的创造性转化、创新性发展,使之与现代健康理念相融相通,服务于人民健康。中医药文化的推广普及工作,是从源头上推动中医药知识及中医药文化理念深入基层、融合现代生活的重要举措。

"十三五"中医药发展规划中强调要高度重视中医药文化建设,立足中医药文化资源优势,加大中医药文化知识普及与推广力度,不仅要把中医药文化知识作为预防疾病、养生保健的科普知识,更要把传播中医药文化知识作为弘扬中华优秀传统文化、培育和践行社会主义核心价值观的重要内容,明确使命责任,高度重视,认真组织,全力推进。

2019年全国中医药大会,对中医药的战略定位更达到了前所未有的高度,将促进中医药传承创新发展,视为新时代中国特色社会主义事业的重要内容和中华民族伟大复兴进程中的大事。让老百姓走近中医,了解中医;让世界了解中国优秀文化,中医药文化的普及与推广任重而道远。"传承中医国粹、传播优秀文化、共享健康和谐"是新时代每一个中医药工作者义不容辞的责任和担当。近年来,在党和政府的指导下,在全社会的共同努力下,中医药文化的普及与推广工作可谓百花齐放,在传播内容、形式、渠道、对象、规律等方面取得了创造性的发展成就。

一、中医药文化纳入中小学基础教育

《中医药发展战略规划纲要(2016—2030年)》要求,在2030年前将中医药基础知识纳入中小学课程。《中共中央 国务院关于促进中医药传承创新发展的意见》要求把中医药文化贯穿国民教育始终,中小学进一步丰富中医药文化教育,使中医药成为群众促进健康的文化自觉。

为了更好地推进中医药文化宣传工作,应把中医药文化宣传教育摆在一个更加重要的位置,并针对小学、初中、高中各个教育阶段的不同特点,将中医药文化知识由浅至深进行有序融入,努力使中医药文化知识作为中华优秀传统文化的重要内容,有目的、有计划地融入中小学教育的各个阶段,使广大中小学生能够从小了解中医药文化,并持续不断地接受中医药文化知识教育和熏陶,让中医药文化在广大青少年学生成长中起到积极作用,并力争吸引更多青少年学生从小立下学习中医的志向,为中医药发展创造人才储备。

(一)中医药文化进中小学

从目前全国中医药文化进中小学的情况来看,开展较为活跃的地区包括浙江、北京、上海、广东、天津、江西、河北、甘肃、山西等省市。

2016年,浙江在省中医药管理局、省教育厅和省财政厅等共同组织下,开展了"中医药文化知识纳入中小学地方课程"的项目工程。2017年9月开始,适用于中小学五年级学生的"中医药与健康"进入全省小学五年级课程,涵盖全省6700多所小学,近60万名学生学习中医药知识[1]。浙江成为全国第一个把中医药知识列入中小学地方必修课的省份[2]。

2019年10月全国中医药大会以来,中医药文化进校园的活动发展更为迅速,已经深入普及到各地基层。校园中医药文化角的建设发挥了重要的平台作用,在传播的基础设施、传播内容、传播手段、功能设计等方面能够符合中小学学生的认知特点。

---

[1] 毛嘉陵主编:《中医文化蓝皮书》之《中国中医药文化发展报告(2020)》,社会科学文献出版社,2019年,第78页。

[2] 章关春、栗征、于伟:《"浙江办了一件具有开创意义的事"》,《中国中医药报》,2017年4月10日,第1版。

北京市开展中医药文化进小学活动已有10余年。有100所中小学参与中医药文化进校园活动,占全部中小学的5%①。2018年以来,北京市海淀区在推进"中医药文化进校园"项目过程中,着重开展"五个一"工程:设一门中医药文化课程,种植一个百草园,打造一个中医药文化图书角,组织一次中医药文化体验之旅,培养一支传播中医药文化的师资队伍。人大附中实验小学等7所学校陆续开辟了大小规模不同的百草园,"学生们可以在校园里种植中草药,在课堂上学到有趣的中医药知识。夏天,还可以自己动手做一个酸甜的山楂丸或配制一款驱蚊避暑的小香水"②。

2020年,国家中医药管理局办公室在山西省五寨县16所中小学校开展了以"普及中医药知识,传承中华优秀传统文化"为主题的"校园中医药文化角建设"专项工作,实现五寨县中小学校中医药文化进校园全覆盖,旨在帮助中小学生养成良好的健康意识和生活习惯,激发中小学生对包括中医药文化在内的中华传统文化的自信心,进一步拓展中医药文化进校园的模式、路径。在该专项工作实施过程中,五寨县的16所(包括县级9所、乡镇级7所)中小学校完成了中医药文化角的建设。建设过程中,充分考虑到不同年龄学生需求,打造了"示范性中医药文化活动室3个、标准型中医药文化活动室7个、简便型中医药文化图书角6个,同时为各中小学赠送了丰富的中医药互动体验设备和宣传资料,如VR野外中草药采摘展示系统、新型中药固化标本、中药香囊制作包、中医药系列科普图书、中医药主题特色海报、中医药宣传纪念品等"③。校园文化角的普及,对于全面推动中医药文化进校园工程,带动更多孩子继承和弘扬中华优秀传统文化具有重要意义。

甘肃省在岐黄故里庆阳市、羲皇故里天水市和千年药乡的陇西县中小学以及民乐县中小学都开展了中医药文化教育工作。例如,陇西县委、县政府高度重视国学教育,2017年引入中华德慧智国学教育,此后又引入中华德慧智生命与健康系列教材《中医药文化与健康》,让学生在国学教育的基础上学习中医药文化。河北省集中在石家庄、保定、邯郸等地开展相关工作。石家庄市发布《石家

---

① 毛嘉陵主编:《中医文化蓝皮书》之《中国中医药文化发展报告(2020)》,社会科学文献出版社,2019年,第78页。
② 江楠:《海淀区中医药文化进校园:7所学校开辟百草园 帮助学生学习》,《北京日报》,2018年4月18日,第8版。
③ 张梦雪:《山西五寨:中医药文化进校园中小学全覆盖》,《中国中医药报》,2020年11月4日,第1版。

庄市中医药文化进校园活动试点实施方案》,在 15 所学校开始试点。河北省安国市在 94 所中小学开展中医药文化实践活动的同时,还编写了《药都安国》《中医药文化知识系列读本》等文化读物和教材。上海市编写了《中小学生中医科科普读物》,创建中医药科普体验项目。广东省以地方教材建设为核心,针对项目式学习手册、中医药文化主题研学旅行、师生健康沙龙、中医药校园工作坊、中医经络体操和专家讲坛 6 个项目,在 30 所中小学进行试点。天津市编写了《中医药文化精选读本》(小学版、中学版),开展了中医药知识校园宣讲、中医养生保健讲座、中医药诗词音乐朗诵会、中医药文化主题夏令营等多项中医药文化推广活动。江西省探索实践了"请进来""送出去"的进校园双向模式,编写了《小学生学中医药》《初中生学中医药》教材①。

(二)中医药文化教材读物

博大精深的中医药文化不单单是医学知识,还蕴涵深厚的传统文化和哲学思想。例如,在"药食同源"方面,能够体验老祖宗的生活智慧;在"整体观念"方面,可以培养辩证客观的思维;在"治未病"方面,可以引导养成健康的生活习惯。这些中华优秀传统文化和思想完全可以生动体现在中小学教材中。

从目前出版的教材、读物来看,主要是将中医药文化和知识与中小学生的年龄知识结构和生活习惯相结合,具有科学性和通俗性。随着中医药文化进校园活动的深入开展,此类教材和读物越来越丰富(表 2-1)。

表 2-1 中医药文化相关教材或读物一览表②

学段	书 名	出版年份	作 者	出 版 社
小学	《青少年中医药文化知识普及读本(小学版)》	2009 年	北京市中医管理局、北京市教育委员会	北京出版社
	《中医药文化与我们的健康(少儿版)》	2012 年	北京教育科学研究院、北京青少年科技创新学院	北京出版社
	《中医中药少儿读本》《中医名医少儿读本》	2011 年	毛春燕	军事医学科学出版社

① 毛嘉陵主编:《中医文化蓝皮书》之《中国中医药文化发展报告(2020)》,社会科学文献出版社,2019 年,第 80—81 页。
② 闫兴丽、王曼宇:《全国中医药文化进中小学的现状与分析》,参见毛嘉陵主编:《中医文化蓝皮书》之《中国中医药文化发展报告(2020)》,社会科学文献出版社,2019 年,第 77—97 页。

续　表

学段	书　名	出版年份	作　者	出　版　社
小学	《中医药与健康》	2017年	浙江省中医药管理局	浙江科学技术出版社
	《小学生学中医药》	2017年	刘红宁、陈明人	江西科学技术出版社
	小学生中医药传统文化教育系列		陈凯先	上海科学技术出版社 上海教育出版社
中学	《初中生学中医药》	2017年	刘红宁、陈明人	江西科学技术出版社
	"读故事知中医·中学生读本"丛书	2017年	何清湖	中国中医药出版社
	《中学生中医手法保健》	2017年	马淑然、常学礼	中国医药科技出版社
	《人间食话》	2019年	王长敧、张琳	中国中医药出版社
中小学	《中小学生中医药科普读物》	2014年	胡鸿毅	复旦大学出版社
	《中医药文化》系列教材	2017年	朱建平	上海科学技术出版社
	《中医药文化与健康》中华德慧智生命与健康系列教材	2018年	熊春锦、张其成	中国中医药出版社
	《中医药文化进校园普及读本》	2018年	翟双庆、李骥	人民卫生出版社
	《青少年中医治未病》	2018年	谢胜	广西民族出版社
	《中医药文化精选读本》	2019年	张伯礼、王建国	中国医药科技出版社
	《全国中小学中医药文化知识读本》	2020年	王琦、孙光荣	中国中医药出版社

中医药文化进校园最需要的就是适宜的内容载体。2020年6月，在中央宣传部的支持下，由中国中医药出版社组织编写、国医大师王琦和孙光荣担任主编的《全国中小学中医药文化知识读本》发行。该读本是"中华优秀传统文化传承发展工程"8个入选项目中，唯一的一个与中医药文化传播普及有关的出版项目。读本分小学版和中学版两个版本，分别设上册和下册，共4册，每册18学时。在内容表现形式上，充分考虑到中小学生的年龄特点和阅读习惯，小学生读本注重故事的趣味性，知识点偏于直观、感性。中学生读本更注重知识的系统性，为能力培养奠定基础。书中配有大量插图，以求图文并茂，生动活泼，增加趣味性、可读性。

关于这套教材的初衷，张伯礼院士在为教材所作的序中就开宗明义道出：

"中医药文化进校园的目的不是为了培养小中医,而是了解中医基本观念,掌握一些养生保健知识。把人与自然和谐、尊重自然、敬畏自然、适应自然的理念传递给学生。"①相信这套教材可以让更多青少年了解、走进中医药,进一步感受中国优秀传统文化,增强青少年的文化自信和文化自觉。

(三)中医药高等院校播撒中医药种子

在中小学阶段开展中医药文化知识教育,并不是为了给学生灌输医学知识、培养"小郎中",而是从小培养其健康生活的理念,并通过学生们把中医药的科学价值与精神传递给每一户家庭,建议家长和学生一起学习,共同进步,提高家庭乃至整个社会的健康素养。同时,对于增强青少年的民族自信心和自豪感也有很深远的意义。

在向中小学生播撒中医药种子工作上,中医药高等院校具有天然的优势,以上海中医药大学和北京中医药大学为例:

上海中医药大学在点亮中小学生中医药兴趣方面:一是编撰国内第一套中小学中医药科普系列读本——"中医药进校园系列科普读物"(丛书、微课程、儿童读物),共有8册,对初中生则用浅显的文言文介绍行之有效的保健、养生知识等,高中阶段则加强中医药与中华传统文明的结合,重点讲述中医药的科学性和中华传统文化价值。无论丛书还是微课程,都立足青少年认知规律,有着很强的科普性,通俗易懂。内容涵盖中医经络、中医诊断、中医推拿、药用植物、《黄帝内经》、四季保健、中医药历史典故、中医名家故事等丰富内容,既有现代医学的科学认识,也有传统中医药的观点和解决方法,同时从实用角度出发,增加青少年脊柱健康、儿童牙齿、视力等保健内容,青少年较常见的各类健康问题都能在书中了解一二。读本获2018年上海市科普贡献奖一等奖②。二是搭建国内首个面向中小学生的中医药慕课科普平台。通过"互联网+"扩大中医药科普的覆盖范围和影响力,建立中医药慕课科普平台,如今已有10多万名青少年注册学习。三是开办"小小推拿师""中医功法"等不同主题的夏令营活动,让孩子们通过"做中学"感受中医药的魅力。四是建立面向中学生的中医药实践工作站,在寒暑假,选拔优秀中学生进入工作站,体验中医药创新实验课程,增强学生对传统中

---

① 李娜:《〈全国中小学中医药文化知识读本〉发行》,《中国中医药报》,2020年7月16日,第1版。
② 陶婷婷:《向中小学生播撒中医药种子 上海中医药大学系列科普读物荣获市科学技术普及一等奖》,《上海科技报》,2020年5月27日,第7版。

医药的兴趣和现代技术的理解。

在完善中医药进入中小学教育工作机制方面：一是建设中小学示范基地，已建立10家中小学示范基地。二是搭建中医药科普体验项目，为了让学生们亲身感知中药植物培育、生长、采集、收藏的全过程，已与20多所中小学建立合作项目，先后创建8所中药百草园特色示范性基地、6个中医药标本陈列室、2个中医药科技实验室，组织了5个由大学教授组成的科普专家团队和50多名教师与研究生组成的科普宣讲团，向中小学生讲授中医药知识和文化。三是在全国率先创建涵盖小学、初中、高中基础教育各阶段的中医药特色学校平台体系。目前，上海中医药大学已与闵行区共建上海中医药大学附属浦江高级中学、闵行区蔷薇小学、上海市晶城初中，共同推进中医药文化进校园、中医药课程进课堂，形成高校对基础教育的专业支持，全面实现医教研共促共赢的良好局面。

在启迪智慧、传承中华传统文化方面，上海中医药大学也与相关单位共同协作，结合当下人们对健康和传统文化的兴趣需求，培养孩子从小建立起正确的生活习惯和方式，以及对中国传统文化的兴趣。在学习中，教会学生给父母按摩洗脚，给父母制作养生膳食，为亲人推拿等，通过知中医历史、弘传统文化、树养生观念、学保健技能，让学子重拾中华传统文化中的人文关怀。

北京中医药大学承担了"中医药优秀传统文化普及宣传专题——中小学普及中医药知识读本专项"科研项目，参与国家中医药发展综合改革试验区东城区建设的顶层设计工作，完成了"四个一"专题项目："一经一书一园一操"，即《中医启蒙三字经》《青少年中医药文化知识普及读本》和中小学校药用植物百草园、中华传统健身操。2011年11月，北京中医药大学与北京宏志中学合作创办"中医药杏林高中实验班"，是全国首个中医药高中实验班。2018年9月，北京中医药大学参与"北京市高校、教科研部门支持中小学发展项目"，依托北京中医药大学良乡校区天然的地理资源优势，在房山区中小学打造中医药文化进校园特色活动[①]。

二、中医药文化国家宣传推广平台

党的十八大以来，以习近平同志为核心的党中央把中医药振兴发展摆到更

---

① 毛嘉陵主编：《中医文化蓝皮书》之《中国中医药文化发展报告（2020）》，社会科学文献出版社，2019年，第79页。

加重要的位置,中医药传承创新发展驶入了快车道。实施中医药文化传播行动,贯彻落实习近平总书记关于中医药工作重要指示精神,是落实《中共中央国务院关于促进中医药传承创新发展的意见》和全国中医药大会精神的重要举措,是充分发挥好中医药在维护人民健康、促进经济社会发展方面重要作用的关键步骤。

为了全面推动中医药健康文化传播,提升民众中医药健康文化素养,增进社会对中医药的认知和认同,促进中医药健康养生文化的创造性转化、创新性发展,根据《中医中药中国行——中医药健康文化推进行动实施方案(2016—2020年)》有关部署,在国家中医药管理局战略指导下开展了一系列中医药文化推进活动,在国家层面打造了一批优质、科学的宣传推广平台,开展了一批富有内涵、成效显著、深受欢迎、广泛参与的文化精品活动。

(一)中医中药中国行

中医中药中国行项目始于2007年,每年举办一次,由国家中医药管理局、宣传部、全国人大教科文卫委员会、全国政协教科文卫体委员会、国家发展和改革委员会、教育部、科技部等20多个部委共同主办。从各地开展的配套系列活动来看,基本都以"传播中医药健康文化,提升民众健康素养"为主题,旨在促进中医药文化传承和中医药进校园、进农村、进社区、进家庭,让广大群众认识中医药、感受中医药,进一步提升中医药的普及,提高群众对中医药的认识,弘扬中医药文化,营造"信中医,爱中医,用中医"的良好氛围,让中医药惠及千家万户。例如,在2018年的活动方案中,涉及的内容有10项,包括:举办中医药健康文化大型主题活动、组织中医药健康文化知识大赛、开展中医药健康文化精品遴选、组织第五届全国悦读中医活动、开展中医药文化进校园活动、开展中医药文化科普巡讲活动、建设中医药健康文化知识角、建设中医药健康养生文化体验场馆、开展中医药健康文化素养调查、开展中医中药港澳行活动。

中医中药中国行的重点和难点在于"行"。"行"是活动的出发点和落脚点。从近年来各地开展情况来看,随着实践经验的积累,在策划组织上更为有序,在活动内容上更富内涵,在社会影响上更为深远。以全国悦读中医、中医药健康文化精品遴选活动为例:

受国家中医药管理局委托,由中国中医药出版社有限公司、中华中医药学会、中国中医药报社有限公司、各省(区、市)级中医药管理部门等主办的全国悦读中医活动至2020年已连续开展7届,成为中医中药中国行系列活动的品牌之一。活动的对象包括：全国高等院校、职业院校、科研院所的全日制在校学生；全国各教育机构、医疗机构、科研院所、管理机构、学(协)会、医药企业、新闻出版传媒机构等的中医药从业者和中医爱好者，包括教师、医师、药师、护师、科研人员、管理人员、编辑、记者等；各图书馆、各书店(含实体书店、网络书店)、各认证自媒体读者中的中医爱好者；其他中医爱好者。悦读中医系列活动非常丰富，包括"悦读中医好感悟""悦读中医好声音""悦读中医好视频"和"悦读中医好漫画"等多个组别。从实际成效来看，有力地促进了各地将全国悦读中医活动与其他中医药健康文化推进活动有机结合起来进行组织，并逐渐成为各地的品牌全民阅读活动，为共同推进中医药文化科普、全民阅读和健康中国战略落地提供了良好的平台。

中医药健康文化精品遴选活动也深受欢迎。2020年7月，由国家中医药管理局指导，中华中医药学会主办，中国动漫集团有限公司、中国科协企业创新服务中心等单位协办的2020年中医药健康文化精品(动漫)遴选活动正式启动。活动以"漫创中医之美，脉动健康生活"为主题，面向社会广泛征集中医药动漫形象、动漫、微视频等作品，旨在发掘中医药文化资源，创作科学准确、通俗易懂、贴近生活的中医药文化科普精品，以动漫、微视频为载体，让中医药文化可视化、通俗化、生活化。活动所遴选出的具有代表性的中医药动漫形象，将进行文化产品开发和推广[1]。

在国家的大力推广下，中医中药中国行项目成为迄今为止规格最高、规模最大、时间最长、范围最广、参与最多、影响深远的公益性中医药文化科普宣传活动，能够让社会大众充分了解中医药悠久的历史、科学的理论、独特的方法、良好的疗效，知晓中医药为中华民族繁衍生息所做出的巨大贡献，认识中医药在维护人民健康、促进经济社会发展、弘扬我国优秀传统文化等方面的重要地位和作用。

（二）中医药文化宣传教育基地

中医药文化宣传教育基地在推动中医药文化传播、繁荣发展方面发挥了积极作用，做好中医药文化建设是坚定社会主义文化自信的重要内容，是推动中医

---

[1] 国家中医药管理局：《2020年中医药健康文化精品(动漫)遴选活动启动》，《中国中医药报》，2020年7月24日，第1版。

药事业振兴发展的重要组成,是满足人民群众对美好生活向往的中医药需求的重要举措。截至2019年底,全国中医药文化宣传教育基地共81家,覆盖31个省(区、市),总展览面积近45万平方米,收藏中医药文化展品8万余件,每年开展各类中医药文化宣传活动3000余场次[①]。

根据《全国中医药文化宣传教育基地管理暂行办法》,全国中医药文化基地主要包括5种类型,分别为:

一是场馆类,指规模较大、中医药文化主题突出的各类场馆,主要包括中医药博物馆、展览馆、中医名人名家纪念馆等。

二是遗址遗迹类,指在传承中医药文化方面具有重要价值的历史遗址遗迹,以及与遗址遗迹相关的、有一定中医药文化资源的旅游、休憩等公共场所,主要包括中医药历史遗迹、文物古迹和中医药文化主题公园、特色风景区等。

三是教育科研机构类,指依托教育科研机构、面向社会和公众开放、具有中医药文化宣传教育功能的场馆、设施或场所,主要包括教育科研机构内的标本馆、陈列馆、实验室、药植园、实习实训基地等。

四是医疗机构类,指在医德医风、中医学术流派传承等方面具有示范作用和典型意义、有专门的中医药文化展示体验场所的中医医院和提供中医药特色服务的基层医疗卫生机构,主要包括医疗机构内的中医文化景观、展览馆、标本室、特色科室病房、实习实训基地等。

五是企业类,指中医药老字号企业,主要包括企业内的中医药文化展示或体验展厅等[②]。

不同类型基地都有相应的建设标准和要求,包括内涵建设、场地设施、开放接待、经费投入、工作队伍、宣传教育活动等[③],从国家层面保障了基地建设的实际成效。基地的建设对于深入挖掘传承中医药文化精髓、打造中医药文化品牌产品、建设中医药文化体验场馆、培育中医药文化传播平台等,具有重要的保障和支撑意义。

对于想要了解中医、中药和传统健康养生文化的社会大众而言,中医药文化宣传教育基地无疑是最佳途径之一,例如中医药主题博物馆可以集中展示传统医学的博大精深和数千年的发展历程。近年来,国内多家中医药主题博物馆入

---

① 罗乃莹:《中医药文化传播行动正式启动》,《中国中医药报》,2020年11月9日,第1版。
② 参见《全国中医药文化宣传教育基地管理暂行办法》(国中医药办新函〔2019〕145号)。
③ 参见《全国中医药文化宣传教育基地管理基本标准(2019版)》。

选了国家中医药文化宣传教育基地。例如：2008年，上海中医药博物馆入选①。2009年，北京御生堂中医药博物馆②、青海藏医药文化博物馆③、山东东阿阿胶股份有限公司中医药博物馆等单位入选，其中山东东阿阿胶股份有限公司中医药博物馆成为国内第一家以单品种中药材为主题的博物馆④。广东中医药博物馆⑤、天津市中医药研究院"津门医粹——中医药文化博物馆"、天津市达仁堂京万红药业"乐家老铺药酒工坊"⑥、北京中医药大学中医药博物馆⑦也分别于近年陆续入选。

在各地中医药博物馆渐成规模的同时，有专家提出建立"国家中医药博物馆"的建议，认为我国中医药事业和经济社会发展迈入新阶段，已经具备建设国家中医药博物馆的各项条件。但由于种种原因，至今国家中医药博物馆建设项目尚未启动。具体提议包括：

一是将"重修太医院"与"建立国家中医药博物馆"列入国家重点建设工程，尽快启动国家中医药博物馆建设项目规划与投资论证工作。国家发改委立项，财政部给予经费保障。

二是处理好"太医院"与"国家中医药博物馆"的关系。由于"太医院"原址的面积有限，无法满足大型博物馆的要求，建议"一馆两址"：在北京奥林匹克公园建造主馆，修复太医院作为副馆。北京奥林匹克公园已经建有多个国家级博物馆，在此建造国家中医药博物馆，可以形成博物馆群。主馆展示整个中医药（包括各民族医药）历史文化全貌，侧重参与互动、现代展示。"太医院"副馆侧重展示宫廷医学、燕京医学。

---

① 上海中医药博物馆网站：https://bwg.shutcm.edu.cn/2015/0122/c884a13530/page.htm。
② 《国家中医药管理局关于确定北京御生堂中医药博物馆为全国中医药文化宣传教育基地的通知》，国家中医药管理局网站：http://bgs.satcm.gov.cn/zhengcewenjian/2018-03-24/1051.html。
③ 《国家中医药管理局关于确定青海藏医药文化博物馆为全国民族医药文化宣传教育基地的通知》，国家中医药管理局网站：http://bgs.satcm.gov.cn/zhengcewenjian/2018-03-24/1030.html。
④ 《国家中医药管理局关于确定山东东阿阿胶股份有限公司中医药博物馆为全国中医药文化宣传教育基地的通知》，国家中医药管理局网站：http://bgs.satcm.gov.cn/zhengcewenjian/2018-03-24/1053.html。
⑤ 《国家中医药管理局关于确定广东中医药博物馆为全国中医药文化宣传教育基地的通知》，国家中医药管理局网站：http://bgs.satcm.gov.cn/zhengcewenjian/2018-03-24/966.html。
⑥ 《国家中医药管理局关于确定天津市中医药研究院"津门医粹——中医药文化博物馆"、天津市达仁堂京万红药业"乐家老铺药酒工坊"为全国中医药文化宣传教育基地的通知》，国家中医药管理局网站：http://bgs.satcm.gov.cn/zhengcewenjian/2018-03-24/941.html。
⑦ 《国家中医药管理局关于确定北京中医药大学中医药博物馆等15家单位为全国中医药文化宣传教育基地的通知》，国家中医药管理局网站：http://bgs.satcm.gov.cn/zhengcewenjian/2018-03-24/848.html。

三是尽快将太医院旧址文物腾退纳入计划。首先将现有居民住户迁出,将后期搭建的民居杂院拆除;然后重修现存的先医庙,在原址上恢复重建其他建筑。

四是在博物馆主馆设计中要充分考虑中医药的医学功能和文化功能,要体现医学与文化相结合、传统与现代相结合、国内与国际相结合、静态与活态相结合的设计理念。既要展现中医药的物质文化与非物质文化遗产,又要发挥中医药促进人类健康的作用,要注重中医药的活态性、互动性,把国家中医药博物馆建成中华优秀传统文化传承传习教育基地。同时还要考虑到国家中医药博物馆是国家对外交流的重要场所,在设计上要有利于中华优秀传统文化在世界上的传播和认同[①]。

在《全国中医药文化宣传教育基地管理暂行办法》和《全国中医药文化宣传教育基地管理基本标准(2019版)》等国家政策指导下,各地也多途径加强中医药文化场所建设。例如,2020年5月,陕西省中医药管理局印发《关于加强全省中医药文化场所建设的意见》,要求在全省范围内,通过多途径加强中医药文化场所建设。场所类别包括"中医药文化宣传教育基地"(含国家级、省级等)、"陕西省中医药文化建设单位"(含园区、街区、场馆、知识角等)。建设标准参照《全国中医药文化宣传教育基地基本标准(2019版)》《中医药健康文化知识角建设指南》。建设过程中,强调积极争取各级政府有关部门支持,吸纳各类资本投入,鼓励合资共建、连锁经营等模式。

三、科学性、实用性、共赏性兼具的宣传教育模式

文化是一个国家和民族精神的延续,优秀的传统文化更是一个国家和民族文化与精神层面的集中表达。习近平同志在十九大报告中指出:"深入挖掘中华优秀传统文化蕴含的思想观念、人文精神、道德规范,结合时代要求继承创新,让中华文化展现出永久魅力和时代风采。"继承、发扬、传播、创造优秀传统中医文化,满足人民群众精神文化需求是不可推卸的责任。近年来,中医药文化的宣传推广活动呈现形式多样、渐成规模、富有创意、公益商业结合、政府企业联动的趋势,兼具科学性、实用性和共赏性,深受社会大众喜爱。这些在助推中医药文化

---

① 徐婧:《张其成委员:抢修"太医院",建立国家中医博物馆》,《中国中医药报》,2020年5月22日,第2版。

创造性转化、创新性发展道路上都发挥了非常重要的作用。

(一) 形式多样的中医药新媒体传播

截至2018年底,我国网民规模为8.29亿人,其中手机网民占98.6%[①]。随着媒体形式的发展变化,信息发布的形式和途径越来越丰富,新兴媒体在信息传播过程中发挥的作用愈加明显,新媒体已全方位融入日常生活,几乎无处不在、无人不用、无时不用。微信、微博、头条、抖音等新兴媒体在促进中医药文化宣传推广过程中,具有内容丰富、通俗易懂,群众基础好、受众面广、传播速度快等特点和优势,有助于广大民众更加快捷地了解中医药知识和文化,形成全社会信中医、爱中医、看中医的良好氛围。

中国中医药报社舆情监测研究中心基于清博指数平台数据,对2019年全国中医药行业新媒体状况进行了详细的研究。研究从全国中医药行业新媒体运营现状、传播方式等方面整理分析,较为全面地反映了全国中医药行业在新媒体传播方面的探索情况[②]。

1. 新媒体总体开通情况

根据中国中医药报社舆情监测研究中心监测,中医药政务、医院、院校、企业新媒体账号2 809个,其中微信号2 075个,微博号365个,头条号234个,抖音号66个,其他类型新媒体账号69个。其中,中医药机构开通微信公众号的数量最多,占比73.9%。

各地区中医药机构开通新媒体数量方面,广东、北京地区新媒体账号总数超200个,河北、河南、山东、江苏、四川、浙江等地区开通数量超100个(表2-2)。

表2-2 2019年中医药行业新媒体分布情况

省 份	数 量（个）
广 东	257
北 京	207
河 北	190

---

① 参见中国互联网络信息中心:《第43次中国互联网络发展状况统计报告》,《国家图书馆学刊》,2019年第2期。
② 高新军、刘晓欣:《2019年全国中医药行业新媒体研究报告》;高新军、崔文庚:《2019年全国中医医院微信服务号分析报告》。参见参见毛嘉陵主编:《中医文化蓝皮书》之《中国中医药发展报告(2019)》,社会科学文献出版社,2019年,第141—179页。

续　表

省　份	数　量（个）
河　南	176
山　东	174
江　苏	158
四　川	153
浙　江	142
陕　西	112
湖　南	99
湖　北	91
云　南	86
辽　宁	84
内蒙古	83
山　西	77
甘　肃	75
广　西	74
江　西	73
黑龙江	61
安　徽	61
吉　林	55
天　津	53
贵　州	52
新　疆	47
上　海	46
福　建	40
重　庆	35
宁　夏	18
海　南	15
青　海	14
西　藏	1

中医药机构中,中医医院是新媒体领域的主要力量,领先于中医药政务、中医药院校、企业等。

从传播类型来看,微信开通数量最高,微博和头条号相对偏少,短视频还处于起步阶段。

2. 新媒体文章内容分析

新媒体的服务功能很多,以微信为例,包括微官网、预约挂号、智能导诊(AI)、门诊缴费、候诊排队、就诊记录、配送服务、报告查询、导航、问卷调查、停车缴费、在线咨询、科普教育等。监测数据显示,2019年全国中医医院微信服务号共533个,其中三甲中医院221家,占总数的41%,较2016年增长123%。完成认证的微信服务号494家,占总数的93%。从推送的文章来看,中医医院微信服务号发布内容以百姓日常服务为主,涉及居家养生、药膳食疗、健康科普等。其中,日常养生类和健康科普类内容占比超过50%。在为民众提供日常服务的同时,有效提升了中医药文化素养,促进了中医药文化的宣传推广。

表2-3 全国中医医院微信服务号文章内容类型占比

文 章 内 容	占 比(%)
日常养生	29.2
健康科普	23.3
医院动态	22.5
病例分析	10
药膳食疗	10
名医介绍	2.5
中医科普	1.7
其 他	0.8

(二)传播迅速的中医健康养生文化电视节目

电视媒体是目前形式最为普及、受众最为广泛、传播最为迅捷、公众最为接受的信息传播载体,充分发挥电视媒体在中医药文化宣传推广工作中的作用,对于传承弘扬中医药文化、宣传普及中医药知识意义非凡。

我国电视类健康养生节目最早诞生于20世纪末,由中央电视台创办的《医学顾问》《卫生常识》《卫生与健康》等可以说是我国健康养生类节目的雏形。随着经济社会发展水平的不断提升,人民对生活质量的要求日益提高,越来越多的健康养生类节目也应运而生。据不完全统计,全国各省市电视台包括地方电视台开设的健康养生类节目已经接近200个[①]。

随着经济全球化、科技进步和现代医学的快速发展,中国的中医药发展环境发生了深刻变化。中医药在全球医学界受到越来越多关注和重视的同时,世界舆论对于中医药文化的根源及标准问题还存在较多认知上的误区,中医药在中国的发展也面临后继乏人、资源破坏、虚假宣传等一系列问题,需要更多制作精美、故事生动、内容科学的电视节目出品。从近年来中医文化电视传媒发展情况来看,在互联网时代各大新媒体高速发展的大环境下,收视率较高的是具有中医药健康养生文化内涵,兼具高雅叙事艺术和美学视听语言的中医文化解读、中医文化养生类节目。例如《本草中国》《中医说》等精品节目。

1. 中国首部中医药文化纪录片:《本草中国》

《本草中国》是国内首档大型中医药文化系列纪录片,由国家中医药管理局专业指导,中国人口文化促进会监制,上海笃影文化传媒有限公司出品。这是中国电视史上第一个跨平台播出的纪录片,也是中国首部反映中医药文化的系列纪录片。《本草中国》第一季于2016年5月20日在江苏卫视播出。《本草中国》第二季于2019年8月28日在CCTV-4国际频道与爱奇艺同步播出。该片以"本草"为切入口,以温暖真实的视觉力量和纪录隐遁的中医药传承人的故事,深度解密中医药文化的奥妙精髓和悠远历史,让观众再次感受到中医药文化作为中华传统文化的独特魅力,从而成为记录新时代、讲好中国故事的典型代表。

《本草中国》的文化和社会意义在于:一方面,它立足"本草",以小见大,透过道地药材的发现、采摘与炮制的过程,挖掘质朴感人的中医药故事,以中国人生存、生活、生息的视角和方式呈现中医药文化精髓,展现了国人对中医药文化传承与创新的智慧,引领观众走入尘封已久、神秘传奇的中医药世界,让观众充分感受和认识中国传统医药文化的独特魅力,有利于弘扬中华优秀传统文化,具有很强的艺术感染力和外宣价值。另一方面,它浓缩了数千载的国人智慧与自然生息,汲取跨越时空、超越国界的中医文化精髓,以传承和弘扬中医文化作为责任和担当,关注中医药行业传承人的生存状态和乡土情怀,推动中医药文明的

---

① 参见王骋:《论融媒体时代健康养生节目现状与发展》,《视界观》,2020年第3期。

创造性转化和创新性发展,实现为中华医药文化树碑立传的复兴之义,履行为中医药文化正本清源的崇高使命。

该节目之所以受到大众的高度认可,还在于节目本身先进的创作理念、创作团队、技术手段、语言风格、文化故事等多种因素。如摄制方面,该片由上海东方传媒集团SMG云集将来传媒(上海)有限公司制作,全程采用电影级别的4K摄影设备,以及航拍、延时摄影等手段,明快剪辑搭配利落画面。第一季摄制过程中,导演组完完全全把自己沉浸到了每一味药材的探寻、每一个医者药人的探访交流中,甚至去到常人无法想象的危险环境里,只为了体验他们的生活。摄制组还踏遍中国30多个省(区、市),完成了对近50味药材和中药人故事的探寻与记录。为了紧随本草的生长节奏,还原每一味药材的真实成长状态,摄制组还必须在自然深处完成录制。第二季在创作内涵上进行递进式升级,首度集结超50位中医传承德高之巅,汇聚了路志正、石学敏、张学文、夏桂成、晁恩祥、徐经世、禤国维、张大宁、刘敏如、王琦、尼玛、朱良春、颜德馨等13位精诚济世的国医大师以及周乐年、冯世纶、高忠英、黄调钧、王和鸣等40多位仁心仁术的国家名老中医与中医药传承人。后期制作上,整片采用的是轻快的剪辑手法,故事化的叙事手段,生动紧凑的情节编排。真实与故事并驾齐驱,深度和趣味兼而有之,实现纪实与艺术完美结合。从内容到表现,从结构到叙事都充溢着真诚的感情,不仅仅关注中药,关注文化,更关注自然和生命。为了深入浅出通俗化表达,经过多方考虑,片方选择以病例为纪录片的钩子,通过接地气的病例,将医生、本草、普通人的情感故事三者串接起来。其中,第一季特色的本草采摘炮制可以得到保留,而医生把脉疗病开方的思路,以及病人患病过程中涉及的治疗、情感、经历等也可以得到折射。鉴于该片的成功和意义,《本草中国》第二季荣获了第25届中国电视纪录片系列片好作品[1]。

2. 中医文化养生网络节目:《中医说》

2018年,山东网络广播电视台与省中医药管理局共同打造了百集大型中医文化养生类节目——《中医说》。该节目以山东IPTV电视屏为基础,拓展广播端、网络端、移动端等多个传播渠道,构建《中医说》栏目的立体化传播平台,力争为山东及全国百姓提供全方位的健康服务。结合"未病先防、已病防变、病愈防

---

[1] 《〈本草中国〉第二季荣获"第25届中国纪录片学术盛典"系列片好作品》,《大河健康报》,2019年12月3日,第7版。

复"的中医理论,以贴近百姓、贴近生活、浅显易懂的方式,传递实用中医知识,让更多人更加客观地了解、认识了中医药,更加深刻地理解、领会到中医药文化的思想内涵。

百集《中医说》采用主题式分集,以深邃悠久的中华文化为指引,每集围绕一个既定主题病例展开,由省中医药管理局推荐的山东著名中医讲解病原机理、治疗预防和医患故事,寻找贴合现代人生活的相关中医食谱及妙方,讲解深入浅出,节目制作精良,以电影级别的摄制技术、质朴的镜头语言呈现给广大观众。这是对山东省中医药文化进行的一次纵深和缜密的梳理,精彩与创造性的再现,艺术地展现了中医药文化之瑰宝,达到了弘扬优秀传统文化的目的。

上线以来,《中医说》节目已在山东网络广播电视台 IPTV 海看、轻快、山东手机台试播,取得了良好的社会反响,在进一步宣传中医药健康养生文化、广泛普及中医药科学知识、营造中医药等优秀传统文化事业良好发展氛围方面具有示范价值。

3.《名医话养生》《养生堂》

北京卫视的《养生堂》、上海东方卫视的《名医话养生》是现代大都市生活中电视养生节目的代表,已成为都市中产的健康生活教科书节目,是电视台精心打造的关注大众健康、倡导优质生活的医疗生活服务类节目,受到广泛好评。

《名医话养生》每周一至周五晚 17 点档在上海东方卫视播出。该节目脱胎于上海新闻综合频道的知名健康科普栏目《名医大会诊》。《名医大会诊》创办于 1998 年,是上海最早的健康栏目,在受众中有着良好口碑。20 年来专注于健康科普,为大众预防保健、治未病提供专业知识,曾荣获 2016 年上海市科技进步三等奖、中国广播影视大奖第 23 届"星光奖"电视科普节目大奖、2015 年上海科普教育创新奖科普传媒一等奖等奖项。其主要特点在于:"采用专家访谈形式,每期节目邀请一位权威专家,针对时效性较强的养生话题,通过大量医院真实拍摄和医生采访,为观众答疑解惑,每周还会特设一期节目关注老百姓关心的另一大话题食品安全,与其他养生健康节目有所不同。此外现场还有一批中老年粉丝观众,可以亲自体验健康自检手法、养生操等形式互动。该节目注重自我保健养生知识科普,中医选题较多,专家均为三甲医院主任医师级别,内容权威性较高。此外,名医系列节目还根据节目内容出版了三套系列书籍,形式较为多样,深受观众欢迎。"①

《养生堂》每周一至周日上午10点35分在北京卫视播出。该栏目是科教频道2009年推出的一档健康养生类节目,是北京卫视打造的在北京地区具有广泛影响力的健康养生类节目。节目中,国内顶级中医养生专家以浅显易懂的方式,传递最实用的养生知识。"节目以传播养生之道,传授养生之术为宗旨,以传统医学为理论基础,按照中国传统养生学天人合一的指导思想,根据二十四节气的不同来安排适合当下节气的养生题材。节目不仅能让你懂得养身之道,更能让你从养生学方面出发了解中国传统文化的博大精深。"②

以上节目通过介绍日常生活中和人们息息相关的养生保健和防病治病知识,进行了有效的健康传播,培养了观众更加健康的生活方式和态度,有助于提高国民健康素养。虽然中医健康养生类节目层出不穷,但也存在内容严重同质化、良莠不一的情况,相信随着经济社会、百姓需求和信息技术的发展,电视类养生节目将更加受到欢迎。

电视媒体之外,还有很多其他优秀的纸媒宣传推广平台。以上海市为例,上海中医药大学和中华中医药学会主办的《中医药文化》《中医药文化(英文)》两本期刊,均在国内外产生了重要影响。《中医药文化》是全国唯一的中医药文化学术期刊,以多元视角,融通古今,放眼世界,快速传递中医药人文领域最新研究成果为办刊核心理念。2019年,作为唯一入选"首个中医药科技期刊的分级目录"T2级期刊的中医药人文期刊,进入国际上知名和非常重要的较高水平权威期刊行列。《中医药文化(英文)》期刊致力于从文化源头全面解读中医药学,向世界展示中医药学深厚人文内涵,增进中医药学与世界多元医学的互动交流,为全人类共享,2019年11月入选中国科技期刊卓越行动计划高起点新刊。由上海市中医文献研究馆主办的《中医文献杂志》,创刊于1956年,是目前国内唯一的一份中医药文献研究专业期刊。《上海中医药报》创刊于1985年1月,由上海市中医药学会主办,由中医世家出生的一代名医张镜人大师担任第一届社长,是我国中医药卫生界普及中医药知识的专业报纸。创刊于1955年的《上海中医药杂志》由上海中医药大学、上海市中医药学会主办,是中医药学专业期刊,为"中国科技论文统计源期刊""中国科技核心期刊""中国中文核心期刊""中国

---

① 参见王骋:《论融媒体时代健康养生节目现状与发展》,《视界观》,2020年第3期。
② 参见阎美卉、张聪、张玉苹等:《中医养生堂栏目健康传播的效果及问题》,《中国中医药现代远程教育》,2019年第11期。

生物医学核心期刊""国家学位与研究生教育指定中文期刊",具有广泛影响和较高声誉。

(三) 喜闻乐见的中医药科普宣传

中医药科普就是传统中医药文化的集成和宣传,对于传播中医药文化,促进中医药事业快速发展,推进全民医疗保健,推动中华民族伟大复兴具有重要意义。随着《中华人民共和国中医药法》的颁布和《中医药发展战略规划纲要(2016—2030年)》的实施,发展中医药已成为国家意志和社会共识。习近平总书记在全国卫生与健康大会上提出"着力推动中医药振兴发展""坚持中西医并重",从国家战略的高度对中医药工作做出了部署,为中医药事业发展指明了方向,中医药科普工作也迎来了新的春天。

在《中医药发展"十三五"规划》《中医药文化建设"十三五"规划》指导下,中医药科普与文创工作以全面、正确的中医药文化知识为内核,更加有效地传承中医药基本理论和实践经验,更加全面地体现中医药文化内涵,通过内容丰富、形式多样的活动,赢得了良好的社会反响,创造了实实在在为群众提供服务的条件和基础。

1. 中医药文化进地铁

2017年9月,上海两辆满载"海派中医"文化元素的地铁(2号线和10号线)正式上线,成为国内首次中医药文化全方位进入地铁。主题为"海派中医驶向未来",寓意让海派中医的智慧为市民健康保驾护航,驶向美好未来。

2号线专列以"跨时代,传递爱"为主题,车厢内布置有十二时辰养生法、八段锦、饮食养生、起居调摄等图案,复古与时尚结合、清新而生动的画面,将流传千年、跨越时代的中医养生方法形象地呈现出来;10号线专列以"小手法,大未来"为主题,旨在以洋溢童趣的漫画,体现中医儿科特色保健方式:摩顶、捏脊、揉足、摩腹。海派中医地铁专列公益宣传,是上海市科委2017年"科技创新行动计划"科普项目,活动周期为60天公益宣传。其间,两辆列车的车厢内部、沿线30个灯箱广告都装饰成中医文化宣传内容;站台及车厢内电子屏幕上也滚动播放中医育儿的宣传短片。活动期间,还举办趣味中医药知识竞赛、海派中医流派宣传义诊等诸多公益文化活动,通过现代化、立体化宣传方式,让中医渗透入百姓生活,让更多上海市民了解和使用中医。中医文化进地铁车厢是一个全新的尝试,也是中医药健康养生文化"两创"的典型示范案例。

2. "家庭药箱进万家"

"家庭药箱进万家"宣教活动是2012年起由全国妇联牵头,在卫生部、全国总工会等部委支持下,以弘扬中华传统文化和中医药文化为理念,携手北京同仁堂集团制定五年战略发展规划共同开展中国妇女健康促进行动——"家庭药箱进万家"宣教活动,倡导主妇带动家庭,呵护家人健康。让家庭主妇多方面了解并掌握"家庭药箱"基本知识,指导她们为了家人健康,在形式上和行动上真正意义地建立起"家庭药箱"。据统计,截至2019年,项目涉及全国30个省(区、市),5 000万名女性及其家庭从中受益,发放系列宣教资料1 682万份,开展家庭养生大课堂413场、健康光盘课堂19万余场、社区咨询义诊服务426场,开展健康舞大赛,居民参与投票总数达4 437.85万人次①。"家庭药箱进万家"系列活动采用直观、通俗易懂的方式传播给更多群众,让更多家庭享受健康生活,让大家对传统中医药文化有了更直观、更深刻的理解和感受。

3. 中医药文化科普地图

2019年7月,江苏省出版发行首份中医药文化科普地图,可视化呈现中医药历史。江苏省中医药文化科普地图通过选用极为丰富的中医药色彩的图案为图例,将江苏地域源远流长、内涵丰厚的中医药历史可视化地呈现出来。在呈现江苏中医药文化现象与资源空间布局的同时,"地图"还与中医药的科普文旅深度融合,遵从"文化为魂,中医为体,科普为用"的理念,活化传统文化资源和非遗技艺,更好地推进健康江苏建设。据了解,入选地图的单位和地点包括:江苏省中医药文化宣传教育基地12个;江苏省中医药类别非物质文化遗产54项;江苏省中医药类历史名人纪念馆和故居3处;江苏省中医流派传承工作室5个。其中,江苏省中医药文化宣传教育基地南京最多,包括南京中医药大学、省中医院和金陵肛肠陈列馆。此外,丁氏痔科医术等6项也入选江苏中医药非遗项目②。此类活动让中医药文化得到了更广泛的传播和认可,让更多的百姓受益。

4. 中医药网络科普平台

中医药科普平台可以涵盖网站、微博及微信公众平台等多种媒体形式。科普内容是青少年中医药科普工作的核心。构建以网站为载体的中医药科普平台,可以让青少年群体对自己感兴趣的中医药领域进行深入学习。在中医药科

---

① 陶婷婷、陈容焕:《海派中医·驶向未来——中医药文化地铁专列公益宣传启动》,《上海科技报》,2017年9月23日,第3版。
② 张萱、杨璞:《江苏中医药文化科普地图在宁发布》,《扬子晚报》,2019年7月15日,第2版。

普平台设计过程中,可将经络、腧穴、中药、方剂及疾病等名词设置为关键词,广大青少年群体可以借助与上述关键词有关的页面链接,了解中医药知识。这一举措可以让青少年群体在阅读中医药科普文章时,及时查阅文章中涉及的中医药专业术语。例如访问者可以在点击"六味地黄丸"的链接以后,了解此种方剂的出处、组方及功能主治等专业知识。中医药科普平台应用于青少年中医药科普以后,青少年群体还可以借助图片、文字、视频、音频等信息,对中药进行全方位了解。就青少年中医药科普工作的实施情况而言,中医药高等院校、中医医院、科研院所和中药企业等均可以成为青少年中医药科普的实施机构和重要平台。

中医药科普的方式非常丰富,但是既要突出学术性又能兼顾受众需求,是值得深挖的学问。有专家认为,好的中医药科普推广方式应当注重用直达生活的朴素哲理、普遍认可的名家言行、民众熟知的健康谚语、影响广泛的文学故事、生动活泼的流行歌诀、直观易记的数字、时尚流行的网络语言、发人深省的典型故事等,让老百姓感受喜闻乐见的作品①。

(四)内涵丰富的中医药文化学术活动

以高级别的中医药文化学术为主题的活动,也是一种非常有利的宣传推广方式。例如:

1. 中医药博览会和展览会

2017年10月,"2017上海国际中医药健康养生及服务产业展览会"成功举行。该展览会致力于搭建中医药大健康服务业国内及国际领域全产业链沟通交流,是中医药行业的风向标与品牌制高点。2020年9月举行的第三届东北亚中医药暨康养产业博览会,以"新时代、新传承、新发展"为主题,以"传承中医药文化,发展中医药事业"为宗旨,结合中医药健康产业的绿色发展、养生文化、跨境采购等先进理念和行业前沿科技,开展系列展览展示、会议论坛和经贸活动。本届博览会首次采取线上线下融合方式举办。线上展示共分中医药展区、康养产品展区、境外产品展区、抗疫产品展区4个板块,利用三维可视化智慧展馆,实现虚拟展厅空间内的全景环绕浏览,通过互动模拟实现展品全景展示,方便各地企

---

① 温长路:《多媒体视角下的中医药文化传播与知识普及》,参见毛嘉陵主编:《中医文化蓝皮书》之《中国中医药发展报告(2019)》,社会科学文献出版社,2019年,第71—74页。

业参展。此外,展会期间还举办了吉林省中医药暨康养产业国际交流云洽谈会,在日本、韩国、泰国及粤港澳大湾区设立了多个分会场①。

2. 中医药宣传周

全国各地结合实际开展了丰富多彩的中医药宣传周活动。中医药宣传周基本都以中医药科普、中医药文化和中医药养生保健技术方法的宣传教育为重点,旨在提升公民中医养生保健素养,增进社会对中医药的认知和认同,促进中医药健康养生文化的创造性转化、创新性发展。例如,2020年9月,为贯彻落实《安徽省中医药条例》,推动"北华佗,南新安"中医药健康文化传播,以"让中医药融入百姓生活"为主题的"2020年中医药宣传周"活动在安徽全省展开②。

3. 中医药文化大会

2020年9月19日,第四届中医药文化大会在山东省日照市召开,大会以"疫情常态化下中医药作用与创新发展"为主题,结合中医药在抗疫工作中的成果与经验展开探讨。开幕式上,"人民英雄"国家荣誉称号获得者、天津中医药大学校长张伯礼院士介绍了武汉抗疫过程中中医药全过程介入新冠肺炎救治的经验。他表示,中医药在抗击疫情中发挥的重要作用让更多人了解中医、热爱中医。弘扬中医药文化是每一个中医人义不容辞的责任,要抓住发展契机,发挥引领作用,动员社会力量,促进中医药事业与大健康产业发展,扎实做好秋冬季疫情防控工作。会上发布中医药文化大会日照宣言,开设中医药健康旅游暨地方传统文化论坛,道地药材与海洋食药材产业发展论坛,中医、民族医疑难杂症论坛,涵盖中医与养老等13项议题,举行一系列健康产业项目签约仪式,山东第一医科大学附属日照中医院在会上揭牌。本届大会由中华中医药学会、中国中药协会、世界针灸学会联合会、日照市人民政府等联合主办,400余位中医药领域专家学者参加会议③。

4. 中医药国际化发展论坛

以"中医药传承创新发展的前景探讨及所面临的机遇和挑战"为主题,第二届中医药国际化发展论坛日前在京举行。本次论坛由中华中医药学会和人民网、中国健康促进基金会共同举办。国家中医药管理局局长于文明强调,推动中医药发展国际交流与合作,要坚持传承精华、守正创新,推动中医药学术发展和

---

① 陈婷婷:《第三届东北亚中医药博览会召开》,《吉林日报》,2020年9月21日,第2版。
② 朱琳琳:《安徽省开展中医药宣传周活动》,《安徽日报》,2020年9月8日,第2版。
③ 李芮:《第四届中医药文化大会召开》,《中国中医药报》,2020年9月24日,第1版。

临床防治能力不断提升。要坚持互惠互利、共建共享,促进中医药国际交流与合作不断深化。推动中医药现代化、产业化,产学研用一体化,惠及"一带一路"沿线民众,整合"一带一路"沿线国家医、教、研、产、用资源,推动中医药与海外国家现代医学体系共商、共建交流与合作平台机制,共享防病治病成果。要积极推动中医药与世界各国医学合作交流,发挥中医药独特优势和作用,参与所在国防病治病工作,造福世界人民健康,为构建人类卫生健康共同体做出积极贡献。

第三章
日臻完善的中医药人才教育体系

中医药人才是中医药事业发展的基础和保障,也是中医药传承与创新的第一资源。近年来,特别是《国务院关于扶持和促进中医药事业发展的若干意见》《中医药人才发展"十三五"规划》《中医药发展战略规划纲要(2016—2030年)》《中共中央 国务院关于促进中医药传承创新发展的意见》等文件颁布实施以来,中医药人才发展取得了显著成绩,培养凝聚一批学术领先、医术精湛、医德高尚的中医药人才,人才数量规模稳步增长,结构、布局更加合理;中医药人才培养体系得到健全和完善;中医药人才发展的政策机制和法制环境得到优化;符合中医药特点、有利于中医药人才成长和发挥作用的制度环境和社会氛围基本形成,人才在推动中医药事业发展中的保障和支持作用更加明显。

以中医药高等院校的人才培养情况为例,截至2016年,全国共有高等中医药院校43所(其中独立设置的本科中医药院校33所),是1977年(17所)的近2.5倍;加上252所高等西医药院校或非医药院校设置中医药专业,在校学生总数达79.57万人,是1977年的200倍。已经实现了从中高职、本科、硕士到博士的中医学、中药学、中西医结合、民族医药等多层次、多学科、多元化教育全覆盖①。但是,随着国家医药卫生体制改革的不断深入、人民群众多样化健康服务需求的快速增长,以及中医药标准化现代化国际化所面临的机遇挑战,人才培养工作还存在一些亟待解决的问题。例如,人才培养模式有待进一步改革,人才成长途径有待进一步优化,人才评价激励机制有待进一步健全,高层次及基层中医

---

① 姚晓丹:《中医药文化进课堂 带着老祖宗的智慧长大》,《光明日报》,2020年9月12日,第4版。

药队伍需进一步扩大充实等。从当前我国中医药教育实际来看,形成了以中医药高等院校教育为主体,以师承教育、继续教育等为重要补充的体系,在办学理念、培养模式、教育理念、教学内涵、育人机制、知识结构、专业技能等方面,不断有所创新发展。

一、中医药高等教育人才培养

新中国成立后,党和政府高度重视中医药人才培养,1956年在北京、上海、广州、成都建立了独立设置的中医学院,将中医药教育正式纳入现代高等教育的体系,掀开了中医药高等教育新的篇章。60多年来,全国各地陆续开办中医药高等教育,积极探索实践培养高素质的中医药人才,为国家培养了200多万名中医药专门人才[1]。经过一代代中医药人的不懈努力,中医药高等教育在人才培养、科学研究、社会服务、文化传承、国际交流等方面取得了丰硕成果,成为我国高等教育体系中独具特色的重要生力军,为推进卫生与健康事业发展、提升人民健康水平发挥了重要作用[2]。

新中国成立以来的中医药高等教育成果显著,形成了中医药人才培养协调发展的办学格局,主要体现在[3]:

一方面,院校教育作为中国中医药高等教育的主体,实现了跨越式发展。60多年来,中医药高等教育经历了从无到有、从弱到强的跨越式发展历程。在目前的40余所中医药高等院校中,独立建制的中医药院校有24所,独立设置本科的院校有25所,开设中医学类专业的非中医药大学有51所,开设中西医结合类专业的大学有38所,开设中药类(含民族药学)专业的院校有130所。形成了以院校教育为主体,多层次、多类型人才培养协调发展的办学格局,实现了中医人才培养的规模化、标准化和教育管理规范化、制度化,以及由传统教育方式向现代教育方式的转变,由本专科教育发展到了硕士、博士研究生教育。中医药院校功

---

[1] 《刘延东与中医药高等教育工作者座谈时强调:深化教育改革促进中医药振兴发展》,国家中医药管理局网站:http://bgs.satcm.gov.cn/gongzuodongtai/2018-03-24/1405.html。
[2] 参见刘延东:《传承创新 开拓进取 续写中医药高等教育改革发展新篇章》,《健康报》,2017年2月16日,第3版。
[3] 参见余曙光、胡一梅、李勇等:《中医药高等教育守正创新的实践与探索》,《中医教育》,2020年第5期。

能不断强化,成为中医药社会服务、科学研究、文化传承的重要基地①。

另一方面,院校教育注重医学、人文、社会、心理等知识的交叉融合,契合了现代医学模式的转变,优化了教学内容和教学方式。当代医学模式已经由生物医学模式转变为生物—心理—社会医学模式、4P 医学模式(具有预防性、预测性、个体化和参与性的医学模式)②。中医药学源远流长,博大精深,其独特的理论和思维方式,蕴含着预防和诊治重大疾病、复杂慢病的策略和路径,也代表着以维护健康为目的的未来医学发展的方向③。院校教育在教学内容、教学方式等方面,注重学生整体能力培养,对心理和社会科学的要求显著提升,岗位胜任力的内涵除了临床能力,还包括职业态度、行为和伦理、沟通技能,特别是将群体健康和卫生系统等要求也叠加于传统的医学知识和技能教育之上,这种模式的转变符合中医学整体观的发生与发展,也是中医药学的"优势所趋"。

此外,院校教育在遵行中医药教育规律的同时,不断探索传统与现代教育融合的培养模式,提升了中医药人才培养质量。院校教育以其标准化、规模化的优势,开展以"早临床、多临床、反复临床"为特点的院校师承人才培养模式,为我国卫生健康事业培养了一大批优秀的中医药人才,为中医药事业发展提供了强有力的人才保障④。从传统的"师带徒"模式转变到现代的院校教育模式,中医药高等教育最初以理论+实践相融合院校教育模式,建立一套具有中医药培养特色的课程体系与临床实践教学环节,将师承教育分别融入理论与实践体系之中,同时,随着现代医学的快速发展,进一步推进"中医与西医融通"的培养模式,形成了各类人才辈出、拔尖创新人才不断涌现的新局面。

(一)坚持专业内涵的教育教学改革

保持和发扬中医特色是中医人才培养的目标与归宿。中医药教育是中医药事业发展的重中之重,中医药高等院校的办学定位和人才培养目标又是中医药教育的关键和根本。梳理当前我国中医药高等教育实践发现,在办学定位中出现最高频的关键词是"全球化""现代化""特色型""专业型""高水平"等,人才培

---

① 参见孙晓光、马重阳:《新形势下中医教育改革的思考》,《中医教育》,2020 年第 6 期。
② 参见林山、蔡建鹰:《中医学教育改革"生物—心理—社会"医学模式》,《长江大学学报(自然科学版)》,2013 年第 27 期。
③ 参见张伯礼:《传承精华 守正创新 再创辉煌》,《中医杂志》,2020 年第 1 期。
④ 参见翟双庆、焦楠、王维广:《师承+院校教育打造人才成长新路径》,《中国卫生人才》,2018 年第 8 期。

养目标中,体现的共性是"高层次""创新性""研究型""拔尖创新型""复合型""多学科交叉型""卓越型""应用型"等。尽管定位及目标随着国家战略和社会需求处于变化发展状态,但最核心的理念始终不变,即坚持"突出中医药的特色和优势"。在这一根本原则的基础上,在几代中医人的努力下,中医药高等院校的改革成效逐渐显现。

1. 秉承中医药特色内涵

医学教育具有其独特性,中医药高等教育具有医学高等教育普遍性的同时又兼具其特殊性。有观点认为,一名合格的中医师需要具备以下条件:高尚的医德修养;扎实的中医药理论文化功底;坚定的中医信念;养成中医思维的惯性模式;经历大量的中医临床实践训练;具备参透中医内涵的悟性;具有坚持不懈、不断求索钻研的创新精神[①]。60余年中医药高等教育的办学历史,使我们深刻地认识到,无论外部环境如何变化,要始终把培养学生中医传承能力、中医思维能力和中医临床能力,提高中医药人才的综合素质作为中医药高等教育的根本。

中医思维是中医药人才培养的关键,中医思维的养成则是坚持中医药学特色内涵教育的核心要素。尽管这一观点在现代中医药高等教育体制内始终被强调,却经历了数代人的反思与实践探索才最终确定。中医思维的养成难以一蹴而就,必须经过循序渐进、系统深入的专业教育、人文教育才能具备。"第一步是接受中医药深厚文化底蕴的熏陶,通过开设中医药传统文化系列课程,如中国医学史、古代哲学与中医文化等,让学生对中医有所了解,对中医治疗疾病充满自信,树立学习中医的坚定信念,产生学习的兴趣。第二步,以'先中后西'的方法,先开始《黄帝内经》等基础课程,适当后移西医基础课程,培养学生早期中医思维的稳定性。第三步,思维的养成必须遵循连续不断的惯性思维培养。通过早期改革中医经典课程教学,中期在中医基础和临床课教学中加强思维训练,如中医四诊技能训练等,后期在临床专业课程学习阶段开展中医思维能力综合训练,如运用中医标准化病人对学生进行中医思维能力综合训练等,坚持中医思维全过程、分阶段、阶梯式的养成习惯。"[②]

---

① 参见余曙光、胡一梅、李勇等:《中医药高等教育守正创新的实践与探索》,《中医教育》,2020年第5期。
② 参见李定祥、彭珣、郭芮等:《浅谈"象思维"及其在中医基础理论教学中的应用》,《中医教育》,2020年第2期。

2. 重视经典与人文教育

中医的精髓在于经典,中医经典是中医药学独特理论和应用体系的基石,是培养中医原创思维与创新能力的最佳教材,是建立中医辨治框架最直接、最有效的途径,是中药研发的不竭源泉①。"读经典、跟名师、做临床、悟妙道"乃中医专业学生成才的不二法则,通过"读经典""学经典""辨经典""用经典",才能使学生成为真正具有中医原创思维与批判性思维,并且与国际现代医学教育模式相吻合的中医药人才②。

中医经典著作有很强的理论性和实用性,涵盖了中医基本理论的核心内容。经过多年的教育实践,加强对《黄帝内经》《伤寒杂病论》《神农本草经》《金匮要略》《温病条辨》等中医经典著作学习的重要性已成为共识。中医基础类课程是中医学专业学生的从业基础,也是后期经典学习和临床实践的根基;中医经典理论的学习,既是对中医基础类知识的深度融合和扩展,也是后期临床诊疗技能提升的不竭动力。没有基础的专业学习是无根之木,没有理论指导的临床实践是无源之水。因此,越来越多的中医药高等院校提高了中医学专业的经典类学习的学分和学时比例,引导学生学会经典的学习方式与方法,培养学生终身学习和自主学习的能力③。

中医学是一门综合性很强的学科,以医学为其主体,还有机地融合了古代哲学、天文学、气象学、道学、心理学、养生学、社会学等学科④。医学教育与人文素质教育并重是中医药教育传统特色,在人文科学和自然科学和谐融合发展成为必然趋势的将来,加强人文素质的培养更是建立中医临床思维不可或缺的因素。古往今来,但凡名医大家除了具有坚实的医学基础,还具有深厚的文、史、哲人文底蕴,正如《素问·著至教论》所云:"上知天文,下知地理,中知人事,可以长久,以教众庶,亦不疑殆,医道论篇,可传后世,可以为宝。"要求医者既要有自然科学知识,又要有社会人事等方面的人文知识。古代多数杰出医家的知识结构都具有这一特点,如唐代孙思邈就是典范,他不仅深谙《素问》《灵枢》,而且熟知阴阳、

---

① 参见余曙光、李勇、胡一梅等:《中医药高等教育的坚守与变革》,《成都中医药大学学报(教学科学版)》,2019 年第 4 期。
② 参见李秉钊:《中医药院校应用型、创新型人才培养模式的构建》,《开封大学学报》,2020 年第 2 期。
③ 参见苏鑫、杨福双、韩超群等:《高等院校中医人才培养的现状与对策浅析》,《中国中医药现代远程教育》,2020 年第 3 期。
④ 李宇铭:《中医本科教育存在 6 大问题(下)》,《中国中医药报》,2011 年 8 月 4 日,第 3 版。

诸家法理,知识面非常丰富。《千金要方·大医习业》中记载:"凡欲为大医,必须谙《素问》《甲乙》《黄帝针经》《明堂流注》、十二经脉、三部九候、五藏六腑、表里孔穴、《本草》《药对》,张仲景、王叔和、阮河南、范东阳、张苗、靳邵等诸部经方;又须妙解阴阳禄命、诸家相法,及灼龟五兆,《周易》六壬,并须精熟,如此乃得为大医……又须涉猎群书,何者?若不读五经,不知有仁义之道;不读三史,不知有古今之事;不读诸子,睹事则不能默而识之;不读《内经》,则不知有慈悲喜舍之德;不读《老》《庄》,不能任真体运,则吉凶拘忌,触涂而生。至于五行休王、七耀天文,并须探赜。若能具而学之,则于医道无所滞碍,尽善尽美矣。"此类例子不胜枚举,提示人文底蕴是成就名医大家的重要因素之一①。

与中医经典教育同样重要的是人文教育。文化是中医药这门具有人文与自然双重属性的传统医学的灵魂,是维系一代又一代中医药人的精神纽带,只谈技术不谈文化的中医药很难走得更远②。中医药高等院校的人文教育是一件关乎长远的大事,日益受到教育界及社会各方的重视。近年来,几乎每所中医药高等院校都在推进具有中医特色的人文通识课程体系建设,进一步从医学的角度来诠释经典文化与中医学术理论的相关性,以文化的视角对中医学进行全方位研究,探究中医文化与中国传统文化的内在联系和互动过程,诠释传统文化对中医理论发生的影响,传统文化与中医文化教育的有机结合,助力中医药特色人才培养③。例如,安徽中医药大学秉承"北华佗,南新安"的医学传统,新安医学是其主要办学特色和品牌,新安医家多是医而好儒,儒而兼医,以"儒医"著称,该校在传统文化氛围营造、课堂传统文化教育、课外传统文化传播、传统文化临床实践等方面,充分结合新安医学的内涵进行,取得了诸多成效④。

3. 改革创新人才培养模式

培养目标是人才培养模式的根本,依据大学所承担的任务和办学目标定位而确定,集中体现了所培养的人才的根本特征。"人才培养方案既是本科教育的

---

① 参见陈丽云、严世芸:《中医院校加强人文素质教育的思考》,《上海中医药大学学报》,2012年第2期。
② 参见车志远、王启帆、李和伟等:《基于〈中医药法〉探索高等中医药人才培养机制与路径》,《中医药导报》,2019年第22期。
③ 参见余曙光、李勇、胡一梅等:《中医药高等教育的坚守与变革》,《成都中医药大学学报(教学科学版)》,2019年第4期。
④ 参见卜菲菲、王键、胡建鹏等:《中国传统文化与中医院校人文教育探讨》,《安徽中医药大学学报》,2005年第1期。

'宪法',也是教学环节组织实施和评价的依据,也是重塑教学的前提。"①人才培养首先要完善培养方案,在坚持专业特色的前提下,中医药高等院校主动融入国家发展战略,根据时代发展和社会所需,结合自身实际,丰富人才培养目标内容,改革创新人才培养模式,提升核心竞争力。例如:

北京中医药大学:《国家中长期教育改革和发展规划纲要(2010—2020年)》指出要"着力培养信念执著、品德优良、知识丰富、本领过硬的高素质专门人才和拔尖创新人才"。面对中医拔尖创新人才的发展需求,北京中医药大学从1997年引领开办中医学专业7年制,到2011年率先探索中医学专业9年制,2012年开办中医学专业"5+3"模式,通过不断反思并尝试回答"什么是中医拔尖创新人才"以及"如何培养"等问题,逐渐凝聚共识,形成了"中医拔尖创新人才"的概念及内涵,构建了"五维一体,一以贯通,多途径培养"的培养模式,对开展中医拔尖创新人才培养模式的研究与实践起到了很好的示范引领作用,并逐步构建出更符合时代特点、符合中医人才成长规律的中医拔尖创新人才培养模式②。

上海中医药大学:面对高等教育的挑战,上海中医药大学自20世纪80年代中期起,打破"百校一面""千人一面"的局限,克服单一传授专业知识、单纯强调知识储备的倾向,加大个性化人才培养力度。1993年实施依托学分制和三学期制,着力解决全面发展与个性发展的复合型人才培养问题;2009年率先试点"5+3+X"医教协同教育模式,形成师承贯穿始终的中医临床人才培养体系;2012年开展通识教育改革试点,推进人文素质教育在中医人才培养中的全程覆盖,探索德育工作与专业教育相互渗透的机制;2014年通过"2+X"模式打造对接国际同类专业标准、医教科产相结合的应用型人才培养模式。回望不断的突破与改革,学校探索了一条富有中医人才培养特点的一体化设计之路,在坚持传统的同时不断与国际接轨③。

南京中医药大学:近年来,南京中医药大学对中西医临床医学专业复合型人才培养范式进行了探索与实践,为全国开办本专业的其他院校提供了借鉴。学校提出确立了"认同中西医学科,兼具中西医技能,融通中西医思维,面对临床

---

① 参见袁靖宇:《高校人才培养方案修订的若干问题》,《中国高教研究》,2019年第2期。
② 参见焦楠、翟双庆、闫永红等:《追求卓越 构建中医拔尖创新人才培养模式》,《中医教育》,2020年第2期。
③ 参见胡鸿毅、舒静、何文忠等:《中医人才培养的思考与探索——以上海中医药大学为例》,《中医教育》,2009年第4期。

问题能择优辨用、融合协同"的人才培养目标。以"病证结合"思路为先导,实现四项教与学中西医理念的融合:在诊断疾病上,实现直觉思维宏观识体证与逻辑思维微观探病原的融合;在诊治方案上,实现立足整体辨证调和与再求精准靶向用药的融合;在治疗手段上,实现手术西药速治其标与中药针灸缓图其本的融合;在学术发展上,实现协作自悟结合与传承创新并举的融合。最终实现以"病证结合"思路为先导的,中西医知识、思维、能力、素质四位一体的复合培养,即在知识方面,实现中医经典理论、现代医学理论、生物科学技术、医学人文等知识的复合;在思维方面,实现中医偏宏观的辨证思维和西医偏微观的循证思维的复合;在能力方面,实现中西医两套医疗健康服务技能与本领的复合;在素质方面,实现社会主义核心价值观为首的综合素质与"大医精诚"的中医药专业素养的复合。解决了专业教育教学理念、目标定位相对模糊,与中医学专业、针灸推拿学专业区分度不高的问题[①]。

安徽中医药大学:人才培养是高等教育事业的主题,人才质量是高等教育事业的生命线,科学合理的课程体系是实现人才培养目标和确保人才质量的载体,决定了学生通过学习将获得怎样的知识结构和能力,是保障和提高教育质量的核心,是新形势下教育教学改革的关键环节之一[②]。安徽中医药大学在长期实践基础上,遵循"加强通识教育、突出核心课程、强化实践创新、固化教改成果、鼓励个性发展"的改革思路,在中医类医学生课程体系改革方面进行了大胆实践。主要做法是:以通识教育课程、专业基础课程、专业课程、实践课程为中心,以选修课程与必修课程相适宜的立体课程体系为框架,科学区分中医教学与西医教学,合理整合理论教学与实践教学,有机融合第一课堂与第二课堂,有序串连通识知识、专业基础知识、专业知识,着力贯通中医文化、中医学术、中医思维、临床技能知识体系,在内容涵盖和结构形式上反映整合化趋势,体现学科课程及内容的系统性和逻辑联系,探索构建充分体现中医药院校办学特色的中医类医学生课程体系[③]。

河南中医药大学:自2010年起,河南中医药大学充分考虑中医药人才培养规律及自身实际,在多方调研、论证的基础上,推出了人才培养模式改革方

[①] 参见唐德才、王明强、何睦等:《基于复合型人才培养的中西医临床医学专业建设——以南京中医药大学为例》,《南京中医药大学学报(社会科学版)》,2020年第3期。
[②] 张伯礼、石鹏建、洪净:《中医药高等教育发展战略研究》,中国中医药出版社,2013年,第197页。
[③] 参见王鹏、彭代银、王键等:《中医类学生课程体系改革的研究与实践》,《中医教育》,2015年第3期。

案——"三类人才"培养,即中医药传承人才、中医药应用人才、医药相关人才。中医药传承人才培养模式,旨在培养具有坚定的中医信念、系统的中医思维能力、深厚的传统文化功底、熟练的中医诊疗技术的传承人才,并相继开办了中医学(仲景学术传承班)、中医学(平乐正骨传承班)、中药传承实验班;中医药应用人才培养模式,是顺应国家医疗制度改革趋势,为社会培养以中医为主、中西医兼通的人才,如全科医师、中医师、中药师等;医药相关人才培养模式,是根据医药市场的需要,培养既能服务于医疗市场,又能适应于其他服务领域如制药工程、生物工程、市场营销等①的应用人才。

湖南中医药大学:近年来,湖南中医药大学积极探索"课程体系改革建设双结合、教师教书育人能力双提升、教学质量评估通道双闭环"的"三双共振"人才培养模式,同频共振,集聚合力,以人才培养模式改革创新推进中医药人才培养质量的全面提升②。

从这些人才培养实践改革来看,针对新时期对人才培养的要求,高校在制定新时期中医药人才培养方案过程中,着重做好:遵循中医药人才培养规律,与医学人才培养及现代高等教育规律相结合,优化课程模块、强化专业特色、突出实践创新能力培养。确立科学定位、特色鲜明的培养目标,构建兼容并蓄、能力导向的知识结构,形成层次分明、优化整合的课程体系,突出技能培养、创新创业的实践体系,坚守严谨规范、保证质量的毕业要求。实施拔尖创新型卓越医师、卓越药师人才培养计划,加强通识教育、融合创新课程体系、注重过程性管理与评价、重视实践能力、开展国际交流,培养学贯中西、追求卓越、国际视野、大师潜质的中医拔尖创新人才,培养崇尚科学、追求真理、德才兼备、勇于担当、具有国际视野与创新能力的药学精英③。

(二)服务国家战略和适应社会需求的创新人才培养

人才培养是大学的首要职能,中医药高等院校虽然特色鲜明,但特色不能停

---

① 参见朱建光、李汉伟、苏成福:《中医院校教学改革的探索与实践》,《中国中医药现代远程教育》,2019年第16期。
② 参见戴爱国:《新时代中医药院校"三双共振"人才培养模式探索与实践》,《湖南中医药大学学报》,2020年第10期。
③ 参见陈明、牛浩:《新时期中医药大学一流本科教育建设的思考与路径》,《中医杂志》,2020年第5期。

滞、消解甚至萎靡,需要不断包容创新才能成为优势和核心竞争力[①]。在传承创新发展的道路上,中医药高等院校坚守特色生命线,砥砺前行,主动融入服务国家战略和社会需求,找准定位,深化改革,培养多学科、多层次、多类型的中医药人才。

2020年9月,国务院办公厅印发的《关于加快医学教育创新发展的指导意见》指出,要以习近平新时代中国特色社会主义思想为指导,全面贯彻党的十九大和十九届二中、三中、四中全会精神,按照党中央、国务院决策部署,落实立德树人根本任务,把医学教育摆在关系教育和卫生健康事业优先发展的重要地位,全面提高人才培养质量,为推进健康中国建设、保障人民健康提供强有力的人才保障。提出4个方面17条改革举措,4个方面依次为全面优化医学人才培养结构、全力提升院校医学人才培养质量、深化住院医师培训和继续医学教育改革、完善保障措施。

在全力提升院校医学人才培养质量方面,《关于加快医学教育创新发展的指导意见》特别强调了中医药学教育。主要内容为:"培养仁心仁术的医学人才,将中医药课程列入临床医学类专业必修课程。强化医学生职业素养教育,加强护理专业人才培养,建设国家临床医学、中医学、公共卫生等教学案例共享资源库。不断完善临床医学、口腔医学、中医硕士专业学位研究生教育与住院医师规范化培训的有机衔接。传承创新发展中医药教育。强化中医药专业在中医药院校中的主体地位,集中优势资源做大做强中医药主干专业。支持中医药院校加强对中医药传统文化功底深厚、热爱中医的优秀学生的选拔培养。强化传承,把中医药经典能力培养作为重点,提高中医类专业经典课程比重,将中医药经典融入中医基础与临床课程,强化学生中医思维培养。建立早跟师、早临床学习制度,将师承教育贯穿临床实践教学全过程。支持编写一批符合中医药教育规律的核心课程教材。注重创新,试点开展九年制中西医结合教育,培养少而精、高层次、高水平的中西医结合人才;探索多学科交叉创新型中医药人才培养。"[②]

新时代需要新理念,应当坚持需求导向、标准导向、特色导向,积极开展人才培养模式新探索。《关于加快医学教育创新发展的指导意见》发布之前,为适应医学教育重新定位和改革发展趋势,《国家中长期教育改革和发展规划纲要

[①] 参见郑晓红、王长青、段金廒等:《中国特色世界一流中医药大学的建设标准与路径》,《中医杂志》,2017年第4期。

[②] 参见《关于加快医学教育创新发展的指导意见》(国办发〔2020〕34号)。

(2010—2020年)《关于医教协同深化临床医学人才培养改革的意见》《关于深化医教协同进一步推进医学教育改革与发展的意见》等文件相继发布,不断对中医药医疗、健康服务等方面的人才培养提出更高要求。医学院校以各类人才培养计划为突破口,开展医学教育综合改革,培养各具特色的专业人才,包括卓越中医师计划、应用型人才培养和多学科交叉人才培养等。

从2010年起教育部组织实施卓越系列人才培养计划,如卓越工程师、卓越医师、卓越中医师等,这是实现高等教育进行以能力提升为内涵式发展的人才培养的重要途径。2014年下半年,教育部、国家中医药管理局颁布《关于开展卓越医生(中医)教育培养计划改革试点申报工作的通知》,正式启动了卓越中医师教育培养计划[1]。北京中医药大学率先开展了中医临床专业的卓越中医"5+3"一体化长学制人才培养改革尝试。2015年,教育部同意了北京、上海、广州、南京、天津、成都13所中医药大学先行先试,开展本硕连读卓越中医师"5+3"一体化拔尖创新人才培养改革工作[2]。广州中医药大学从2015年开始探索卓越中医师"5+3"一体化人才培养工作,学生生源优秀,受欢迎程度高,但由于卓越中医师教育计划"5+3"一体化开展时间比较短,在人才培养各环节上还有很大的改进与提升空间,在人才培养过程中也存在一些不足。

基于国家对应用型人才的指导定位及经济社会发展对中医药应用型人才的需求,中医药应用型人才的培养发展迅速,例如中医康复、中医护理、中医英语等应用型人才快速增长。中医药应用型人才培养的重要意义在于:一是符合党的教育精神和政策方针。中医药应用型人才培养是以提高人才的基本素质与技能为核心,围绕如何提升学生实际临床诊疗技术水平开展的教学活动,高度符合"提升教育服务经济社会发展能力"的精神。二是符合社会经济发展对人才的需求。要以超前的意识预判中医药人才的未来发展趋势,使中医药人才培养具有一定的前瞻性,为医疗事业发展做好人才储备,避免受人才短缺的市场冲击。三是符合中医药现代化、产业化的发展需要。中医药高校要以消费者需求为导向,办好做好符合新时代特色的中医药教育,将中医药教育与现代化技术相结合,将院校教育和社会产业相结合,真正将人才培养与区域社

---

[1] 参见《教育部办公厅、国家中医药管理局办公室关于开展卓越医生(中医)教育培养计划改革试点申报工作的通知》(教高厅函〔2014〕38号)。
[2] 参见《教育部、国家中医药管理局关于批准卓越医生(中医)教育培养计划改革试点高校的通知》(教高函〔2015〕3号)。

会经济需求紧密结合。辽宁中医药大学结合辽宁省区域经济发展及学校实际情况,从深化合作育人、推进课程建设、强化实践育人、加强质量保障几个方面对中医药应用人才培养的经验进行总结,并结合新时代对中医药应用型人才的需求,坚持需求导向、标准导向、特色导向,从中医药文化教育、中医药经典理论教育、中医药智能信息化教育、中医药国际标准化教育4个维度对中医药应用型人才培养提出了创新理念,为中医药院校开展应用型人才培养模式改革提供了经验①。

中医药多学科交叉人才的培养也极为重要。为促进中医药多学科交叉创新团队建设,培养一批中青年多学科交叉创新人才,国家中医药管理局于2020年启动实施了中医药创新团队及人才支持计划项目,研究制定了《中医药创新团队及人才支持计划实施方案》。该方案聚焦中医药重点领域、重大问题,以中医药发展重大需求为牵引,以促进融合创新、团队实践为导向,以多学科交叉团队建设和人才培养为重点,遴选组建若干国家中医药多学科交叉创新团队和国家中医药传承创新团队,培育一批具有多学科交叉创新素质和能力的中青年拔尖创新人才。重点申报领域包括:基于临床的中医药理论研究领域;中医临床重大疑难疾病、优势病种防治领域;中药相关领域;中医药技术创新、装备与材料创新、信息技术应用领域;中医药文化研究与传播领域。

《关于促进中医药传承创新发展的意见》中明确指出,"培养造就一批高水平中医临床人才和多学科交叉的中医药创新型领军人才"。中医药多学科交叉人才的培养也得到诸多权威人士的呼吁,例如中国中医科学研究院首席研究员杨宇飞建议,为促进中医药学的发展,"在攻读硕士、博士研究生阶段,学生物、化学,甚至具有良好物理、数学、计算机、哲学等学科背景的学生都可以参加到学习中医的队伍中来。当今世界高新技术层出不穷,云计算、大数据等高新技术也应该尽快进入中医领域。热爱中医、愿意为中医药贡献力量又具备相关专业知识和技术的复合型人才,无疑将成为中医药现代化进程的重要推动力量。非中医类高新技术专业人才的加入,有利于中医产业吸取新技术、新思维。推动中医事业的创新发展,让中医药在新世纪再创辉煌"②。中国科学院院士陈凯先认为"中医药传承创新不只是中医药工作者的事,应该鼓励多学科交叉融合,打破界

---

① 参见石岩、刘争清、贾连群:《基于服务经济社会发展的应用型中医药人才培养的研究与思考》,《中医教育》,2020年第4期。

② 杨宇飞:《培养中医药学科交叉人才》,《北京观察》,2020年第7期。

限,欢迎其他科研队伍加入"①。

中医药高等院校在多学科交叉人才培养方面,屡有创新突破,以上海中医药大学为例:

上海中医药大学从2015年新设生物医学工程专业(中医信息与工程方向),旨在培养新一代拥有中医药学科背景、掌握现代生物与医药技术、面向产业需求的复合型、应用型生物与医药人才。经过几年的建设发展,该专业现为国家中医药管理局重点学科,上海市应用型本科试点专业,教育部首批"新工科"项目试点专业,上海市新工科试点专业。近年来相关本科专业毕业生被上海交通大学、东南大学、浙江大学、复旦大学、四川大学、大阪滋庆学园等国内外知名高校免试录取,平均就业率保持在95.85%以上,毕业生整体素质一直都受到用人单位的普遍好评。

生物医学工程专业的培养目标为:培养具备中西医基础理论知识和临床工程实践技能,掌握中医四诊信息采集与处理、中医医疗设备设计和研制以及计算机技术信息科学有关的理论,能运用所学知识分析问题和解决生物医学工程实际问题的高级专业人员。通过学习,学生不仅能从事医学(尤其是中医)科学领域的基础研究,也能从事医学(尤其是中医)科学领域新技术、新方法及新仪器的研究与开发,满足电子医学与中医信息等相关产业和各种医疗场所、医院等部门的工程技术及管理工作的需要。

为实现交叉人才培养目标,生物医学工程专业在课程设计上也非常具有特色。采取"2+2"培养模式,通过建立"三个平台、三个模块"来实现,即生物医学基础平台、"基于设计学习"的企业实践教学平台和海外优质课程教学平台。基于"以设计为导向"的教学理念,重视实践课程及毕业设计,并引进国内外优质课程资源,聘请本专业国内外著名专家讲座,使专业学习与实践有机结合,学生的毕业设计将在合作企业的高级工程师直接指导下完成。课程体系除公共课外,还包括生物医学模块、电子信息模块和医工结合模块。生物医学:解剖学,生理学,中医基础理论,中医诊断学,针灸学等;电子信息:高等数学,电路分析基础,信号与线性系统,微机原理与接口技术,数字信号处理,单片机原理与应用,C语言,数字电子技术等;医工结合:生物医学工程概论,中医工程学,生物力学,针

---

① 赵维婷:《清华大学成立中药研究院:多学科交叉助推中医药传承创新》,搜狐,https://www.sohu.com/a/227864281_456034。

灸器材学、医学影像诊断与设备原理等。

2016年,上海中医药大学专门整合校内各方资源,成立了交叉科学研究院。研究院建立伊始就致力于中医药学与生命医学相关学科的交叉融合,旨在通过发挥多学科交叉和人才聚集优势,打造面向国际、国内一流的中医药多学科交叉和生物医学前沿的系列研究平台。研究院围绕国家重大需求和国际生命医学领域前沿问题,立足中医药现代化与国际化的关键难题,加强中医药自主创新与国际合作,促进中医药学与生命医学相关学科的交叉融合,加快中医药基础研究向临床研究的转化和应用,为我国日益增长的全民健康服务需求做出重要贡献。

研究院成立至今,先后从海内外引进了一批具有国际水准的高水平研究团队,并建立了一系列具有国际领先水平的技术平台,如组学分析、化学生物学、系统药理学、药代动力学、生物信息学等。相关科研团队在中医药系统生物学、中药系统药理学及精准用药、系统药代及新型递药系统、中医药大数据分析等领域开展了大量创新性研究工作。研究院目前承担国家重点研发计划中医药现代化专项、重大新药创制专项、国家自然科学基金、中国博士后科学基金等国家级科研课题40余项,省部级课题15项,横向合作课题20余项。近两年来,交叉科学研究院共发表学术论文100余篇,其中SCI收录论文90余篇,含IF>10.0的高水平论文8篇、IF>5.0的高水平论文20余篇。部分科研成果发表在 *Science Translational Medicine*、*Nature Chemical Biology*、*Advanced Science*、*ACS Nano*、*American Journal of Psychiatry*、*Trends Biochem Sci*、*Trends Pharmacol Sci*、*Pharmacol Ther*、*Obesity Reviews*、*Biosensors & Bioelectronics*、*Oncogene*、*Journal of Medicinal Chemistry*、*Analytical Chemistry*、*Clin Pharmacokinet*、*Journal of Experimental and Clinical Cancer Research*、*EBio Medicine*、*Chemical Communications*、*Acta Pharmaceutica Sinica B* 等国际著名学术刊物上。此外,还申报各类发明专利10余项,主编或参编专著8部。目前研究院拥有开展中药化学、药物化学、药物动力学、系统生物学、分子药理学以及生物信息学研究所需的各类硬件设备,包括Q Exactive™ HF-X组合型四极杆Orbitrap™质谱仪、超高分辨率活细胞成像系统、Operetta CLS高内涵细胞成像分析系统、高分辨飞行时间蛋白组液质联用仪(Triple-TOF 5600)、串联三重四极杆质谱联用仪(Triple-QUAD 4500)、微量热泳动仪、细胞能量代谢分析系统、多功能细胞定量分析仪、电感耦合等离子质谱仪、紫外引导自动纯化制备液相色谱系、超速离心机、倒置荧光显微镜、全自动荧光酶标仪、高效液相色谱仪等大型仪器①。

二、中医师承教育经典传承

在中医药院校教育之前,中医药人才培养最主要、最普遍的形式就是"师带徒"的师承教育。中医药教育在几千年的继承和发展中形成了不同于西医教育模式的中医师承教育模式,即师傅以"口传心授"的形式教育徒弟。此形式最大的特点是将理论教学与临床教学融为一体,使学生在老师的言传身教和亲身实践中掌握扎实的理论知识和实践技能。另外,在师承教育模式下,老师能够根据每个学生的特点因材施教。古代著名医家大都有所师从,相传扁鹊师从长桑君,张仲景师从张伯祖。所以,传统师承教育更符合以口传心授、经验为上的中医知识累积的本质。

1956年,卫生部决定在全国开展中医师带徒工作,将此视为继承祖国医学遗产的一个重要措施,并要求各地卫生行政部门要把这项工作列为中心任务之一②。由此全国范围内中医师带徒工作得到了进一步重视。1957年5月27日,著名中医专家、卫生部中医顾问秦伯未③在《人民日报》发表题为《学习历代中医带徒弟的精神和方法》的长文,结合中国历代典型例子,对师带徒的优势、方法、原则、意义及当下需要克服的思想和有利条件,进行了详细介绍和深刻阐述,并将师带徒这一人才培养途径视为推动中医整体事业发展的重要步骤④。

中医药学科具有不同于其他学科的经验性和实践性,师承教育正是利用这个属性培养了大批优秀的中医人才。只有不断地对师承教育继承和创新,才能让中医药走得更远。随着院校教育的发展,曾一度存在将中医院校教育与传统的师承教育相对比,并对院校教育加以批判的不科学观点。近年来,中医药高等

---

① 参见上海中医药大学交叉科学院:《多学科交叉助力中医药自主创新——上海中医药大学交叉科学研究院简介》,《世界科学技术—中医药现代化.》,2019年第3期。

② 新华社:《继承祖国医学遗产的重要措施 卫生部将组织西医全面学习中医》,《人民日报》,1956年5月9日,第1版。

③ 秦伯未(1901—1970年),上海人,毕生致力于中医教育和临床实践,业医50余年,著述颇丰。其著作涉及中医基础理论和临床多方面,尤其对《内经》进行了深入研究。临床方面,对温热病、肝病、血液病、心脏疾患、溃疡病等的治疗,颇多见解。他为当代中医学术的发展做出了贡献。新中国成立后,曾任上海市第十一人民医院中医内科主任,卫生部中医顾问,中华医学会副会长,全国药典编纂委员会委员,全国第二、三、四届政协委员等职。(参见张怀琼主编:《海派中医流派传略图录》,上海科学技术出版社,2018年,第338页)

④ 秦伯未:《学习历代中医带徒弟的精神和方法》,《人民日报》,1956年5月27日,第3版。

院校做了大量改革尝试,目前已经明确了院校教育为主体、师承教育为辅助的新型中医高等教育培养模式。客观地讲,中医院校教育培养了一大批优秀的中医人才,而且正在临床、科研一线发挥着重要作用。今后,中医高等院校教育仍然是中医人才培养的主体①。

成都中医药大学按照"学经典,做临床,跟名师"的要求,通过大力创办中医特色班、中医传承班(李斯炽班、凌一揆班、吴棹仙班、陈达夫班),以书院化培养模式,深入研究传承人才培养的三内容、三阶段、三方式,即在名医传承的过程中,要全面传承名老中医的临床经验、学术思想、人文思想"三内容",医术、医理、医道"三阶段",对名老中医的传承采取口传言教、耳濡目染、自我提高相结合的"三方式",从而打造师承教育与院校教育相结合的"师带徒"模式,塑造"重素质、厚文化、重传承、熟经典、重实践、多临床"的特色中医药人才②。北京中医药大学坚持现代中医药高等教育与传统师承教育相融合的人才培养模式,并强调传承与创新并重。学校从2007年开始在中医名家子弟自主招生的基础上,开办中医学"院校—师承—家传"3种教育模式相结合的5年制教改实验班,2011年又率先开办中医学9年一贯制的"岐黄班",2012年招收中医学"5+3"一体化卓越班,均实行"院校教育与师承教育"结合的培养模式③。上海中医药大学曾专门开设研究生的上海市老中医师承版,注重系列教学内容的思想性、教学过程的社会性,注重学生能力的培养,对研究生教育进行当代大医培养与塑造的有益尝试④。黑龙江中医药大学推进院校教育与师承教育相结合的人才培养方式改革,开展全程导师制,在"生成性教学"指导下让学生在学习、实践过程中通过"体悟"来提升专业水平⑤。安徽中医药大学创立师承"双导师制",着重发展采用院校教育与师承教育相结合的模式,突出地方医学特色,将新安医家的学术思想、诊疗经验与现代研究成果相结合,推进课程体系改革,培养学生的传承创

---

① 参见孙晓光、马重阳:《新形势下中医教育改革的思考》,《中医教育》,2020年第6期。
② 参见余曙光、李勇、胡一梅等:《中医药高等教育的坚守与变革》,《成都中医药大学学报(教育科学版)》,2019年第4期。
③ 参见谷晓红、闫永红、林燕等:《坚持传承创新 促进医教协同——北京中医药大学中医人才培养改革与实践》,《中医教育》,2016年第3期。杨承芝、车轶文、孔令博:《院校教育与师承教育结合实践的认识与思考——以北京中医药大学为例》,《中医教育》,2018年第6期。
④ 参见袁开惠、孙文钟、张亭立等:《立足经典 修善自我——上海中医药大学中医师承班〈大学〉导读教学谈略》,第二十三次全国医古文研究生学术交流会论文集,2014年5月31日。
⑤ 参见孙忠人、郭宏伟、张浩等:《传承与发展并重培养卓越中医药人才》,《中医教育》,2018年第5期。

新能力①。河南中医药大学在中医学专业设立仲景学术传承班,使"班级制与导师制相互补充",推动名老中医学术思想传承,推动仲景学术思想传承②。河北中医学院设立扁鹊中医实验班,实行"双导师制",实施院校—师承教育有机结合的人才培养方式③。湖北中医药大学采用本科生导师制,力主读书和跟师实践相结合、课堂教学与临床带教相结合、师承教育与临床科研能力培养相结合。甘肃中医学院从本院特色专业建设出发,在针灸推拿专业推行"本科生'师带徒'人才培养模式的改革探索与实践"④。云南中医药大学开设中医学"佩衡班"和中药学"兰茂班"两个教学改革班级,设立导师制推进师承教育⑤。福建中医药大学教改试点班"修园班",实行导师制,使"师生关系"变成"师徒关系",且"一徒多师"⑥。

各中医药高等院校对于传承人才培养模式改革的有益尝试,是时代发展的必然要求,它在一定程度上缓解了中医院校教育临床思维弱化、实践能力不足的问题。如何正确认识和把握师承教育与中医药高等教育的关系,有专家提出应从科学、经验、文化、原创和产业等5个角度予以把握。

"第一是科学性,中医是我国一门独特的医学科学。中医不是简单的技艺传承,不能光靠简单的师承就可以成为一名优秀的中医。需要通过规范、系统的学习培养,才能奠定扎实的中医基本理论功底,才能做到心中有经典,笔下有良方。第二是经验性,中医是一门经验医学,这就决定'多临床,反反复复临床'是中医药人才培养的必由之路,而这恰恰就是师承教育的优势所在。第三是文化特性,中医药文化博大精深,搞中医的人要有扎实的中医基础知识,要有传统的哲学思维,要有中医的文化底蕴。不管是师承还是科班出身的人都要如此。第四是原创性,中医人才培养不仅需要传承,更需要创新和发展。第五是产业性,中医不

---

① 参见董昌武、周美启、王键等:《创新培养模式培育新安医学人才——安徽中医学院新安医学教改试验班建设概况》,《中医教育》,2011年第4期。
② 参见郑玉玲、詹向红、呼海涛等:《中医传承教育人才培养模式的思考与探索》,《中医教育》,2013年第1期。
③ 参见孔祥骊、王占波、马小顺:《河北中医学院人才培养历史回顾与改革实践》,《中医教育》,2017年第2期。
④ 参见胡旭、周慧敏、张智兵等:《中医院校开展学分制面临的问题与对策》,《中医教育》,2017年第3期。
⑤ 参见徐源、王子鹤、王梅:《关于"云南中医学院特色班人才培养模式和实施效果调查研究"的调研报告》,《科技导刊(上旬刊)》,2018年第9期。
⑥ 参见王洋:《以"五修五型"为支撑塑造医学生精诚至善的职业理想——以福建中医药大学"修园班"为例》,《成都中医药大学学报(教育科学版)》,2019年第2期。

但可以治病救人,还可以带动一个地方产业的发展。围绕中医的五大本质属性,我们可以得出一个基本的科学态度,即要客观评价两种教育之间的差异,要看到它们相互之间的优势与劣势。不要因为有了师承教育,就轻视中医高等教育,也不要认为自己是中医高等教育出身的就看不起民间中医,看不起师承教育。"① 随着中医药教育改革的深化,越来越多的有识之士认识到了中医教育教学应在坚持现代学校教育为主的前提下,充分发挥与运用传统师承教育的优点和经验,使两者有机结合,才有可能培养出具有中医自身特色的专业人才②。

三、中医药继续教育蓬勃发展

中医药继续教育是人才强国战略和建设健康中国战略的重要组成部分。党的十九大报告指出,我国社会主要矛盾已经转化为人民日益增长的美好生活需要和不平衡不充分发展之间的矛盾。而人民群众日益增长的中医药健康服务方面的需求,对中医药从业人员的职业素质和专业水平提出了更高、更新的要求。切实加强新时期中医药继续教育,不断提高中医药人员的整体素质和服务能力,是当代中医人的历史使命和责任担当。

国医大师孙光荣指出,中医药继续教育包括三个属性:第一,中医药继续教育需要以中医药行业为主体跨界进行,中医药继续教育内容包括中医药文化、中医职业道德、中医经典和学术经验、中医思维模式和技术等。第二,中医药继续教育工作的内容属性是在原有的基础上不断前行,因此需要在职业中医药师中开展,而不是从零开始,所以内容应以重温经典为主,夯实基础;同时,应是以名老中医经验传承为主要内容,薪火相传。第三,应是以新理论、新技术、新材料、新方法为主体进行跨界发展。对于新时期如何加强中医药继续教育工作,孙光荣提出四点建议:一是更新教育理念,通过积极引导和有效激励,促使职业中医师群体从"要我继续学"转变为"我要继续学",促使中医药继续教育工作从中医药人才培养的配套工程转变为中医药人才培养的主题工程。二是进一步充实中医药继续教育的内容,通过积极发掘、大力拓展跨学科跨领域的融合,丰富和充实中医药继续教育内容,如加强中医药经典和老中医经验的传承力度;以强化岗

---

① 何清湖:《如何开展好现代师承教育》,《中国中医药报》,2017年4月26日,第3版。
② 薛洪汇、张宗明:《现代中医教育不该再彷徨》,《健康报》,2016年6月8日,第5版。

位胜任能力为核心,大力加强中医临床思维的训练;发掘、筛选、纳入中医临床新理论、新程式、新方药、新技术,以及中药材的识别、栽培、炮制技术等,造就品牌的继续教育项目;同时也要重视各种新老学术流派。三是要进一步创新继续教育方式,可以实行老中青三结合的微信课堂,可以开展以中青年为主的经典病种防治机制专题辩论会,可以实行实地+远程的专题竞赛等。四是进一步拓展中医药继续教育分会的规模和职能,使继教分会的覆盖面扩大到基层乃至中医馆、中医诊所、中医药企业等,必要时可以设立分会工作站、联络站,参与中医药继续教育项目的申报认证筛选和考核工作。做好中医药继续教育工作,为国家培养可信、可靠、可用的优秀中医药人才[①]。

为加强对中医药继续教育管理,使中医药继续教育工作更好地适应新时期中医药事业发展需要,国家中医药管理局做了大量工作。2006年11月,国家中医药管理局修订发布《中医药继续教育规定》《中医药继续教育登记办法》。《中医药继续教育规定》提到,中医药继续教育是继承发展中医药特色优势的重要举措,是中医药专业技术队伍建设的重要内容。中医药继续教育应当适应中医药事业发展和社会的实际需要,面向现代化,面向世界,面向未来。中医药继续教育的任务是使中医药专业技术人员保持高尚的职业道德,继承、增新、补充、拓展专业知识和技能,不断提高专业技术水平和创新能力。中医药继续教育的对象是从事中医药专业技术工作的中医药专业技术人员。参加和接受继续教育是中医药专业技术人员的权利和义务。

此后,各省(区、市)制定了中医药继续教育相关规定,一些省(区、市)中医药管理部门结合本地区实际,制定了本省的管理制度,如上海、广东等17个省(区、市)制定省级老中医药专家学术经验继承工作的管理规定;北京、河北等9个省(区、市)制定省级优秀中医临床人才培养方案与管理办法;山东、云南省制定乡村医生接受中医药知识技能培训与资格认定、再注册及目标考核等挂钩的规定。中医药继续教育制度建设有了较大的发展,保证了中医药继续教育的顺利实施[②]。

2007年10月,为指导和规范各层次中医药继续教育基地建设,进一步提高

---

① 《中医药继续教育:提高中医药人员的整体素质和服务能力》,国家中医药管理局网站:http://www.satcm.gov.cn/guicaisi/zyyfp/zyyfpcyfp/2019-10-16/11551.html。
② 《余靖在全国中医药继续教育工作会议上的讲话:突出特色 拓展领域 努力开创中医药继续教育新局面》,国家中医药管理局网站:http://bgs.satcm.gov.cn/gongzuodongtai/2018-03-25/6483.html。

中医药继续教育质量，国家中医药管理局修订发布了《中医药继续教育基地管理办法》。2009年5月，国家中医药管理局发布《关于加强中医药继续教育建设的通知》，最重要的一项改革是：国家中医药管理局中医药继续教育基地由各省级中医药管理部门初审，报国家中医药管理局审定；省级以下中医药继续教育基地由各省级中医药管理部门审定，同时将省级中医药继续教育基地报国家中医药管理局备案。此后，各地的中医药继续教育发展更为迅速，以中医药继续教育的品牌项目——国家级中医药继续教育项目为例：

由国家中医药管理局中医药继续教育委员会办公室组织开展的国家级中医药继续教育项目已连续开展20年。根据培训对象的层次定位，项目内容分为知识技能类、学习提高类、前沿进展类3个类别。知识技能类以中医药基本理论、基础知识和基本技能为主，主要针对中级以下中医药专业技术人员。学习提高类以提高综合素质和专业能力为主，主要针对中级及以上中医药专业技术人员。前沿进展类：以本专业前沿知识、理论、技术及与多学科交叉融合为主，主要针对中、高级中医药专业技术人员。各省、自治区、直辖市卫生健康委、中医药管理局，各国家级中医药继续教育项目申报单位积极申报，为推动更广泛更全面的中医药创造性转化、创新性发展提供了优质平台。

表3-1 2013—2020年国家中医药继续教育项目立项数量表[①]

年　　度	立项数量(项)	
2013	1 145	
2014	1 076	
2015	1 213	
2016	1 016(年度)	165(备案)
2017	979(年度)	210(备案)
2018	1 037(年度)	259(备案)
2019	972(年度)	323(备案)
2020	933(年度)	365(备案)

说明：从2016年开始，满足以下条件的项目，可申请"备案"立项，无须重新申报。① 内容相同、名称相近的项目，3次被列入2012—2016年国家级中医药继续教育项目；② 按规定执行，每年度培训人数在60人次以上，学员满意度90%以上

---

① 数据来源于国家中医药管理局官方网站。

以全国中医药高等院校及附属医院为主要承办单位的国家中医药继续教育项目,朝着特色、专业、精品方向发展,在中医药人才培养、中医药文化推广与普及等方面,发挥了不可替代的作用。例如,上海中医药大学中医文献研究所围绕"中医文献与文化""中医经典与临床"主题已连续6年举办国家级继续教育项目培训班,成为中医医史文献与中医药文化研究领域的特色品牌项目,得到业内人员高度认可,每年参加学习培训的学员有200人左右。

第四章
关于中医药文化创造性转化创新性发展的思考和建议

新中国成立以来,党和国家领导人高度重视、殷切关怀祖国传统医学的发展,包括名老中医以及西医工作者在内的一大批中医药知识分子为中医药事业呕心沥血,广大人民群众对中医药文化的认同度越来越高,这些都为中医药高等教育、人才培养、科学研究等工作的开展去除了障碍,为保障以"为人民服务"为宗旨的中西医结合路线的贯彻执行、创造具有中国特色的医学科学体系做出了极大贡献。

新时期,习近平总书记关于传承发展中华优秀传统文化,传承精华、守正创新中医药学的一系列论述,为中医药事业未来的发展指明了方向。中医药事业创造性转化、创新性发展已成为党和国家经济社会建设中的一件大事。对过往的总结,意义在于指导今后更好地传承创新发展。我们在整理、分析中医药文化创造性转化、创新性发展典型实践范例,为中医药事业发展感到欢欣鼓舞的同时,也对中医药行业发展中面临的一些问题生发了一些不成熟的思考和建议。

一、关于中医药国际化

据统计,到目前为止,世界范围内有183个国家和地区在使用中医药,这意味着中医药已为世界上绝大部分国家和地区的民众提供了健康服务。据世界卫生组织(WHO)统计,目前有103个会员国认可使用针灸,设立与传统医学相关法律法规的会员国有29个,其中有18个国家已将针灸纳入医疗保险体系。近年来,我国卫生部门与70多个国家卫生部门签订的卫生协议中涉及了中医药的内容,国家中医药管理局与20多个国家的政府直接签订了中医药合作协议。中医药已成为中国与"一带一路"国家以及东盟、欧盟等国家、地区和国际合作组织进行卫生经贸合作的重要项目,在促进东西方文明交流、中外人文交流、建设人类命运共同体中发挥着重要作用。在中医药国际化道路上,世界卫生组织发挥了至关重要的作用①。2019年5月,世界卫生大会审议通过的《国际疾病分类》(第11次修订本),首次将以中医药为代表的传统医学纳入其中,这具有里程碑的意义,为以中医药为代表的传统医学创造了全球化发展的新机遇。

2021年10月11日,国家市场监督管理总局(国家标准化管理委员会)《关于批准发布〈数据中心能效限定值及能效等级〉等602项国家标准和1项国家标准修改单的公告》(中华人民共和国国家标准公告2021年第12号),正式发布了7项中医国家标准(见表4-1)。

2021年10月13日,《国家标准化管理委员会关于下达2021年第三批推荐性国家标准计划及相关标准外文版计划的通知》(国标委发〔2021〕28号),批准推荐性国家标准计划共374项,其中制定224项、修订130项,推荐性标准361项、指导性技术文件13项。其中包含11项中医推荐性国家标准计划(见表4-2)。

以上这些标准的实施和计划的推进,为中医药国际化奠定了坚实的基础。当然,中医药能够在全球立足,其自身的特色和优势是根本。因此,在今后的中医药国际化道路上,首先必须坚持突出中医药的特色,集中中医药诊疗优

---

① 1975年成立国际针灸培训中心。1976年将传统医学事业列为世界卫生组织主要工作之一。1977年世界卫生组织第30届大会通过"促进和发展各国传统医学的训练和研究工作"的决议并设置传统医学专家委员会。1977年11月在日内瓦召开的"促进和发展传统医学"会议上肯定了"传统医学"。1978年成立传统医学规划署。1979年世界卫生组织刊物《世界卫生》发表针灸专刊,宣传介绍中医针灸,并建议针灸可用来治疗43种疾病。1981年成立国际传统医学合作中心。1986年《世界卫生组织纪事》以社论的形式介绍"针灸在现代保健中的应用",积极推动针灸在各国的发展。世界卫生组织西太平洋区特别制定国际所接受的标准针灸穴名方案。1996年在意大利米兰提出63种针灸治疗适应病症。2001年世界卫生组织西太平洋地区办事处制定了一个地区性的传统医药发展战略。2003年世界卫生组织制定传统医学战略。2008年世界卫生组织在中国北京举办的首届传统医学大会上发布《北京宣言》,主张发展传统医学。2009年和2004年世界卫生组织敦促成员国实施《世界卫生组织传统医学战略(2014—2023年)》,并在其主办的第62届和第67届世界卫生大会上两次通过《传统医学决议》。2019年5月25日第72届世界卫生大会正式审议通过了《国际疾病分类》(第11次修订本),首次将以中医药为代表的传统医学纳入其中,具有非常重要的里程碑意义。参见毛嘉陵主编:《中医文化蓝皮书》之《中国中医药发展报告(2019)》,社会科学文献出版社,2019年,第58页。

势。与此同时,要做好以下工作:传承创新发展中医药学术知识体系;创建面向全球的中医药话语平台,推动中医药文化价值观的国际认同;完善我国中医药法律法规,为世界各国提供参考借鉴;设计具有竞争力的运行模式,占领国际中医药市场。只有这样,中医药国际化才能够得到持续、有效的发展和推动。

表4-1 2021年10月11日起实施的7项中医国家标准[①]

序列	国家标准编号	国家标准名称	代替标准号	实施日期
105	GB/T 15657-2021	中医病证分类与代码	GB/T 15657-1995	2021-10-11
375	GB/Z 40666-2021	中医技术操作规范 皮肤科 中药蒸气浴	/	2021-10-11
376	GB/Z 40667-2021	中医技术操作规范 皮肤科 中药离子喷雾	/	2021-10-11
377	GB/Z 40668-2021	中医技术操作规范 皮肤科 中药面膜	/	2021-10-11
378	GB/Z 40669-2021	中医技术操作规范 外科 挂线法	/	2021-10-11
379	GB/T 40670-2021	中医药学主题词表编制规则	/	2021-10-11
380	GB/Z 40671-2021	中医技术操作规范 外科 结扎法	/	2021-10-11

二、关于中医药现代化产业化

习近平总书记在给中国中医科学院成立60周年的贺信中指出:"希望广大中医药工作者增强民族自信,勇攀医学高峰,深入发掘中医药宝库中的精华,充分发挥中医药的独特优势,推进中医药现代化,推动中医药走向世界。"在这里,习近平总书记明确提出推进中医药现代化的要求。《中华人民共和国中医药法》第三条第二款规定,发展中医药事业应当运用现代科学技术,促进中医药

---

① 《关于批准发布〈数据中心能效限定值及能效等级〉等602项国家标准和1项国家标准修改单的公告》(中华人民共和国国家标准公告2021年第12号),全国标准信息公共服务平台,http://std.sacinfo.org.cn/gnoc/queryInfo?id=B51EF8051976E8EF451F4F6B2097FCBA。

表 4-2 2021 年 10 月 13 日公布的 11 项中医推荐性国家标准计划①

序号	计划号	项目名称	标准性质	制修订	代替标准号	采用国际标准	项目周期(月)	主管部门	归口单位	起草单位
254	20214265-T-468	中医临床名词术语第2部分：外科学	推荐	制定			12	国家中医药管理局	全国中医标准化技术委员会	中国中医科学院中国医史文献研究所，全国科学技术名词审定委员会，中华中医药学会，中医科学院，中华中医药学会外科分会
255	20214266-T-468	中医临床名词术语第1部分：内科学	推荐	制定			12	国家中医药管理局	全国中医标准化技术委员会	中国中医科学院中国医史文献研究所，全国科学技术名词审定委员会，中华中医药学会，中医科学院，中华中医药学会内科分会
256	20214267-T-468	中医临床名词术语第3部分：皮肤科	推荐	制定			12	国家中医药管理局	全国中医标准化技术委员会	中国中医科学院中国医史文献研究所，全国科学技术名词审定委员会，中华中医药学会，中医科学院，中华中医药学会皮肤科分会
257	20214268-T-468	中医临床名词术语第6部分：妇科学	推荐	制定			12	国家中医药管理局	全国中医标准化技术委员会	中国中医科学院中国医史文献研究所，全国科学技术名词审定委员会，中华中医药学会，中医科学院，中华中医药学会妇科分会

① 《国家标准化管理委员会关于下达 2021 年第三批推荐性国家标准计划及相关标准外文版计划的通知》（国标委发〔2021〕28 号），国家标准化管理委员会，http://www.sac.gov.cn/xw/sytz2021/202110/P020211019349104293983.pdf。

第四章 关于中医药文化创造性转化创新性发展的思考和建议

续表

序号	计划号	项目名称	标准性质	制修订	代替标准号	采用国际标准	项目周期（月）	主管部门	归口单位	起草单位
258	20214269-T-468	中医临床名词术语 第4部分：肛肠科	推荐	制定			12	国家中医药管理局	全国中医标准化技术委员会	中国中医科学院中国医史文献研究所、全国科学技术名词审定委员会、中华中医药学会、中国中医科学院、中华中医药学会肛肠科分会
259	20214270-T-468	中医临床名词术语 第8部分：眼科学	推荐	制定			12	国家中医药管理局	全国中医标准化技术委员会	中国中医科学院中国医史文献研究所、全国科学技术名词审定委员会、中华中医药学会、中国中医科学院、中华中医药学会眼科分会
260	20214271-T-468	中医临床诊疗术语 第3部分：治法	推荐	修订	GB/T 16751.3-1997		12	国家中医药管理局	全国中医标准化技术委员会	上海中医药大学、中国中医科学院中国医史文献研究所、上海师范大学、福建中医药大学、辽宁中医药大学、中日友好医院、重庆市中医院、广州中医药大学第一附属医院、成都中医药大学附属医院、江苏省中医院、上海中医药大学附属龙华医院、上海中医药大学附属岳阳中西医结合医院、上海市中医医院、中华中医药学会
261	20214272-T-468	中医临床名词术语 第7部分：儿科学	推荐	制定			12	国家中医药管理局	全国中医标准化技术委员会	中国中医科学院中国医史文献研究所、全国科学技术名词审定委员会、中华中医药学会、中国中医科学院、中华中医药学会儿科分会

续表

序号	计划号	项目名称	标准性质	制修订	代替标准号	采用国际标准	项目周期（月）	主管部门	归口单位	起草单位
263	20214274-T-468	中医临床名词术语 第5部分：骨伤科学	推荐	制定			12	国家中医药管理局	全国中医标准化技术委员会	中国中医科学院望京医院，中国中医科学院眼科医院，全国科学技术名词审定委员会中医药学名词审定委员会，中国中医科学院，中华中医药学会，中华中医药学会骨伤科分会
264	20214275-T-468	中医临床诊疗术语 第1部分：疾病	推荐	修订	GB/T 16751.1-1997		12	国家中医药管理局	全国中医标准化技术委员会	上海中医药大学，中国中医科学院中医药史文献研究所，福建师范大学，辽宁中医药大学，上海师范大学，中日友好医院，重庆市中医院，广州中医药大学第一附属医院，成都中医药大学附属医院，江苏省中医院，上海中医药大学附属龙华医院，上海中医药大学附属岳阳中西医结合医院，上海市中医医院，中华中医药学会
266	20214277-T-468	中医临床名词术语 第9部分：耳鼻喉科学	推荐	制定			12	国家中医药管理局	全国中医标准化技术委员会	中国中医科学院中国医史文献研究所，全国科学技术名词审定委员会中医药学名词审定委员会，中华中医药学会，中国中医科学院，中华中医药学会耳鼻喉科分会

理论和实践的发展。《中共中央 国务院关于促进中医药传承创新发展的意见》强调"大力推动中药质量提升和产业高质量发展"。中医与现代科技的有序结合是未来中医医学发展的方向,现代化、产业化也是传统中医药发展过程中的必经之路。

关于如何走好中医药现代化、产业化之路,学界对此问题关注度非常高,也出现了许多讨论。其中中国科学院院士陈可冀的观点具有一定代表性。陈院士认为,要走好这条必经之路,需要时刻保持清醒、开放的头脑,始终立足国内,放眼世界,并从5个方面予以加强和提高:

第一,在传承中医药传统诊断技术精华、理念及方法的同时,应当更加注意结合当代临床诊断智能化及制药智能化的现状,进一步联系中医药理论,科学发展,实事求是地参照、更新、引进与提高。对阴阳、虚实、表里、寒热的"八纲",应进行现代化系统研究,以切合中医师及中西医结合医师临床参考应用。在提升中药及中成药的临床实际应用方面,为加强保障传统道地药材理论及实际应用,应加强栽培方法、生药学、药效学、药理学、基因组学等方面的理论探讨及相关科学研究。与此同时,还应该认真研究中医药诊疗中的寒、热、温、凉四气以及五味药性等理论与实际的需求特点,进行现代化理论研究与分析,提高中医证候辨识或症状诊断能力和水平,进一步应用现代循证医学理念和方法,总结应用于临床诊断、提高疗效及疗效评估等方面的科学理论与实际内涵等。对于当前现代化高质量制药生产技术设备的发展和研究需求,也应同步联系实际,重视其发展。

第二,根据临床实际需要,中国的医务人员在很多疾病中采用中西医结合治疗,这种方法在不少疾病中应用有助于扬长补短,可以进一步提高疗效。中西医结合应用,可发挥中医、西医两者之长,在实际中,这种方法在广大医药界已被广泛采用,确实提高了疗效。应鼓励广大医务人员实事求是地认真总结该方面的经验与教训,为提高治愈率、提高全社会医疗保障能力,做出更大的实效性贡献。

第三,中国中成药营销在全球估测的经济产值方面,所占份额不高,其智能化及现代化制备能力亟待提高,应当努力改变现状,力争上游。

第四,在正骨、推拿、按摩及针灸技术等器械的更新、发展与进步方面,也有待提高。中国的铜人躯体经穴电子教学模型研制有实际应用效果,经穴治疗效应及其机理研究也有一定的进展。韩国及日本等国家创新针刺穴位及针刺手法同样很受患者欢迎,其与中国针刺技术方法的简与繁及其效价等方面,值得进行比较性的临床科学实效研究,并探讨创新理论的可能性。

第五,中医药在重大慢性病方面的预防保健理念比较完善,但也应该科学分析并实事求是地研究发展,讲求实际适用范围、保健效能及注意事项,讲求大数据效能分析,并力求合理,不宜过度夸大①。

三、关于《中华人民共和国中医药法》

2017年7月1日,《中华人民共和国中医药法》正式颁布实施。这对于传承创新发展中医药具有重要的意义,既是生存发展的保障,又是守正创新的指南,也是建设健康中国的导向,更是振兴中医中药的总纲。有学者就敏锐地指出,中医药法具有4个"有利于"的特点:一是有利于促进中医药事业发展;二是有利于保持和发挥中医药特色优势;三是有利于规范中医药从业行为,保障中药质量,保障医疗安全;四是有利于提升中医药的国际影响力。所以,中医药法不仅仅关系到中医药,更是在解决健康服务问题上为世界提供了"中国式办法",做出了独特贡献。因此,呈现出了4个变化:"第一个变化,是国内、国际社会对中医药特色优势的认识有了普遍的提高。第二个变化,是中医药人对中医药学的理论自信、道路自信、方术自信、文化自信得到进一步的坚定。第三个变化,是中医药管理的责任、范围、权限得以逐步明确。第四个变化,是吸纳确有专长中医师,在一定程度上充实了中医药基层服务力量。"②

传承创新发展中医药已经成为新时代中国特色社会主义事业的重要内容,是中华民族伟大复兴的大事。近年来,为持续深入贯彻落实《中华人民共和国中医药法》和中央决策部署,总结完善各地中医药工作经验和成效,为健全当地中医药服务体系、支撑中医药事业传承创新发展、推进健康城市建设提供有力法治保障,全国各地陆续修订或修正原有法规,对"症"下药,以确保《中华人民共和国中医药法》在本地顺利实施。截至2021年6月20日,已有16个省、直辖市、自治区完成原有中医药法规的修订或修正并正式发布。内容从7章到10章不等,最少54条,最多77条。最早通过的是河北省(2017年12月1日),最新通过的

---

① 陈可冀:《创新性发展中医药现代化、产业化事业》,《中国中西医结合杂志》,2020年第6期。
② 徐婧:《孙光荣:中医药法是振兴中医的总纲》,《中国中医药报》,2020年7月20日,第2版。

是贵州省(2021年5月27日)。河北2018年开始实施,湖北、四川2019年开始实施,江苏、安徽、江西、陕西2020年开始实施,吉林、黑龙江、北京、上海、山东、广西、贵州、甘肃、宁夏2021年开始实施。中医药立法,除了经过严格的立法程序,还需协调发展和改革、教育、科技、经济和信息化、民政、财政、人力资源和社会保障、农业农村、商务、文化和旅游、卫生健康、市场监督管理、统计、知识产权、医疗保障、药品监督管理等众多部门,非短期内能够完成①。

尽管《中华人民共和国中医药法》已经颁布,然而,从实践层面来看,仍有许多工作有待进一步完善和明晰。

第一,在"有法可依"的前提下,管理部门要开展执法检查,加强监管,强化执法,建立健全中医药执法队伍。据统计,国家市场监管总局广告监管司对2020年第二季度全国部分传统媒体和互联网媒介广告发布情况进行抽查监测,发现部分中医医疗机构发布涉嫌违法中医医疗服务广告,共监测到虚假违法中医医疗广告2 758条次②。2020年6月,国家中医药管理局政策法规与监督司对31个省(区、市)的1 560份报纸进行了监测,共监测到虚假违法中医医疗广告11条次③。对诸如以上行为,需要建立专业的执法队伍,参照《中华人民共和国中医药法》《中华人民共和国广告法》等法律,协调中医药管理部门以及市场监管部门,予以整治处罚。

第二,要加快中医药法配套法规的制定工作,构建适应中医药产业、文化、教育等发展需要的法律法规体系,并占领制高点,弥补空白点,大力做好与媒体宣传、文化推广、健康服务、医疗行为等领域的协调发展,增强中医药法的实施可操作性。

第三,在中医药法实施过程中,要有效解决管理体系、人才培养、药材质量、文化普及突出关键问题,促进中医药法真正落到实处,有效推动中医药传承创新发展。管理体系方面,真正做到"坚持中西医并重";中医药人才培养方面,切实遵循中医药人才成长规律,以中医药内容为主,体现中医药文化特色,注重中医药经典理论和中医药临床实践、现代教育方式和传统教育方式相结合;中药质量管控方面,当务之急是对种子、土壤、培植、采集、炮制、仓储、交易等过程、环节加

---

① 章林:《全国各地最新中医药条例特色鲜明》,《中国中医药报》,2021年7月14日,第3版。
② 参见《关于部分中医医疗机构发布涉嫌违法中医医疗服务广告监测情况的通报》(国中医药法监监督便函〔2020〕28号)。
③ 参见《关于2020年虚假违法中医医疗广告(报纸第一批)监测情况的通报》(国中医药法监监督便函〔2020〕14号)。

强管控;文化普及方面,对中医药文化传播的内容、方式、传播者条件出台相关的硬性规定,纠正和避免鱼龙混杂、泥沙俱下的情况,同时夯实中医药文化素养提升工程,继续做好相关中医药文化科普活动。

四、关于中医药知识产权

目前我国的中医药知识产权保护政策多以西医思维制定,今后应根据中医药自身特点,建立独立于西医的中医药管理体制,建立系统性的、符合中医药自身规律的知识产权保护机制。

据统计,至2018年底,我国入选联合国教科文组织非遗名录的传统医药类有2个项目:中国针灸和藏医药浴法——中国藏族有关生命健康和疾病防治的知识与实践;进入国家非遗的传统医药类共137项,国家级中医药非物质文化遗产代表性传承人共131人;除港、澳、台地区,全国共有省级中医药非物质文化遗产代表性项目585个。但这只是中医药宝库中的很小一部分,从《黄帝内经》到《神农本草经》,从《伤寒论》到《本草纲目》等诸多医学古籍,从扁鹊、华佗、张仲景到孙思邈、李时珍等名医,再到蒙古、藏、壮、瑶、苗、回等多个少数民族传统医学体系,我国中医药传统文化数不胜数。但这仅为已知的中医药学的很小一部分,关于中医药学,还有更多的需要我们去研究。

作为中华民族的瑰宝,中医药学理应得到重视、发掘和保护,但从目前来看,中医药学的知识产权保护短板明显,甚至失去了不少主动权。例如,在日本,1976年复方颗粒剂就开始成为医保药品,并免除了新药注册认证的临床试验环节,正式拉开了汉方药在日本的复兴大幕。目前,进入日本医保目录的复方颗粒剂共有148个品种,明确了成分规格和功能效用的OTC汉方制剂共有236个品种,同时汉方医学也成为日本所有医学院的必修科目。日本政府还投资建立了一系列汉方医药研究机构,比如北里研究所附属东洋医学研究所、富山医科药科大学和汉药研究所,1988年就被世界卫生组织指定为世界传统医学合作中心。在中医药专利申请方面,我国中医药发展的脚步也显得缓慢。《世界专利数据库》统计资料显示,在世界中草药和植物药专利申请中,中国的中药专利申请仅占0.3%,日本已抢注了全球中成药7成以上的中药专利。到目前为止,日本已申请了《伤寒杂病论》《金匮要略方》中的210个古方专利。在韩国,朝鲜时代医学书籍《东医宝鉴》列入世界记忆遗产名录。据世界卫生组织统计,目前全球约有60%的人使用中草药治疗疾病,每年国际中药销售额高达160亿美元。国外所用的中医药有70%—80%从我国进口,然而,他们进口的中成药比例不足30%,其他都是原料药,且价格低廉。业界专家认为,遵照现行的药品审评制度规定,中药秘方和院内制剂要正式成为药品,必须先要申请专利。但是申请专利,必须公布中药的配方,这也意味着知识产权和商业机密的丢失。这样的矛盾和问题,是大多数中药秘方在我国不能正常上市、不能充分发挥其医药价值的重要原因。为此,中医药行业关于建立适应中医药特点保护体系的呼吁非常强烈,提倡尊重中医药自身规律,推动管理架构和流程再造,建立适应中医药传承和保护的检验、注册、评价、管理体系。

中国国际经济交流中心产业规划部研究员张瑾认为,当前应从以下几方面加以努力:

要加大人才培养。加快中医人才培育,加强中医药学科建设,保护挖掘、抢救民间验方、秘方。加强中医药学科建设,成立纯正的中医高等专科院校,设立纯正的中医临床专业,院校教材主课以《易经》《黄帝内经》《神农本草经》等经典著作为主,同时学习西医基础理论,在传承中医药理论基础上创新发展。

不仅如此,还需要制定中医药人才专项计划,设立国医大师人才工程,挖掘、抢救和保护民间中医人才。开展民间中医资源普查工作,对民间遗留的宝贵遗产加以收集整理、保护传承,并引导符合条件的专业人员,积极参加确有专长的考核,更好地服务群众健康。同时,组建一支发掘、整理和研究民间验方、秘方的队伍,拯救一批濒临失传的药方。

此外,应结合中医药学的自身特点,健全完善现行中医药知识产权保护制度。在国家保密法中增设中医药保护的专门条款或单独制定中医药保密法,筛选对治疗重大疾病、慢性病等确有显著疗效的成熟院内制剂产品,作为国家重要战略资源,纳入国家保密配方的范畴,鼓励中药企业挖掘民间秘方和科研创新的积极性和动力。健全完善其他中医药知识产权保护制度,将中药品种保护的范围延伸至中医药院内制剂,而不仅限于已经取得中药准字的药品。对于重新挖掘、整理出来的民间传统药方或民族医药方,如已通过院内制剂大规模和长时间的临床使用,也可以纳入中医药品种保护范畴,予以保护。

同时,根据中医药自身特点,实施分步骤的中医药知识产权保护策略。现阶段可将对重大疾病有独特疗效的中医药纳入国家保密配方,设置一定的保护期限。在保护期限内,拥有国家保密配方的企业或个体应积极推动以原配方为基础的方剂研发创新,通过研制新的化合物走国际通行的专利保护道路,或借鉴日本"专利网"模式构建严密的专利保护网,在保护中医药知识产权进程中,逐步推动具有独立自主知识产权的中国中医药走向国际市场[①]。

五、关于中医药高等教育顶层设计

目前在我国,中医教育的任务是由中医药高等院校与部分西医院校和综合性大学共同来完成的。教育部高校评价体系是全部高等院校发展的风向标也是指挥棒,中医高等院校也不例外。根据教育部关于中医高等院校一级学科的排名体系和指标,当前的评价指标主要有3个:师资队伍与资源;人才培养质量;科学研究。3个评价指标中只有科学研究一项是最客观可量化的指标,论文数量、科研获奖、科研项目数量和经费都有据可查,而其他指标都比较模糊。

需要补充的是,教育部2019年发布的《"双一流"建设监测指标体系》,包括大学建设进展、加强和改进党对高校的领导、培养拔尖创新人才、建设一流师资队伍、提升科学研究水平、传承创新优秀文化、着力推进成果转化、完善内部治理结构、关键环节突破、社会参与机制、国际交流合作等11个监测项目,23个监测要素,79个核心监测点。以上各项权重教育部不公开,只是给了原则,所以对高校的评价体系中最客观且可量化的就是科研的各项指标。也就是说中、西医院校用的是同一评价体系。而这个评价体系不但没有把中西医院校区别对待,甚至没有医学类院校该有的临床部分评价指标。评价指标指引下的中医药高等院校注定要以科研为先,把指标层层下达分解到每级领导、每个学科、每个教师身上,由此造成的教学、临床等精力必然受到影响。学生的中医思维的建立和临床能力的培养同样也会受到影响。鉴于此,有专家强烈建议抓中医教育改革顶层设计,尽快建立与中医院校自身特点相结合的评价体系,并保证合理、连续、稳定的政策支持[②]。

---

① 梁倩:《我国中医药知识产权保护体系仍需完善》,《经济参考报》,2020年5月6日,第6版。
② 参见孙晓光、马重阳:《新形势下中医教育改革的思考》,《中医教育》,2020年第6期。

六、关于中医药人才培养

中医药的发展,人才培养是关键。与中医药高等教育密切相关的是中医药专业人才培养问题。不论是培养应用型、多学科交叉型、拔尖创新型还是其他高级别中医药人才,都必须首先考虑如何培养这一问题。

面对很长一段时间以来社会对中医药人才中医特色不鲜明,以及中医"西化"的困惑,坚持人才培养要以"中医"为主题的呼声越来越高。对此,国医大师周仲瑛指出,在中西医结合的道路上,中医药高等院校的人才培养还是要坚持中医特色。"中、西医两种医学各有专攻,也各有特色,两者不是替代关系,也不是从属关系。当前我们中医院校的人才培养强调要中西医结合,但我还是主张要围绕发展中医这个主题,以培养中医药高级人才为目的,提升他们的临床实践能力,发挥中医优势来解决临床实际问题,为中医的延续和发展起到承前启后的作用。中医的振兴不是哪一代人能够完成的,如果我们后继无人,培养出来的都是自我否定派,把中医淡化了、西化了,是没有出路的。"[①]

很多年前,就有专家指出,如果淡化中医教育过程中的中医特色,"不从中医药高等教育的理念、课程设置、学生来源上进行深刻的反思、调整,不仅难以培养出真正精通中医药的高级人才,也许还会不断培养出中医药的掘墓人"[②]。

因此,中医药高等院校从医学理论和临床技能等角度传授知识的同时,必须要始终坚持中医的特色。

七、关于中医药事业发展资金投入

据了解,自1986年开始财政部、国家计委每年安排中央专项资金支持中医药事业发展,当年全国中医药专项资金近1亿元,此后几年大致变化不大[③]。

[①] 薛洪汇、张宗明:《现代中医教育不该再彷徨》,《健康报》,2016年6月8日,第5版。
[②] 毛嘉陵:《中医药大学新生先从文化教育开始》,《中国中医药报》,2011年8月26日,第3版。
[③] 马骏:《我国加大对中医药行业投入 今年中央财政投入中医药专项资金逾35亿元创历史最高》,国家中医药管理局网站:http://bgs.satcm.gov.cn/gongzuodongtai/2018-03-25/6084.html。

到2005年,中央中医药事业发展专项资金增长至1.83亿元[①]。此后,中央关于中医药事业的投入不断增加,重点体现在两个方面:一是总量逐年增大,二是增长速度加快。2006年为5.8亿元[②],2008年为35亿元。2008年的中央中医药事业发展专项资金创新中国成立以来的历史新高,尤其值得一提的是,当年,中央财政首次对中医药知识宣传普及的支持,项目共安排专项资金3 100万元[③]。中央财政专项资金到2009年为47亿元[④],2010为52.43亿元[⑤],2011年为59.5亿元[⑥]。此后一直都在缓慢增加,到2018年为67.54亿元[⑦]。不断增加的财政投入为中医药事业持续健康发展提供了强有力的物质保障,也为尽快改变中医药基础差、底子薄的现状,推进中医药继承创新,实现中医药事业又好又快发展奠定坚实基础。

中央财政以外,各地也投入一定的地方财政推动中医药事业发展。2015年,河南省开封市出台《关于扶持和促进中医药事业发展的意见》,确保逐年增加对中医药事业的投入,并纳入财政预算,使其增长幅度不低于同级财政支出的增长幅度[⑧]。福建省在"十三五"期间,省级财政每年统筹安排中医药发展专项资金约6 700万元,支持中医药卫生事业促进与发展,2020年,新增安排了1 000万元资金规模[⑨]。2020年4月,云南省政府出台《关于推进中药饮片产业发展的若干意见》,提出2018—2020年,省政府每年统筹安排奖补专项资金5亿元,支持中药饮片产业发展,引导社会资金投入[⑩]。上海市持续开展中医药事业发展三年行动计划,2018年投入资金3.23亿元[⑪]。

[①] 参见高新军:《中央财政投入中医药力度空前》,《中医药管理杂志》,2011年第8期。
[②] 参见《中央财政五十九亿元支持中医药》,《江苏中医药》,2012年第1期。
[③] 严少卫、谭嘉:《中医药获资金支持力度前所未有 有关部委去年安排中医药专项资金达35亿元》,国家中医药管理局网站:http://bgs.satcm.gov.cn/gongzuodongtai/2018-03-25/6068.html。
[④] 参见柴玉:《今年中央财政投入47亿元发展中医药》,《中医药管理杂志》,2009年第12期。
[⑤] 《中国中医药年鉴(行政卷)》编委会:《中国中医药年鉴(行政卷)》2011卷,中国中医药出版社,2012年,第342页。
[⑥] 《中国中医药年鉴(行政卷)》编委会:《中国中医药年鉴(行政卷)》2012卷,中国中医药出版社,2013年,第378页。
[⑦] 《中国中医药年鉴(行政卷)》编委会:《中国中医药年鉴(行政卷)》2012卷,中国中医药出版社,2019年,第307页。
[⑧] 《河南开封将持续增加中医药投入》,国家中医药管理局网站:http://bgs.satcm.gov.cn/gongzuodongtai/2018-03-25/5164.html。
[⑨] 《福建:培育一批名医名科名院》,《中国中医药报》,2020年11月11日,第1版。
[⑩] 《云南出台中药饮片专项资金管理办法:5亿资金重点扶持7大领域》,国家中医药管理局网站:http://www.satcm.gov.cn/xinxifabu/gedidongtai/2018-05-22/7156.html。
[⑪] 《上海年鉴》编辑委员会:《2019上海年鉴》,《上海年鉴》编辑部出版,2019年,第426页。

表 4-3　2013 年我国 31 个省市自治区中医药机构财政拨款[①]

地　区	中医药财政拨款(亿元)	地　区	中医药财政拨款(亿元)
北　京	10.59	湖　北	6.79
天　津	4.13	湖　南	5.69
河　北	6.11	广　东	15.38
山　西	8.10	广　西	6.95
内蒙古	10.17	海　南	2.39
辽　宁	3.68	重　庆	4.48
吉　林	8.92	四　川	16.15
黑龙江	6.02	贵　州	4.73
上　海	6.37	云　南	7.78
江　苏	9.99	西　藏	2.15
浙　江	14.62	陕　西	7.99
安　徽	5.62	甘　肃	6.16
福　建	6.01	青　海	3.07
江　西	5.15	宁　夏	1.70
山　东	8.89	新　疆	5.84
河　南	7.92		

在不断增加投入支持过程中，中医药在医疗、保健、科研、教育、产业、文化等 6 个方面取得全面发展，硕果累累。值得一提的是，除了中央、地方财政专项资金投入，应当更多地吸引社会资本投入中医药事业。此外，在大量资本投入基础设施建设、信息化、国际化等专项的同时，应当兼顾中医药科普、教育等的发展。例如，中央从 2008 年才开始投入专项财政支持中医药宣传科普（共计 3 100 万元），希望教育、科普等方面的财政投入能够进一步快速增长。

八、关于中医药文化研究

尽管近些年来，中医药文化领域研究无论是在质量还是数量上都取得了飞

---

① 数据来源于《2013 全国中医药统计摘编》，参见田振明、宋馨雨：《中医药财政投入与 GDP 关系研究》，《医院管理论坛》，2016 年第 6 期。

速的发展,但是仍然存在着诸多问题。

就整体来看,中医药界开展的研究大部分属于自然科学技术层面。关于中医药传统文化层面的整体研究相对偏少、偏弱。例如有研究认为,当前学术界主流中医药科研有如下5种类型:一是以文献整理为主的梳理式研究;二是以方法论为主的指导式研究;三是以"以西解中"为主的验证式研究;四是以现代信息技术为主的发掘式研究;五是多学科交叉式研究①。

中医药是目前世界上影响最大并具有悠久历史、独特理论体系及丰富临床实践经验的传统医学,是中华民族的伟大创造。在几千年的发展过程中,中医药根植中国传统文化,通过吸收中国传统文化中的养分而成长起来,兼具了技术层面和文化层面的知识,是厚重中华文化和具体实践相结合的产物,与中国传统文化的背景一脉相承,成为中国传统文化的重要组成部分。

众所周知,中国古代传统的哲学、科学、伦理、宗教等各方面知识,不仅渗透影响,而且直接参与了中医学理论的建构,并成为中医学理论的组成部分,实现了文化和技术的高度融合。关于中医药文化层面的整体研究,应当根据中医药文化层面的构成,多学科交叉,借鉴历史学、社会学、发生学、考古学、文化人类学、诠释学、认知语言学等理念和方法对其进行多方位阐释、学科研究②,并在此基础上,逐步构建具有中国特色的学术语言体系。

要言之,从时代背景来看,当前的中医文化研究处于重要的窗口期,学界同仁当牢牢把握机遇,不断拓宽学术视野,提高研究水平,紧紧围绕着"中医文化学"理论体系的构建进行深入的探讨和分析,以期从整体上把握中医文化发展的规律,为中医文化建设的推进,为整个中医事业的进步做出自己的贡献。

---

① 参见黄海量:《中医科研类型及现代科技的应用述要》,《辽宁中医杂志》,2014年第3期。
② 高振、董竞成:《积极推进中医药文化层面研究》,《中国中医药报》,2020年7月30日,第3版。

附 录

国务院关于扶持和促进中医药事业发展的若干意见

2009年4月21日

各省、自治区、直辖市人民政府，国务院各部委、各直属机构：

中医药（民族医药）是我国各族人民在几千年生产生活实践和与疾病做斗争中逐步形成并不断丰富发展的医学科学，为中华民族繁衍昌盛做出了重要贡献，对世界文明进步产生了积极影响。新中国成立特别是改革开放以来，党中央、国务院高度重视中医药工作，中医药事业取得了显著成就。但也要清醒地看到，当前中医药事业发展还面临不少问题，不能适应人民群众日益增长的健康需求。《中共中央 国务院关于深化医药卫生体制改革的意见》（中发〔2009〕6号）提出，要坚持中西医并重的方针，充分发挥中医药作用。为进一步扶持和促进中医药事业发展，落实医药卫生体制改革任务，现提出以下意见：

一、充分认识扶持和促进中医药事业发展的重要性和紧迫性

长期以来，中医药和西医药互相补充、协调发展，共同担负着维护和增进人民健康的任务，这是我国医药卫生事业的重要特征和显著优势。中医药临床疗效确切、预防保健作用独特、治疗方式灵活、费用比较低廉，特别是随着健康观念变化和医学模式转变，中医药越来越显示出独特优势。中医药作为中华民族的瑰宝，蕴含着丰富的哲学思想和人文精神，是我国文化软实力的重要体现。扶持和促进中医药事业发展，对于深化医药卫生体制改革、提高人民群众健康水平、弘扬中华文化、促进经济发展和社会和谐，都具有十分重要的意义。

随着经济全球化、科技进步和现代医学的快速发展，我国中医药发展环境发

生了深刻变化,面临许多新情况、新问题。中医药特色优势逐渐淡化,服务领域趋于萎缩;老中医药专家很多学术思想和经验得不到传承,一些特色诊疗技术、方法濒临失传,中医药理论和技术方法创新不足;中医中药发展不协调,野生中药资源破坏严重;中医药发展基础条件差,人才匮乏。各地区、各有关部门要充分认识扶持和促进中医药事业发展的重要性和紧迫性,采取有效措施,全面加强中医药工作,开创中医药事业持续健康发展新局面。

二、发展中医药事业的指导思想和基本原则

(一)指导思想。坚持以邓小平理论和"三个代表"重要思想为指导,全面贯彻落实科学发展观,把满足人民群众对中医药服务的需求作为中医药工作的出发点。遵循中医药发展规律,保持和发扬中医药特色优势,推动继承与创新,丰富和发展中医药理论与实践,促进中医中药协调发展,为提高全民健康水平服务。

(二)基本原则。坚持中西医并重,把中医药与西医药摆在同等重要的位置;坚持继承与创新的辩证统一,既要保持特色优势又要积极利用现代科技;坚持中医与西医相互取长补短、发挥各自优势,促进中西医结合;坚持统筹兼顾,推进中医药医疗、保健、科研、教育、产业、文化全面发展;坚持发挥政府扶持作用,动员各方面力量共同促进中医药事业发展。

三、发展中医医疗和预防保健服务

(一)加强中医医疗服务体系建设。县级以上地方人民政府要在区域卫生规划中合理规划和配置中医医疗机构(包括中西医结合和民族医医疗机构)。大力加强综合医院、乡镇卫生院和社区卫生服务中心的中医科室建设,积极发展社区卫生服务站、村卫生室的中医药服务。在其他医疗卫生机构中积极推广使用中医药适宜技术。通过中央和地方共同努力,进一步加大公立中医医院的改造建设力度,有条件的县以上综合医院和乡镇卫生院、社区卫生服务中心都要设置中医科和中药房,配备中医药专业技术人员、基本中医诊疗设备和必备中药,基本实现每个社区卫生服务站、村卫生室都能够提供中医药服务。加强中医医疗机构服务能力建设,研究制订中医诊疗常规、出入院标准、用药指南、临床诊疗路径、医疗服务质量评价标准等技术标准和规范,促进中医医疗机构因病施治、规范诊疗、合理用药,提高医疗服务质量。培育、培养一批名院、名科、名医。推动中医药进乡村、进社区、进家庭。

积极促进非公立中医医疗机构发展,形成投资主体多元化、投资方式多样化的办医格局。鼓励有资质的中医专业技术人员特别是名老中医开办中医诊所或个体行医，允许符合条件的药品零售企业举办中医坐堂医诊所。非公立中医医疗机构在医保定点、科研立项、职称评定和继续教育等方面，与公立中医医疗机构享受同等待遇，对其在服务准入、监督管理等方面一视同仁。

（二）积极发展中医预防保健服务。充分发挥中医预防保健特色优势，将中医药服务纳入公共卫生服务项目，在疾病预防与控制中积极运用中医药方法和技术。推动中医医院和基层医疗卫生机构开展中医预防保健服务。鼓励社会力量投资兴办中医预防保健服务机构。制定中医预防保健服务机构、人员准入条件和服务规范，加强引导和管理。

四、推进中医药继承与创新

（一）做好中医药继承工作。开展中医药古籍普查登记，建立综合信息数据库和珍贵古籍名录，加强整理、出版、研究和利用。整理历代医家医案，研究其学术思想、技术方法和诊疗经验，总结中医药学重大学术创新规律。依托现有中医药机构设立一批当代名老中医药专家学术研究室，系统研究其学术思想、临证经验和技术专长。整理研究传统中药制药技术和经验，形成技术规范。挖掘整理民间医药知识和技术，加以总结和利用。

（二）加快中医药科技进步与创新。建立符合中医药特点的科技创新体系、评价体系和管理体制，改革和创新项目组织管理模式，整合中医药科技资源。推进中医药科研基地特别是国家和省级中医临床研究基地建设。支持中医药科技创新，开展中医药基础理论、诊疗技术、疗效评价等系统研究，推动中药新药和中医诊疗仪器、设备的研制开发，加强重大疾病的联合攻关和常见病、多发病、慢性病的中医药防治研究。推行中医药科研课题立项、科技成果评审同行评议制度。

五、加强中医药人才队伍建设

（一）改革中医药院校教育。根据经济社会发展和中医药事业需要，规划发展中医药院校教育。调整中医药高等教育结构和规模，坚持以中医药专业为主体，按照中医药人才成长规律施教，强化中医药基础理论教学和基本实践技能培养。选择部分高等中医药院校进行中医临床类本科生招生与培养改革试点。加强中医药职业教育，加快技能型人才培养。国家支持建设一批中医药重点学科、专业和课程，重点建设一批中医临床教学基地。

（二）完善中医药师承和继续教育制度。总结中医药师承教育经验，制订师承教育标准和相关政策措施，探索不同层次、不同类型的师承教育模式，丰富中医药人才培养方式和途径。落实名老中医药专家学术经验继承人培养与专业学位授予相衔接的政策。妥善解决取得执业资格的师承人员在职称评定和岗位聘用等方面的相关问题。完善中医药继续教育制度,健全继续教育网络。

（三）加快中医药基层人才和技术骨干的培养。制订切实可行的实施方案,积极探索定向为农村培养中医药人才的措施。鼓励基层中医药人员参加学历教育以及符合条件的中医执业医师带徒培训。探索中医执业医师多点执业的办法和形式。将农村具有中医药一技之长的人员纳入乡村医生管理。制订实施中医药学科带头人和技术骨干培养计划,造就新一代中医药领军人才和一大批中青年名中医。鼓励西医师学习中医,培养一批中西医结合人才。开展面向基层医生的中医药基本知识与适宜技术培训。

（四）完善中医药人才考核评价制度。制订体现中医药特点的中医药专业技术人员水平能力评价标准,改进和完善卫生专业技术人员资格考试中的中医药专业考试方法和标准。建立国家中医药专业人员职业资格证书制度,开展中医药行业特有工种技能鉴定工作。建立政府表彰和社会褒奖相结合的中医药人才激励机制。

六、提升中药产业发展水平

（一）促进中药资源可持续发展。加强对中药资源的保护、研究开发和合理利用。开展全国中药资源普查,加强中药资源监测和信息网络建设。保护药用野生动植物资源,加快种质资源库建设,在药用野生动植物资源集中分布区建设保护区,建立一批繁育基地,加强珍稀濒危品种保护、繁育和替代品研究,促进资源恢复与增长。结合农业结构调整,建设道地药材良种繁育体系和中药材种植规范化、规模化生产基地,开展技术培训和示范推广。合理调控、依法监管中药原材料出口。

（二）建设现代中药工业和商业体系。加强中药产业发展的统筹规划,制定有利于中药产业发展的优惠政策。组织实施现代中药高技术产业化项目,加大支持力度。鼓励中药企业优势资源整合,建设现代中药产业制造基地、物流基地,打造一批知名中药生产、流通企业。加大对中药行业驰名商标、著名商标的扶持与保护力度。优化中药产品出口结构,提高中药出口产品附加值,扶持中药企业开拓国际市场。

（三）加强中药管理。完善中药注册管理,充分体现中药特点,着力提高中药新药的质量和临床疗效。推进实施中药材生产质量管理规范,加强对中药饮片生产质量和中药材、中药饮片流通监管。加强对医疗机构使用中药饮片和配制中药制剂的管理,鼓励和支持医疗机构研制和应用特色中药制剂。

七、加快民族医药发展

加强民族医医疗机构服务能力建设,改善就医条件,满足民族医药服务需求。加强民族医药教育,重视人才队伍建设,提高民族医药人员素质。完善民族医药从业人员准入制度。加强民族医药继承和科研工作,支持重要民族医药文献的校勘、注释和出版,开展民族医特色诊疗技术、单验方等整理研究,筛选推广一批民族医药适宜技术。建设民族药研发基地,促进民族医药产业发展。

八、繁荣发展中医药文化

将中医药文化建设纳入国家文化发展规划。加强中医药文物、古迹保护,做好中医药非物质文化遗产保护传承工作,加大对列入国家级非物质文化遗产名录项目的保护力度,为国家级非物质文化遗产中医药项目代表性传承人创造良好传习条件。推进中医药机构文化建设,弘扬行业传统职业道德。开展中医药科学文化普及教育,加强宣传教育基地建设。加强中医药文化资源开发利用,打造中医药文化品牌。加强舆论引导,营造全社会尊重、保护中医药传统知识和关心、支持中医药事业发展的良好氛围。

九、推动中医药走向世界

积极参与相关国际组织开展的传统医药活动,进一步开展与外国政府间的中医药交流合作,扶持有条件的中医药企业、医疗机构、科研院所和高等院校开展对外交流合作。完善相关政策,积极拓展中医药服务贸易。在我国对外援助、政府合作项目中增加中医药项目。加强中医药知识和文化对外宣传,促进国际传播。

十、完善中医药事业发展保障措施

(一)加强对中医药工作的组织领导。根据国民经济和社会发展总体规划和医疗卫生事业、医药产业发展要求,编制实施国家中医药中长期发展专项规划。充分发挥中医药工作部际协调机制作用,加强对中医药工作的统筹协调。地方各级人民政府要切实加强对中医药工作的领导,及时研究解决中医药事业发展中的问题,认真落实各项政策措施。

(二)加大对中医药事业投入。各级政府要逐步增加投入,重点支持开展中医药特色服务、公立中医医院基础设施建设、重点学科和重点专科建设以及中医药人才培养。落实政府对公立中医医院投入倾斜政策,研究制订有利于公立中医医院发挥中医药特色优势的具体补助办法。完善相关财政补助政策,鼓励基层医疗卫生机构提供中医药适宜技术与服务。制定优惠政策,鼓励企事业单位、社会团体和个人捐资支持中医药事业。合理确定中医医疗服务收费项目和价格,充分体现服务成本和技术劳务价值。

(三)医疗保障政策和基本药物政策要鼓励中医药服务的提供和使用。将符合条件的中医医疗机构纳入城镇职工基本医疗保险、城镇居民基本医疗保险和新型农村合作医疗的定点机构范围,将符合条件的中医诊疗项目、中药品种和医疗机构中药制剂纳入报销范围。按照中西药并重原则,合理确定国家基本药物目录中的中药品种,基本药物的供应保障、价格制定、临床应用、报销比例要充分考虑中药特点,鼓励使用中药。

(四)加强中医药法制建设和知识产权保护。积极推进中医药立法进程,完善法律法规。加强中医药知识产权保护和利用,完善中医药专利审查标准和中药品种保护制度,研究制订中医药传统知识保护名录,逐步建立中医药传统知识专门保护制度。加强中药道地药材原产地保护工作,将道地药材优势转化为知识产权优势。

(五)加强中医药行业管理。加强中医药行业统一规划,按照中医药自身特点和规律管理中医药。推进中医药信息化建设,建立健全综合统计制度。推进中医药标准化建设,建立标准体系,推动我国中医药标准向国际标准转化。严格中医药执法监督,严厉打击假冒中医名义非法行医、发布虚假违法中医中药广告以及制售假冒伪劣中药行为。加强地方中医药管理机构建设,强化管理职能,提高管理水平。

医药卫生中长期人才发展规划(2011—2020年)

2011年2月12日

为贯彻落实《国家中长期人才发展规划纲要(2010—2020年)》,深化医药卫生体制改革,支撑我国医疗卫生事业发展,制定本规划。

序言

健康是人全面发展的基础,关系千家万户幸福。发展医疗卫生事业是提高人民健康水平的必然要求。医药卫生人才是推进医疗卫生事业改革发展、维护人民健康的重要保障。

新中国成立以来特别是改革开放后,我国医疗卫生事业取得显著成就,医药卫生人才规模不断扩大,人才质量不断提高,人才结构得到改善,人才效能明显提高。2009年我国卫生人员总量已达778万人,每千人口拥有执业(助理)医师1.75人、注册护士1.39人、专业公共卫生机构人员0.53人。然而,面对我国医疗卫生事业发展的新形势,尤其是深化医药卫生体制改革的新任务,以及国际人才竞争的新特点,我国医药卫生人才总量仍然不足,素质和能力有待提高,结构和分布尚不合理,政策环境亟待完善,特别是基层卫生人才严重短缺,难以满足人民群众日益增长的医疗卫生服务需求。

今后10年,是我国深入推进医药卫生体制改革、全面建设小康社会的关键时期。工业化、信息化、城镇化、市场化、国际化的深入发展,以及人口快速老龄化,将带来新的挑战;一些传染病和慢性非传染性疾病还严重威胁人民群众健康;环境污染、职业危害、食品与药品安全等公共卫生问题进一步凸显,使我国发展医疗卫生事业的任务更加艰巨,加强医药卫生人才队伍建设迫在眉睫。因此,必须加快实施人才强卫战略,突出我国医药卫生人才发展机制创新,完善医药卫生人才发展政策,推进医药卫生人才全面协调发展,为人民健康、国家强盛提供强大的医药卫生人才支撑。

一、指导思想、基本原则和发展目标

(一)指导思想。

高举中国特色社会主义伟大旗帜,以邓小平理论和"三个代表"重要思想为指导,深入贯彻落实科学发展观,强化人才资源是第一资源的理念,落实我国人才强国战略的总体要求,突出人才优先、以用为本,坚持公共医疗卫生的公益性质,大力推进医药卫生人才制度建设和机制创新,实现医药卫生人才全面发展,为加快我国医疗卫生事业改革发展和实现全面建设小康社会奋斗目标提供坚实的医药卫生人才保证。

(二)基本原则。

——促进发展,强化基层。按照深化医药卫生体制改革和加快医疗卫生事业发展的要求,加强医药卫生人才队伍建设,重点加强基层人才队伍建设,为健全基层医疗卫生服务体系夯实人才基础。

——优化结构,提高素质。统筹不同所有制医疗卫生机构人才资源,优化医药卫生人才专业结构,改善医药卫生人才区域与城乡分布;加强职业道德建设,进一步提升专业技术水平和综合素质。

——完善制度,创新机制。营造促进应用型人才与研究型人才协调发展的政策环境,创造有利于医药卫生人才发展的新机制,调动积极性,激发创造力。

(三)发展目标。

到2020年,造就一支数量规模适宜、素质能力优良、结构分布合理的医药卫生人才队伍,营造人才发展的良好环境,为加快我国医疗卫生事业改革发展,实现人人享有基本医疗卫生服务提供强有力的人才保障。

——医药卫生人才资源总量稳步增长。到2015年,卫生人员总量达到953万人,比2009年增长175万人;到2020年,卫生人员总量达到1 255万人,比2015年增长302万人,人才规模基本满足我国人民群众健康服务需求。

——医药卫生人才结构与分布进一步优化。到2020年,每千人口执业(助理)医师达到2.10人、注册护士达到3.14人、专业公共卫生机构人员达到0.83人;城乡和区域医药卫生人才分布趋于合理,各类人才队伍统筹协调发展。

——医药卫生人才素质与能力进一步提升。到2015年,初步建立住院医师规范化培训制度,探索建立公共卫生专业人员规范化培训和准入制度;到2020年,所有新进临床医疗岗位的医师均经过住院医师规范化培训,形成比较完善的公共卫生专业人员规范化培训和准入制度;高层次人才创新能力与国际竞争力大幅提升;全国卫生技术人员继续医学教育覆盖率达到80%,人才综合素质、专业技术水平和服务能力全面提高。

——医药卫生人才发展政策环境显著改善。医药卫生人才培养开发、评价发现、选拔任用、流动配置、激励保障等制度和机制进一步健全,人才成长和发挥作用的政策环境更加完善。

国家医药卫生人才发展主要指标

指　　标	单位	2009 年	2015 年	2020 年
卫生人员总量	万人	778	953	1 255
执业(助理)医师	/千人口	1.75	1.88	2.10
注册护士	/千人口	1.39	2.07	3.14
专业公共卫生机构人员	/千人口	0.53	0.68	0.83

二、主要任务

(一)强化基层医疗卫生人才队伍建设。

建设目标:以提高基层医疗卫生人员的专业素质和技术水平为重点,建立一支适应基本医疗卫生制度需要的基层医疗卫生人才队伍。到 2015 年,基层医疗卫生人员达到 387 万人,其中全科医师达到 18 万人;到 2020 年,基层医疗卫生人员达到 462 万人,其中全科医师达到 30 万人以上。

主要举措:加强以全科医师为重点的基层医疗卫生人才队伍建设,建立以临床培训基地和基层实践基地为主体,以规范与提升临床诊疗能力和公共卫生服务能力为重点的培训网络。提升基层医疗卫生人员学历层次,为农村订单定向免费培养医学生;大力开展基层医疗卫生人员继续教育。研究制订基层医疗卫生人员配备标准及评价办法;建立并完善基层医疗卫生机构编制动态调整机制。完善基层医疗卫生人员激励保障政策,鼓励和引导医药卫生人才向基层流动。通过乡村卫生服务一体化管理,县乡人才联动等多种途径,吸引执业(助理)医师到基层医疗卫生机构工作。通过设置全科医师特设岗位等多种形式,鼓励特设岗位医生长期在城乡基层医疗卫生机构工作。探索建立家庭医生制度。着力加强村级卫生队伍建设与管理,健全乡村医生管理制度。完善城市卫生人员对口支援农村卫生工作制度。

(二)加强公共卫生人才队伍建设。

建设目标:强化公共卫生的政府职责,按照逐步实现公共卫生服务均等化的需要,以培养疾病预防控制、卫生监督、健康教育、精神卫生、妇幼保健、应急救治、采供血等专业人员为重点,大力加强公共卫生人才队伍建设。到 2015 年,专业公共卫生机构人员达到 95 万人;到 2020 年,专业公共卫生机构人员达到 118

万人,各级各类公共卫生人才满足工作需要。

主要举措:科学核定专业公共卫生机构编制,并建立动态调整机制。完善专业公共卫生机构岗位管理制度。在医院、城市社区卫生服务机构和乡镇卫生院配备专门从事公共卫生工作人员。加强公共卫生专业人员管理,开展公共卫生专业人员培训,尤其是基层从事公共卫生工作人员的培训。加强专业公共卫生机构高层次人才培养和引进,探索建立公共卫生与临床医学复合型人才培养机制,着力提高实验室检验检测和现场处置能力,以及应对社会卫生热点问题的能力。探索建立等级卫生监督员制度。

(三)大力开发医药卫生急需紧缺专门人才。

建设目标:根据我国医药卫生体制改革和医疗卫生事业发展的迫切需求,有重点地分步培养医药卫生急需紧缺专门人才。到2015年,注册护士达到286万人,药师达到55万人,其他紧缺专门人才同步增长;到2020年,注册护士达到445万人,药师达到85万人,各类专门人才急需紧缺状况明显改善。

主要举措:大力培养与培训护理、药师、卫生应急、卫生监督、精神卫生、儿科医师等急需紧缺专门人才,合理扩大急需紧缺专门人才的医学教育规模,加强对相关领域在岗人员的专业培训。落实国家关于护士配备的相关标准,并作为医院评价的重要指标;切实保障护士待遇;加强专科护士和社区护士培养;探索加强助产士队伍建设的有效途径。加强药师规范化培训,完善药师岗位培训制度和职业资格制度,以及医院和药店等配备药师的相关政策。加强卫生应急骨干人才培养,建立常态化培训机制,形成一支平急结合、反应迅速的卫生应急队伍。加强精神专科的医疗、护理及康复等专业人才培养与队伍建设。加强新型农村合作医疗保障及卫生信息化等人才队伍建设。

(四)加强高层次医药卫生人才队伍建设。

建设目标:以提升医学创新能力和医疗卫生技术水平为核心,造就一批具有国际竞争力的医学杰出人才,培养一批高技能专业技术骨干人才。到2015年,培养造就临床医学、基础医学、公共卫生、卫生监督、卫生管理、中医药、食品药品与医疗器械监督等领域高层次专业人才6.2万人;到2020年,培养和引进9.6万人。

主要举措:分类制定医药卫生各领域杰出骨干人才培养计划。结合国家人口健康领域科技重大专项、其他科技计划和卫生行业科研专项等科研项目实施,以及国家和部门重点实验室、重点学科建设,推动高水平科学研究和培训基地建设;充分发挥高水平临床医疗机构与专业学术团体的作用,建立临床诊疗和技能规范培训基地;完善产学研医联合协作的研究模式与促进研究成果转化应用的机制,大力开展高层次、创新型、复合型医药卫生人才培养与优秀创新团队建设,提升国际竞争力。构建国际交流与合作平台,培养一批国际化、高水平医药卫生人才,引进一批具有国际影响力的科学家、创业领军人才及创新团队。认真落实国家海外高层次人才引进计划,充分依托现有资源,建设好海外高层次人才创新创业基地。结合人口健康领域战略新兴产业发展需求,培育具有国际竞争能力的生物医药和医疗器械等产业创新型人才。支持优秀中医临床人才研修和老中医药专家医术经验继承工作。完善"卫生部有突出贡献中青年专家"和"国医大师"等选拔机制。加强激励高层次人才发展的制度和机制建设。

（五）统筹推进其他各类医药卫生人才队伍建设。

建设目标:适应新时期经济社会发展和医学模式转变的需求,优化我国医药卫生人才的知识结构和专业结构,统筹兼顾,推进各类医药卫生人才队伍协调发展。

主要举措:以适应新的健康服务需求为导向,合理配置各类医药卫生人才。完善卫生技术人员职业资格体系。动态调整医学教育招生规模与结构,优化学科和专业设置,推动以提高素质与能力为核心的医学教育改革。加大对优秀青年医药卫生人才的支持。重视科研人才梯队建设与科研辅助人才培养。提高医疗卫生机构管理队伍的职业化、专业化水平。加强食品药品和医疗器械监管专业技术人才队伍建设。完善中医药师承教育制度,加强基层中医药人才和中西医结合人才培养。大力推进口腔医学、临床医学工程和医学康复等各类临床人才培养,提升专业技术水平。适应新时期人民群众的健康需求,加强健康管理、心理卫生、公共营养、老年护理、社会工作等相关人才培养。促进新兴与交叉学科和专业的人才发展。

三、制度与机制创新

（一）建立住院医师规范化培训制度。

坚持稳妥起步、逐步推开的实施原则,完善相关政策,将住院医师规范化培训作为临床医师培养的必经阶段。建立并逐步完善住院医师规范化培训制度,对培训对象、培训基地、培训模式、培训内容、培训考核和保障措施等环节实施规范化管理。参加规范化培训人员是培训基地住院医师的一部分,培训期间享受住院医师待遇,具体由培训基地根据情况确定,各级财政给予适当补助。

（二）建立全科医师制度。

建立符合我国国情的全科医师制度，为我国城乡居民提供预防保健、诊断治疗、康复及健康管理的全方位基本医疗卫生服务。逐步建立和完善全科医师培养、使用、激励等机制。加强全科医师的院校教育、毕业后教育和继续教育的体系建设。明确培训基地的准入要求和培训规范，加强师资培训，通过全科医师规范化培训、转岗培训和岗位培训等途径培养合格的全科医师。健全基层医疗卫生机构全科医师的执业注册、岗位聘用、职称晋升、收入分配等鼓励政策。

（三）建立公共卫生专业人员管理制度。

坚持预防为主、防治结合，落实政府公共卫生政策，促进实现城乡居民基本公共卫生服务均等化，建立健全具有中国特色的公共卫生专业人员管理制度。按照公共卫生社会公益性质，制定相关政策，吸引和鼓励优秀医学人才及相关专业人才从事公共卫生工作；完善各类公共卫生专业人员准入的法律法规，明确岗位职责，实行岗位绩效工资制度，强化社会公益性岗位的政府保障机制；建立健全公共卫生医师规范化培训制度，制定培训规划和计划；加强公共卫生文化建设，培养顾大局、讲奉献和团结协作的团队精神。

（四）完善村级卫生人员管理制度。

明确村级卫生人员工作职责和业务素质要求，鼓励有条件的地方，逐步实行村卫生室由政府或集体举办，实行乡村一体化管理。完善相关政策，鼓励乡村医生接受业务培训、参加学历教育、考取执业（助理）医师资格。加强村级卫生人员准入管理。政府对乡村医生承担的公共卫生服务等任务给予合理补助。完善村级卫生人员劳动报酬和社会保障政策。

（五）建立卫生管理人员职业化制度。

明确卫生管理人员的知识结构、管理技能、综合素质等要求，建立卫生管理人员培训制度。完善卫生管理人员考核体系和评价标准，规范医疗卫生机构管理人员岗位培训，全面提升卫生管理专业化和职业化水平。

（六）强化医药卫生人才投入机制。

建立以政府为主导的医药卫生人才发展投入机制，优先保证对人才发展的投入，为医药卫生人才发展提供必要的经费保障。鼓励社会资金投入医药卫生人才的开发，充分调动各方面积极性，利用国际组织、外国政府贷款等投资医药卫生人才开发，建立多元化人才发展投入机制。统筹安排并合理使用经费，形成支持医药卫生人才发展合力。加强人才发展资金的监管，提高资金使用效率。

（七）创新医药卫生人才培养开发机制。

建立和完善部门间沟通协调机制，根据需求动态调控医药卫生人才培养规模，完善急需紧缺医药卫生专门人才的专业设置。发展医药卫生职业教育，加大各类医药卫生高技能人才培养，注重培养符合实际需求的复合型、应用型和交叉学科领域人才。充分发挥学术团体的作用，建立健全继续医学教育制度，利用现代技术手段开展继续医学教育。加强培训机构和师资队伍建设，建立并完善医药卫生人才培训体系。

（八）创新医药卫生人才使用评价机制。

遵循医疗卫生事业发展规律，按照卫生事业单位发挥公益作用及履行机构职责的要求，建立人员编制动态管理机制。健全以聘用制度和岗位管理制度为主要内容的事业单位用人机制，完善岗位设置管理，保证专业技术岗位占主体，原则上不低于80%，推行公开招聘和竞聘上岗。健全以岗位职责要求为基础，以品德、能力、业绩为导向，符合卫生人才特点的科学化、社会化评价机制。根据各类卫生人才的工作特性和能力要求，建立健全卫生人才评价指标体系。完善各类卫生专业技术人才评价标准，对从事临床工作的专业技术人才，淡化论文要求，注重实践能力；对从事科研工作的专业技术人才，强化创新能力，鼓励潜心研究。拓宽卫生人才评价渠道，改进卫生人才评价方式，对不同所有制医疗卫生机构的专业技术人员进行科学合理评价。研究建立更加注重实际贡献的基层医疗卫生人才评价机制。

（九）创新医药卫生人才流动配置机制。

加强政府对医药卫生人才流动的政策引导，推动医药卫生人才向基层流动，加大西部地区人才培养与引进力度。积极探索并逐步推行医师多点执业制度。建立有利于提升基层医疗卫生机构服务能力的人才与技术合作交流机制。完善各级医疗卫生机构的人才联动机制。充分发挥社会组织和中介机构的作用，完善医药卫生人才市场体系建设和社会化服务，逐步建立政府主导的医药卫生人才公共服务体系。

（十）创新医药卫生人才激励保障机制。

深化收入分配制度改革，建立以服务质量、服务数量和服务对象满意度为核心、以岗位职责和绩效为基础的考核和激励机制。卫生事业单位人员收入分配要坚持多劳多得、优绩优酬，重点向关键岗位、业务骨干和做出突出成绩的医药卫生人才倾斜。公共卫生与基层医疗卫生事业单位绩效工资水平按照与当地事业单位平均工资水平相衔接的原则核定。合理调整公立医院医疗服务价格,体现医务人员劳务价值。探索高层次人才协议工资、项目工资制等多种分配形式。加大对基层医疗卫生人员专业培训和专业教育的支持力度。采取学费和助学贷款代偿、设置特设岗位等措施,鼓励和引导高校毕业生、经规范化培训合格的医生和优秀人才到城乡基层医疗卫生机构工作。健全以政府奖励为导向、用人单位和社会力量奖励为主体的人才奖励体系,建立多层次医药卫生人才激励制度。

四、重大工程

(一)基层医疗卫生人才支持计划。

着重扩大基层医疗卫生人才队伍规模,提升服务能力和技术水平。充分发挥乡镇卫生院招聘执业医师项目的示范作用,按照事业单位公开招聘制度的要求,引导各地扩大招聘规模,到2015年,招聘5万名执业(助理)医师,到2020年,显著改善乡镇卫生院专业人员结构。加大城市社区卫生人员岗位培训项目实施力度,到2020年,完成10万名社区卫生人员全科医学岗位培训,完成10万名全科医师转岗培训,完成10万名高等医学院校临床医学专业毕业生全科方向的住院医师规范化培训。实施以胜任岗位为目标的乡镇卫生院人员岗位培训项目。实施城市对口支援农村卫生工程,建立城市医院与县级医院和有条件的中心乡镇卫生院的长期对口支援关系,促进人员双向交流。提高乡村医生知识水平,加大技能培训力度,每年对乡村医生进行轮训。

(二)医学杰出骨干人才推进计划。

支持培养、引进高水平临床人才、研发人才和复合型管理人才。在国家优先发展学科和国际科技前沿领域,重点支持100个优秀创新团队。加大对重点单位、重点科研基地和海外高层次人才创新创业基地建设的支持力度。建立高层次医药卫生人才信息库,搭建将人才送出去和引进来的国际人才服务平台。到2020年,医药卫生科研人才总量达到10万人年。在有关科技计划项目方面,加大对我国医药卫生科研工作作出杰出贡献的科研人才的资助力度。

(三)紧缺专门人才开发工程。

针对新时期发展的迫切需求,通过对现有人才的专业培训,开发医药卫生急需紧缺专门人才。对卫生行政部门和医疗卫生机构中应急处置和医疗救援相关人员进行培训,到2015年,培训3.5万人;到2020年,培训10万人。开展公共卫生人员培训及临床执业医师的公共卫生知识培训,到2015年,培训2.5万人;

到 2020 年,培训 5 万人。加强卫生监督人才队伍建设,到 2015 年,培训 4.6 万人;到 2020 年,培训 6.5 万人。加强食品药品监督领域专业技术人才培训,到 2015 年,培训 5.5 万人;到 2020 年,培训 11 万人。加强临床专科护士、康复治疗人员培训,到 2015 年,培训 4.5 万人;到 2020 年,培训 9 万人。加强药师队伍建设,到 2015 年,培训 16.5 万人;到 2020 年,培训 33 万人。开展新型农村合作医疗管理人员岗位培训,每 3 年轮训一次。

(四)中医药传承与创新人才工程。

加强基层中医药人才队伍建设。开展县级中医临床技术骨干培训项目、农村在职在岗中医药人员中医专业大专学历教育,以及民族医药知识与技能培训,到 2015 年,培训 6.65 万人;到 2020 年,达到 13.3 万人。开展全国优秀中医临床人才研修项目和民族医药骨干培训,到 2015 年,培训 1 500 人;到 2020 年,培训 3 000 人。开展全国老中医药专家学术经验和基层老中医药专家临床经验继承工作,到 2015 年,为 8 700 位老中医药专家遴选 1.74 万名学术继承人;到 2020 年,为 1.65 万位老中医药专家遴选 3.3 万名继承人。加强中医药人才培养能力建设,到 2015 年,完成 500 个中医药重点学科建设点、1 000 个中医药优势特色基地和 1 100 个名中医及学术流派传承工作室建设工作;到 2020 年,名中医及学术流派传承工作室建设达到 2 200 个。

(五)医师规范化培训工程。

通过委托培养、定向培养和培训基地招收等招录方式,对将从事临床医疗工作的医学毕业生进行住院医师规范化培训,培养合格的临床医师;通过委托培养和定向培养,对医学毕业生、在岗工作人员进行公共卫生医师规范化培训。加强培训基地建设和师资管理,逐步完善培训模式和培训制度。到 2015 年,培训 20 万名住院医师,4 000 名公共卫生医师;到 2020 年,培训 50 万名住院医师,1 万名公共卫生医师。

五、组织实施

(一)加强组织领导。

在卫生部党组统一领导下,卫生人才工作协调小组负责规划实施的统筹协调和宏观指导,建立科学的决策机制、协调机制和督促落实机制。各级卫生行政部门要结合当地实际,编制医药卫生人才发展规划,将人才队伍建设纳入重要议事日程,建立卫生人才工作协调机制,明确目标任务,认真组织落实。加强与相关部门的沟通协调,把卫生人才工作列入本地区人才工作总体规划和经济社会发展规划。要充分调动各方面的积极性,统一部署,积极做好卫生人才工作。

(二)落实重点任务。

在规划实施过程中,相关部门和单位要以规划的主要任务和重大工程为重点,制定目标任务的分解落实方案和重大工程实施办法,明确分工和时间进度,组织制定相关配套政策,完善运行保障机制,强化责任,细化步骤,协作配合,确保规划的各项任务全面落实。

(三)建立评估机制。

各级卫生行政部门要对各项任务实施情况进行督促检查,建立规划实施情况的监测、评估等督促落实机制。建立医药卫生人才信息平台和数据库,建立监测指标体系,健全人才资源监测统计制度。制定切实可行的评估方案,开展规划实施的过程评估。2015年,对规划执行情况进行中期评估;2020年组织开展终期评估。

(四)营造良好环境。

广泛宣传实施医药卫生人才规划的重要意义、主要任务和重大举措,及时总结宣传典型经验、主要做法和成效,形成有利于规划实施的良好氛围。完善保护医药卫生人才和用人主体合法权益的法律法规,形成有利于医药卫生人才队伍发展的法制环境。营造推动人才发展的政策环境、社会环境、工作环境和生活环境,促进规划目标实现。

国务院关于促进健康服务业发展的若干意见

2013年9月28日

各省、自治区、直辖市人民政府,国务院各部委、各直属机构:

新一轮医药卫生体制改革实施以来,取得重大阶段性成效,全民医保基本实现,基本医疗卫生制度初步建立,人民群众得到明显实惠,也为加快发展健康服务业创造了良好条件。为实现人人享有基本医疗卫生服务的目标,满足人民群众不断增长的健康服务需求,要继续贯彻落实《中共中央 国务院关于深化医药卫生体制改革的意见》(中发〔2009〕6号),坚定不移地深化医药卫生体制改革,坚持把基本医疗卫生制度作为公共产品向全民提供的核心理念,按照保基本、强基层、建机制的基本原则,加快健全全民医保体系,巩固完善基本药物制度和基层运行新机制,积极推进公立医院改革,统筹推进基本公共卫生服务均等化等相关领域改革。同时,要广泛动员社会力量,多措并举发展健康服务业。

健康服务业以维护和促进人民群众身心健康为目标,主要包括医疗服务、健康管理与促进、健康保险以及相关服务,涉及药品、医疗器械、保健用品、保健食品、健身产品等支撑产业,覆盖面广,产业链长。加快发展健康服务业,是深化医改、改善民生、提升全民健康素质的必然要求,是进一步扩大内需、促进就业、转变经济发展方式的重要举措,对稳增长、调结构、促改革、惠民生,全面建成小康社会具有重要意义。为促进健康服务业发展,现提出以下意见:

一、总体要求

(一)指导思想。

以邓小平理论、"三个代表"重要思想、科学发展观为指导,在切实保障人民群众基本医疗卫生服务需求的基础上,转变政府职能,加强政策引导,充分调动社会力量的积极性和创造性,大力引入社会资本,着力扩大供给、创新服务模式、提高消费能力,不断满足人民群众多层次、多样化的健康服务需求,为经济社会转型发展注入新的动力,为促进人的全面发展创造必要条件。

(二)基本原则。

坚持以人为本、统筹推进。把提升全民健康素质和水平作为健康服务业发展的根本出发点、落脚点,切实维护人民群众健康权益。区分基本和非基本健康服务,实现两者协调发展。统筹城乡、区域健康服务资源配置,促进均衡发展。

坚持政府引导、市场驱动。强化政府在制度建设、规划和政策制定及监管等方面的职责。发挥市场在资源配置中的基础性作用,激发社会活力,不断增加健康服务供给,提高服务质量和效率。

坚持深化改革、创新发展。强化科技支撑,拓展服务范围,鼓励发展新型业态,提升健康服务规范化、专业化水平,建立符合国情、可持续发展的健康服务业体制机制。

(三)发展目标。

到2020年,基本建立覆盖全生命周期、内涵丰富、结构合理的健康服务业体系,打造一批知名品牌和良性循环的健康服务产业集群,并形成一定的国际竞争力,基本满足广大人民群众的健康服务需求。健康服务业总规模达到8万亿元以上,成为推动经济社会持续发展的重要力量。

——医疗服务能力大幅提升。医疗卫生服务体系更加完善,形成以非营利性医疗机构为主体、营利性医疗机构为补充,公立医疗机构为主导、非公立医疗机构共同发展的多元办医格局。康复、护理等服务业快速增长。各类医疗卫生机构服务质量进一步提升。

——健康管理与促进服务水平明显提高。中医医疗保健、健康养老以及健康体检、咨询管理、体质测定、体育健身、医疗保健旅游等多样化健康服务得到较大发展。

——健康保险服务进一步完善。商业健康保险产品更加丰富,参保人数大幅增加,商业健康保险支出占卫生总费用的比重大幅提高,形成较为完善的健康保险机制。

——健康服务相关支撑产业规模显著扩大。药品、医疗器械、康复辅助器具、保健用品、健身产品等研发制造技术水平有较大提升,具有自主知识产权产品的市场占有率大幅提升,相关流通行业有序发展。

——健康服务业发展环境不断优化。健康服务业政策和法规体系建立健全,行业规范、标准更加科学完善,行业管理和监督更加有效,人民群众健康意识和素养明显提高,形成全社会参与、支持健康服务业发展的良好环境。

二、主要任务

(一)大力发展医疗服务。

加快形成多元办医格局。切实落实政府办医责任,合理制定区域卫生规划和医疗机构设置规划,明确公立医疗机构的数量、规模和布局,坚持公立医疗机构面向城乡居民提供基本医疗服务的主导地位。同时,鼓励企业、慈善机构、基金会、商业保险机构等以出资新建、参与改制、托管、公办民营等多种形式投资医疗服务业。大力支持社会资本举办非营利性医疗机构、提供基本医疗卫生服务。进一步放宽中外合资、合作办医条件,逐步扩大具备条件的境外资本设立独资医疗机构试点。各地要清理取消不合理的规定,加快落实对非公立医疗机构和公立医疗机构在市场准入、社会保险定点、重点专科建设、职称评定、学术地位、等级评审、技术准入等方面同等对待的政策。对出资举办非营利性医疗机构的非公经济主体的上下游产业链项目,优先按相关产业政策给予扶持。鼓励地方加大改革创新力度,在社会办医方面先行先试,国家选择有条件的地区和重点项目作为推进社会办医联系点。

优化医疗服务资源配置。公立医院资源丰富的城市要加快推进国有企业所办医疗机构改制试点;国家确定部分地区进行公立医院改制试点。引导非公立医疗机构向高水平、规模化方向发展,鼓励发展专业性医院管理集团。二级以上医疗机构检验对所有医疗机构开放,推动医疗机构间检查结果互认。各级政府要继续采取完善体制机制、购买社会服务、加强设施建设、强化人才和信息化建设等措施,促进优质资源向贫困地区和农村延伸。各地要鼓励以城市二级医院转型、新建等多种方式,合理布局、积极发展康复医院、老年病医院、护理院、临终关怀医院等医疗机构。

推动发展专业、规范的护理服务。推进临床护理服务价格调整,更好地体现服务成本和护理人员技术劳动价值。强化临床护理岗位责任管理,完善质量评价机制,加强培训考核,提高护理质量,建立稳定护理人员队伍的长效机制。科学开展护理职称评定,评价标准侧重临床护理服务数量、质量、患者满意度及医德医风等。加大政策支持力度,鼓励发展康复护理、老年护理、家庭护理等适应不同人群需要的护理服务,提高规范化服务水平。

(二)加快发展健康养老服务。

推进医疗机构与养老机构等加强合作。在养老服务中充分融入健康理念,加强医疗卫生服务支撑。建立健全医疗机构与养老机构之间的业务协作机制,鼓励开通养老机构与医疗机构的预约就诊绿色通道,协同做好老年人慢性病管理和康复护理。增强医疗机构为老年人提供便捷、优先优惠医疗服务的能力。推动二级以上医院与老年病医院、老年护理院、康复疗养机构等之间的转诊与合作。各地要统筹医疗服务与养老服务资源,合理布局养老机构与老年病医院、老年护理院、康复疗养机构等,形成规模适宜、功能互补、安全便捷的健康养老服务网络。

发展社区健康养老服务。提高社区为老年人提供日常护理、慢性病管理、康复、健康教育和咨询、中医保健等服务的能力,鼓励医疗机构将护理服务延伸至居民家庭。鼓励发展日间照料、全托、半托等多种形式的老年人照料服务,逐步丰富和完善服务内容,做好上门巡诊等健康延伸服务。

(三)积极发展健康保险。

丰富商业健康保险产品。在完善基本医疗保障制度、稳步提高基本医疗保障水平的基础上,鼓励商业保险公司提供多样化、多层次、规范化的产品和服务。鼓励发展与基本医疗保险相衔接的商业健康保险,推进商业保险公司承办城乡居民大病保险,扩大人群覆盖面。积极开发长期护理商业险以及与健康管理、养老等服务相关的商业健康保险产品。推行医疗责任保险、医疗意外保险等多种形式医疗执业保险。

发展多样化健康保险服务。建立商业保险公司与医疗、体检、护理等机构合作的机制,加强对医疗行为的监督和对医疗费用的控制,促进医疗服务行为规范化,为参保人提供健康风险评估、健康风险干预等服务,并在此基础上探索健康管理组织等新型组织形式。鼓励以政府购买服务的方式委托具有资质的商业保险机构开展各类医疗保险经办服务。

(四)全面发展中医药医疗保健服务。

提升中医健康服务能力。充分发挥中医医疗预防保健特色优势,提升基层中医药服务能力,力争使所有社区卫生服务机构、乡镇卫生院和70%的村卫生室具备中医药服务能力。推动医疗机构开展中医医疗预防保健服务,鼓励零售药店提供中医坐堂诊疗服务。开发中医诊疗、中医药养生保健仪器设备。

推广科学规范的中医保健知识及产品。加强药食同用中药材的种植及产品研发与应用,开发适合当地环境和生活习惯的保健养生产品。宣传普及中医药养生保健知识,推广科学有效的中医药养生、保健服务,鼓励有资质的中医师在养生保健机构提供保健咨询和调理等服务。鼓励和扶持优秀的中医药机构到境外开办中医医院、连锁诊所等,培育国际知名的中医药品牌和服务机构。

(五)支持发展多样化健康服务。

发展健康体检、咨询等健康服务。引导体检机构提高服务水平,开展连锁经营。加快发展心理健康服务,培育专业化、规范化的心理咨询、辅导机构。规范发展母婴照料服务。推进全科医生服务模式和激励机制改革试点,探索面向居民家庭的签约服务。大力开展健康咨询和疾病预防,促进以治疗为主转向预防为主。

发展全民体育健身。进一步开展全民健身运动,宣传、普及科学健身知识,提高人民群众体育健身意识,引导体育健身消费。加强基层多功能群众健身设施建设,到2020年,80%以上的市(地)、县(市、区)建有"全民健身活动中心",70%以上的街道(乡镇)、社区(行政村)建有便捷、实用的体育健身设施。采取措施推动体育场馆、学校体育设施等向社会开放。支持和引导社会力量参与体育场馆的建设和运营管理。鼓励发展多种形式的体育健身俱乐部和体育健身组织,以及运动健身培训、健身指导咨询等服务。大力支持青少年、儿童体育健身,鼓励发展适合其成长特点的体育健身服务。

发展健康文化和旅游。支持健康知识传播机构发展,培育健康文化产业。鼓励有条件的地区面向国际国内市场,整合当地优势医疗资源、中医药等特色养生保健资源、绿色生态旅游资源,发展养生、体育和医疗健康旅游。

(六)培育健康服务业相关支撑产业。

支持自主知识产权药品、医疗器械和其他相关健康产品的研发制造和应用。继续通过相关科技、建设专项资金和产业基金,支持创新药物、医疗器械、新型生物医药材料研发和产业化,支持到期专利药品仿制,支持老年人、残疾人专用保健用品、康复辅助器具研发生产。支持数字化医疗产品和适用于个人及家庭的健康检测、监测与健康物联网等产品的研发。加大政策支持力度,提高具有自主知识产权的医学设备、材料、保健用品的国内市场占有率和国际竞争力。

大力发展第三方服务。引导发展专业的医学检验中心和影像中心。支持发展第三方的医疗服务评价、健康管理服务评价,以及健康市场调查和咨询服务。公平对待社会力量提供食品药品检测服务。鼓励药学研究、临床试验等生物医药研发服务外包。完善科技中介体系,大力发展专业化、市场化的医药科技成果转化服务。

支持发展健康服务产业集群。鼓励各地结合本地实际和特色优势,合理定位、科学规划,在土地规划、市政配套、机构准入、人才引进、执业环境等方面给予政策扶持和倾斜,打造健康服务产业集群,探索体制创新。要通过加大科技支撑、深化行政审批制度改革、产业政策引导等综合措施,培育一批医疗、药品、医疗器械、中医药等重点产业,打造一批具有国际影响力的知名品牌。

（七）健全人力资源保障机制。

加大人才培养和职业培训力度。支持高等院校和中等职业学校开设健康服务业相关学科专业,引导有关高校合理确定相关专业人才培养规模。鼓励社会资本举办职业院校,规范并加快培养护士、养老护理员、药剂师、营养师、育婴师、按摩师、康复治疗师、健康管理师、健身教练、社会体育指导员等从业人员。对参加相关职业培训和职业技能鉴定的人员,符合条件的按规定给予补贴。建立健全健康服务业从业人员继续教育制度。各地要把发展健康服务业与落实各项就业创业扶持政策紧密结合起来,充分发挥健康服务业吸纳就业的作用。

促进人才流动。加快推进规范的医师多点执业。鼓励地方探索建立区域性医疗卫生人才充分有序流动的机制。不断深化公立医院人事制度改革,推动医务人员保障社会化管理,逐步变身份管理为岗位管理。探索公立医疗机构与非公立医疗机构在技术和人才等方面的合作机制,对非公立医疗机构的人才培养、培训和进修等给予支持。在养老机构服务的具有执业资格的医护人员,在职称评定、专业技术培训和继续医学教育等方面,享有与医疗机构医护人员同等待遇。深入实施医药卫生领域人才项目,吸引高层次医疗卫生人才回国服务。

（八）夯实健康服务业发展基础。

推进健康服务信息化。制定相关信息数据标准,加强医院、医疗保障等信息管理系统建设,充分利用现有信息和网络设施,尽快实现医疗保障、医疗服务、健康管理等信息的共享。积极发展网上预约挂号、在线咨询、交流互动等健康服务。以面向基层、偏远和欠发达地区的远程影像诊断、远程会诊、远程监护指导、远程手术指导、远程教育等为主要内容,发展远程医疗。探索发展公开透明、规范运作、平等竞争的药品和医疗器械电子商务平台。支持研制、推广适应广大乡镇和农村地区需求的低成本数字化健康设备与信息系统。逐步扩大数字化医疗设备配备,探索发展便携式健康数据采集设备,与物联网、移动互联网融合,不断提升自动化、智能化健康信息服务水平。

加强诚信体系建设。引导企业、相关从业人员增强诚信意识,自觉开展诚信服务,加强行业自律和社会监督,加快建设诚信服务制度。充分发挥行业协会、学会在业内协调、行业发展、监测研究,以及标准制订、从业人员执业行为规范、行业信誉维护等方面的作用。建立健全不良执业记录制度、失信惩戒以及强制退出机制,将健康服务机构及其从业人员诚信经营和执业情况纳入统一信用信息平台。加强统计监测工作,加快完善健康服务业统计调查方法和指标体系,健全相关信息发布制度。

三、政策措施

（一）放宽市场准入。建立公开、透明、平等、规范的健康服务业准入制度,凡是法律法规没有明令禁入的领域,都要向社会资本开放,并不断扩大开放领域;凡是对本地资本开放的领域,都要向外地资本开放。民办非营利性机构享受与同行业公办机构同等待遇。对连锁经营的服务企业实行企业总部统一办理工商注册登记手续。各地要进一步规范、公开医疗机构设立的基本标准、审批程序,严控审批时限,下放审批权限,及时发布机构设置和规划布局调整等信息,鼓励有条件的地方采取招标等方式确定举办或运行主体。简化对康复医院、老年病医院、儿童医院、护理院等紧缺型医疗机构的立项、开办、执业资格、医保定点等审批手续。研究取消不合理的前置审批事项。放宽对营利性医院的数量、规模、布局以及大型医用设备配置的限制。

（二）加强规划布局和用地保障。各级政府要在土地利用总体规划和城乡规划中统筹考虑健康服务业发展需要,扩大健康服务业用地供给,优先保障非营利性机构用地。新建居住区和社区要按相关规定在公共服务设施中保障医疗卫生、文化体育、社区服务等健康服务业相关设施的配套。支持利用以划拨方式取得的存量房产和原有土地兴办健康服务业,土地用途和使用权人可暂不变更。连续经营1年以上、符合划拨用地目录的健康服务项目可按划拨土地办理用地手续;不符合划拨用地目录的,可采取协议出让方式办理用地手续。

（三）优化投融资引导政策。鼓励金融机构按照风险可控、商业可持续原则加大对健康服务业的支持力度,创新适合健康服务业特点的金融产品和服务方式,扩大业务规模。积极支持符合条件的健康服务企业上市融资和发行债券。鼓励各类创业投资机构和融资担保机构对健康服务领域创新型新业态、小微企业开展业务。政府引导、推动设立由金融和产业资本共同筹资的健康产业投资基金。创新健康服务业利用外资方式,有效利用境外直接投资、国际组织和外国政府优惠贷款、国际商业贷款。大力引进境外专业人才、管理技术和经营模式,提高健康服务业国际合作的知识和技术水平。

（四）完善财税价格政策。建立健全政府购买社会服务机制,由政府负责保障的健康服务类公共产品可通过购买服务的方式提供,逐步增加政府采购的类别和数量。创新财政资金使用方式,引导和鼓励融资性担保机构等支持健康服务业发展。将健康服务业纳入服务业发展引导资金支持范围并加大支持力度。符合条件、提供基本医疗卫生服务的非公立医疗机构，其专科建设、设备购置、人才队伍建设纳入财政专项资金支持范围。完善政府投资补助政策，通过公办民营、民办公助等方式，支持社会资本举办非营利性健康服务机构。经认定为高新技术企业的医药企业，依法享受高新技术企业税收优惠政策。企业、个人通过公益性社会团体或者县级以上人民政府及其部门向非营利性医疗机构的捐赠，按照税法及相关税收政策的规定在税前扣除。发挥价格在促进健康服务业发展中的作用。非公立医疗机构用水、用电、用气、用热实行与公立医疗机构同价政策。各地对非营利性医疗机构建设免予征收有关行政事业性收费，对营利性医疗机构建设减半征收有关行政事业性收费。清理和取消对健康服务机构不合法、不合理的行政事业性收费项目。纠正各地自行出台的歧视性价格政策。探索建立医药价格形成新机制。非公立医疗机构医疗服务价格实行市场调节价。

（五）引导和保障健康消费可持续增长。政府进一步加大对健康服务领域的投入，并向低收入群体倾斜。完善引导参保人员利用基层医疗服务、康复医疗服务的措施。着力建立健全工伤预防、补偿、康复相结合的工伤保险制度体系。鼓励地方结合实际探索对经济困难的高龄、独居、失能老年人补贴等直接补助群众健康消费的具体形式。企业根据国家有关政策规定为其员工支付的补充医疗保险费，按税收政策规定在企业所得税税前扣除。借鉴国外经验并结合我国国情，健全完善健康保险有关税收政策。

（六）完善健康服务法规标准和监管。推动制定、修订促进健康服务业发展的相关法律、行政法规。以规范服务行为、提高服务质量和提升服务水平为核心，健全服务标准体系，强化标准的实施，提高健康服务业标准化水平。在新兴的健康服务领域，鼓励龙头企业、地方和行业协会参与制订服务标准。在暂不能实行标准化的健康服务行业，广泛推行服务承诺、服务公约、服务规范等制度。完善监督机制，创新监管方式，推行属地化管理，依法规范健康服务机构从业行为，强化服务质量监管和市场日常监管，严肃查处违法经营行为。

（七）营造良好社会氛围。充分利用广播电视、平面媒体及互联网等新兴媒体深入宣传健康知识，鼓励开办专门的健康频道或节目栏目，倡导健康的生活方式，在全社会形成重视和促进健康的社会风气。通过广泛宣传和典型报道，不断提升健康服务业从业人员的社会地位。规范药品、保健食品、医疗机构等方面广告和相关信息发布行为，严厉打击虚假宣传和不实报道，积极营造良好的健康消费氛围。

各地区、各部门要高度重视,把发展健康服务业放在重要位置,加强沟通协调,密切协作配合,形成工作合力。各有关部门要根据本意见要求,各负其责,并按职责分工抓紧制定相关配套文件,确保各项任务措施落实到位。省级人民政府要结合实际制定具体方案、规划或专项行动计划,促进本地区健康服务业有序快速发展。发展改革委要会同有关部门对落实本意见的情况进行监督检查和跟踪分析,重大情况和问题及时向国务院报告。国务院将适时组织专项督查。

(据中央政府门户网站公布时备注,此件有删减)

中医药健康服务发展规划(2015—2020年)

2015年4月24日

中医药(含民族医药)强调整体把握健康状态,注重个体化,突出治未病,临床疗效确切,治疗方式灵活,养生保健作用突出,是我国独具特色的健康服务资源。中医药健康服务是运用中医药理念、方法、技术维护和增进人民群众身心健康的活动,主要包括中医药养生、保健、医疗、康复服务,涉及健康养老、中医药文化、健康旅游等相关服务。充分发挥中医药特色优势,加快发展中医药健康服务,是全面发展中医药事业的必然要求,是促进健康服务业发展的重要任务,对于深化医药卫生体制改革、提升全民健康素质、转变经济发展方式具有重要意义。为贯彻落实《中共中央 国务院关于深化医药卫生体制改革的意见》、《国务院关于扶持和促进中医药事业发展的若干意见》(国发〔2009〕22号)和《国务院关于促进健康服务业发展的若干意见》(国发〔2013〕40号),促进中医药健康服务发展,制定本规划。

一、总体要求

(一)指导思想。以邓小平理论、"三个代表"重要思想、科学发展观为指导,深入贯彻党的十八大和十八届二中、三中、四中全会精神,按照党中央、国务院决策部署,在切实保障人民群众基本医疗卫生服务需求的基础上,全面深化改革,创新服务模式,鼓励多元投资,加快市场培育,充分释放中医药健康服务潜力和活力,充分激发并满足人民群众多层次多样化中医药健康服务需求,推动构建中国特色健康服务体系,提升中医药对国民经济和社会发展的贡献率。

(二)基本原则。

以人为本,服务群众。把提升全民健康素质作为中医药健康服务发展的出发点和落脚点,区分基本和非基本中医药健康服务,实现两者协调发展,切实维护人民群众健康权益。

政府引导,市场驱动。强化政府在制度建设、政策引导及行业监管等方面的职责。发挥市场在资源配置中的决定性作用,充分调动社会力量的积极性和创造性,不断增加中医药健康服务供给,提高服务质量和效率。

中医为体,弘扬特色。坚持中医药原创思维,积极应用现代技术方法,提升中医药健康服务能力,彰显中医药特色优势。

深化改革,创新发展。加快科技转化,拓展服务范围,创新服务模式,建立可持续发展的中医药健康服务发展体制机制。

(三)发展目标。到2020年,基本建立中医药健康服务体系,中医药健康服务加快发展,成为我国健康服务业的重要力量和国际竞争力的重要体现,成为推动经济社会转型发展的重要力量。

——中医药健康服务提供能力大幅提升。中医医疗和养生保健服务网络基本健全,中医药健康服务人员素质明显提高,中医药健康服务领域不断拓展,基本适应全社会中医药健康服务需求。

——中医药健康服务技术手段不断创新。以中医药学为主体,融合现代医学及其他学科的技术方法,创新中医药健康服务模式,丰富和发展服务技术。

——中医药健康服务产品种类更加丰富。中医药健康服务相关产品研发、制造与流通规模不断壮大。中药材种植业绿色发展和相关制造产业转型升级明显加快,形成一批具有国际竞争力的中医药企业和产品。

——中医药健康服务发展环境优化完善。中医药健康服务政策基本健全,行业规范与标准体系不断完善,政府监管和行业自律机制更加有效,形成全社会积极支持中医药健康服务发展的良好氛围。

二、重点任务

(一)大力发展中医养生保健服务。

支持中医养生保健机构发展。支持社会力量举办规范的中医养生保健机构,培育一批技术成熟、信誉良好的知名中医养生保健服务集团或连锁机构。鼓励中医医疗机构发挥自身技术人才等资源优势,为中医养生保健机构规范发展提供支持。

规范中医养生保健服务。加快制定中医养生保健服务类规范和标准,推进各类机构根据规范和标准提供服务,形成针对不同健康状态人群的中医健康干预方案或指南(服务包)。建立中医健康状态评估方法,丰富中医健康体检服务。推广太极拳、健身气功、导引等中医传统运动,开展药膳食疗。运用云计算、移动互联网、物联网等信息技术开发智能化中医健康服务产品。为居民提供融中医健康监测、咨询评估、养生调理、跟踪管理于一体,高水平、个性化、便捷化的中医养生保健服务。

开展中医特色健康管理。将中医药优势与健康管理结合,以慢性病管理为重点,以治未病理念为核心,探索融健康文化、健康管理、健康保险为一体的中医健康保障模式。加强中医养生保健宣传引导,积极利用新媒体传播中医药养生保健知识,引导人民群众更全面地认识健康,自觉培养健康生活习惯和精神追求。加快制定信息共享和交换的相关规范及标准。鼓励保险公司开发中医药养生保健、治未病保险以及各类医疗保险、疾病保险、护理保险和失能收入损失保险等商业健康保险产品,通过中医健康风险评估、风险干预等方式,提供与商业健康保险产品相结合的疾病预防、健康维护、慢性病管理等中医特色健康管理服务。指导健康体检机构规范开展中医特色健康管理业务。

专栏 1　中医养生保健服务建设项目

治未病服务能力建设

在中医医院及有条件的综合医院、妇幼保健院设立治未病中心,开展中医健康体检,提供规范的中医健康干预服务。

中医特色健康管理合作试点

建立健康管理组织与中医医疗、体检、护理等机构合作机制,在社区开展试点,形成中医特色健康管理组织、社区卫生服务中心与家庭、个人多种形式的协调互动。

中医养生保健服务规范建设

加强中医养生保健机构、人员、技术、服务、产品等规范管理,提升服务质量和水平。

(二)加快发展中医医疗服务。

鼓励社会力量提供中医医疗服务。建立公立中医医疗机构为主导、非公立中医医疗机构共同发展,基层中医药服务能力突出的中医医疗服务体系。通过加强重点专科建设和人才培养、规范和推进中医师多点执业等措施,支持社会资本举办中医医院、疗养院和中医诊所。鼓励有资质的中医专业技术人员特别是名老中医开办中医诊所,允许药品经营企业举办中医坐堂医诊所。鼓励社会资本举办传统中医诊所。

创新中医医疗机构服务模式。转变中医医院服务模式,推进多种方法综合干预,推动医疗服务从注重疾病治疗转向注重健康维护,发展治未病、康复等服务。支持中医医院输出管理、技术、标准和服务产品,与基层医疗卫生机构组建医疗联合体,鼓励县级中医医院探索开展县乡一体化服务,力争使所有社区卫生服务机构、乡镇卫生院和70%的村卫生室具备中医药服务能力。推动中医门诊部、中医诊所和中医坐堂医诊所规范建设和连锁发展。

专栏2 中医医疗服务体系建设项目

中医专科专病防治体系建设

建立由国家、区域和基层中医专科专病诊疗中心三个层次构成的中医专科专病防治体系。优化诊疗环境,提高服务质量,开展科学研究,发挥技术辐射作用。

基层中医药服务能力建设

在乡镇卫生院、社区卫生服务中心建设中医临床科室集中设置、多种中医药方法和手段综合使用的中医药特色诊疗区,规范中医诊疗设备配备。加强基层医疗卫生机构非中医类医生、乡村医生中医药适宜技术培训。针对部分基层常见病种,推广实施中药验方,规范中药饮片的使用和管理。

非营利性民营中医医院建设

鼓励社会资本举办肛肠、骨伤、妇科、儿科等非营利性中医医院;发展中医特色突出的康复医院、老年病医院、护理院、临终关怀医院等医疗机构。

民族医药特色健康服务发展

支持发展民族医特色专科。支持具备条件的县级以上藏、蒙、维、傣、朝、壮、哈萨克等民族自治地方设置本民族医医院。规范发展民族医药健康服务技术,在基层医疗卫生服务机构推广应用。

(三)支持发展中医特色康复服务。

促进中医特色康复服务机构发展。各地根据康复服务资源配置需求,设立中医特色康复医院和疗养院,加强中医医院康复科建设。鼓励社会资本举办中医特色康复服务机构。

拓展中医特色康复服务能力。促进中医技术与康复医学融合,完善康复服务标准及规范。推动各级各类医疗机构开展中医特色康复医疗、训练指导、知识普及、康复护理、辅具服务。建立县级中医医院与社区康复机构双向转诊机制,在社区康复机构推广适宜中医康复技术,提升社区康复服务能力和水平,让群众就近享有规范、便捷、有效的中医特色康复服务。

专栏3　中医特色康复服务能力建设项目

中医特色康复服务能力建设

根据区域卫生规划,加强中医特色康复医院和中医医院康复科服务能力建设。支持县级中医医院指导社区卫生服务中心、乡镇卫生院、残疾人康复中心、工伤康复中心、民政康复机构、特殊教育学校等机构,开展具有中医特色的社区康复服务。

（四）积极发展中医药健康养老服务。

发展中医药特色养老机构。鼓励新建以中医药健康养老为主的护理院、疗养院。有条件的养老机构设置以老年病、慢性病防治为主的中医诊室。推动中医医院与老年护理院、康复疗养机构等开展合作。

促进中医药与养老服务结合。二级以上中医医院开设老年病科,增加老年病床数量,开展老年病、慢性病防治和康复护理,为老年人就医提供优先优惠服务。支持养老机构开展融合中医特色健康管理的老年人养生保健、医疗、康复、护理服务。有条件的中医医院开展社区和居家中医药健康养老服务,为老年人建立健康档案,建立医疗契约服务关系,开展上门诊视、健康查体、保健咨询等服务。

专栏4　中医药健康养老服务试点项目

中医药与养老服务结合试点

开展中医药与养老服务结合试点,探索形成中医药与养老服务结合的主要模式和内容。包括:发展中医药健康养老新机构,以改建转型和社会资本投入新建为主,设立以中医药健康养老为主的护理院、疗养院;探索中医医院与养老机构合作新模式,延伸提供社区和居家中医药健康养老服务;创新老年人中医特色健康管理,研究开发多元化多层次的中医药健康管理服务包,发展养老服务新业态;培育中医药健康养老型人才,依托院校、中医医疗预防保健机构建立中医药健康养老服务实训基地,加强老年家政护理人员中医药相关技能培训。

（五）培育发展中医药文化和健康旅游产业。

发展中医药文化产业。发掘中医药文化资源，优化中医药文化产业结构。创作科学准确、通俗易懂、贴近生活的中医药文化科普创意产品和文化精品。发展数字出版、移动多媒体、动漫等新兴文化业态，培育知名品牌和企业，逐步形成中医药文化产业链。依据《中国公民中医养生保健素养》开展健康教育。将中医药知识纳入基础教育。借助海外中国文化中心、中医孔子学院等平台，推动中医药文化国际传播。

发展中医药健康旅游。利用中医药文化元素突出的中医医疗机构、中药企业、名胜古迹、博物馆、中华老字号名店以及中药材种植基地、药用植物园、药膳食疗馆等资源，开发中医药特色旅游路线。建设一批中医药特色旅游城镇、度假区、文化街、主题酒店，形成一批与中药科技农业、名贵中药材种植、田园风情生态休闲旅游结合的养生体验和观赏基地。开发中医药特色旅游商品，打造中医药健康旅游品牌。支持举办代表性强、发展潜力大、符合人民群众健康需求的中医药健康服务展览和会议。

专栏5　中医药文化和健康旅游产业发展项目

中医药文化公共设施建设

加强中医药文化全媒体传播与监管评估。建设一批中医药文化科普宣传教育基地。依托现有公园设施，引入中医药健康理念，推出一批融健康养生知识普及、养生保健体验、健康娱乐于一体的中医药文化主题园区。

中医药文化大众传播工程

推进中医中药中国行活动。通过中医药科普宣传周、主题文化节、知识技能竞赛、中医药文化科普巡讲等多种形式，提高公众中医养生保健素养。建设中医药文化科普队伍，深入研究、挖掘、创作中医药文化艺术作品，开展中医药非物质文化遗产传承与传播。

中医药健康旅游示范区建设

发挥中医药健康旅游资源优势，整合区域内医疗机构、中医养生保健机构、养生保健产品生产企业等资源，引入社会力量，打造以中医养生保健服务为核心，融中药材种植、中医医疗服务、中医药健康养老服务为一体的中医药健康旅游示范区。

（六）积极促进中医药健康服务相关支撑产业发展。

支持相关健康产品研发、制造和应用。鼓励研制便于操作使用、适于家庭或个人的健康检测、监测产品以及自我保健、功能康复等器械产品。通过对接研发与使用需求，加强产学研医深度协作，提高国际竞争力。发展中医药健康服务产业集群，形成一批具有国际影响力的知名品牌。

促进中药资源可持续发展。大力实施中药材生产质量管理规范（GAP），扩大中药材种植和贸易。促进中药材种植业绿色发展，加快推动中药材优良品种筛选和无公害规范种植，健全中药材行业规范，加强中药资源动态监测与保护，建设中药材追溯系统，打造精品中药材。开展中药资源出口贸易状况监测与调查，保护重要中药资源和生物多样性。

大力发展第三方服务。开展第三方质量和安全检验、检测、认证、评估等服务，培育和发展第三方医疗服务认证、医疗管理服务认证等服务评价模式，建立和完善中医药检验检测体系。发展研发设计服务和成果转化服务。发挥省级药品集中采购平台作用，探索发展中医药电子商务。

专栏6　中医药健康服务相关支撑产业重点项目

协同创新能力建设

以高新技术企业为依托，建设一批中医药健康服务产品研发创新平台，促进产品的研发及转化。

中医药健康产品开发

加强中医诊疗设备、中医健身产品、中药、保健食品研发，重点研发中医健康识别系统、智能中医体检系统、经络健康辨识仪等中医健康辨识、干预设备；探索发展用于中医诊疗的便携式健康数据采集设备，与物联网、移动互联网融合，发展自动化、智能化的中医药健康信息服务。

第三方平台建设

扶持发展第三方检验、检测、认证、评估及相应的咨询服务机构，开展质量检测、服务认证、健康市场调查和咨询服务。支持中医药技术转移机构开展科技成果转化。

中药资源动态监测信息化建设

提供中药资源和中药材市场动态监测信息。

（七）大力推进中医药服务贸易。

吸引境外来华消费。鼓励有条件的非公立中医医院成立国际医疗部或外宾服务部，鼓励社会资本提供多样化服务模式，为境外消费者提供高端中医医疗保健服务。全面推进多层次的中医药国际教育合作，吸引更多海外留学生来华接受学历教育、非学历教育、短期培训和临床实习。整合中医药科研优势资源，为境外机构提供科研外包服务。

推动中医药健康服务走出去。扶持优秀中医药企业和医疗机构到境外开办中医医院、连锁诊所等中医药服务机构，建立和完善境外营销网络。培育一批国际市场开拓能力强的中医药服务企业或企业集团。鼓励中医药院校赴境外办学。鼓励援外项目与中医药健康服务相结合。

专栏7　中医药服务贸易重点项目

中医药服务贸易先行先试

扶持一批市场优势明显、具有发展前景的中医药服务贸易重点项目，建设一批特色突出、能够发挥引领辐射作用的中医药服务贸易骨干企业（机构），创建若干个综合实力强、国际影响力突出的中医药服务贸易重点区域。发展中医药医疗保健、教育培训、科技研发等服务贸易，开发国际市场。

中医药参与"一带一路"建设

遴选可持续发展项目，与丝绸之路经济带、21世纪海上丝绸之路沿线国家开展中医药交流与合作，提升中医药健康服务国际影响力。

民族医药健康产业区

以丝绸之路经济带、中国—东盟（10+1）、澜沧江—湄公河对话合作机制、大湄公河次区域等区域次区域合作机制为平台，在边境地区建设民族医药产业区，提升民族医医疗、保健、健康旅游、服务贸易等服务能力，提高民族医药及相关产品研发、制造能力。

三、完善政策

（一）放宽市场准入。凡是法律法规没有明令禁入的中医药健康服务领域，都要向社会资本开放，并不断扩大开放领域；凡是对本地资本开放的中医药健康服务领域，都要向外地资本开放。对于社会资本举办仅提供传统中医药服务的传统中医诊所、门诊部,医疗机构设置规划、区域卫生发展规划不作布局限制。允许取得乡村医生执业证书的中医药一技之长人员,在乡镇和村开办只提供经核准的传统中医诊疗服务的传统中医诊所。

（二）加强用地保障。各地依据土地利用总体规划和城乡规划,统筹考虑中医药健康服务发展需要,扩大中医药健康服务用地供给,优先保障非营利性中医药健康服务机构用地。在城镇化建设中,优先安排土地满足中医药健康服务机构的发展需求。按相关规定配置中医药健康服务场所和设施。支持利用以划拨方式取得的存量房产和原有土地兴办中医药健康服务机构,对连续经营1年以上、符合划拨用地目录的中医药健康服务项目,可根据规定划拨土地办理用地手续；对不符合划拨用地条件的,可采取协议出让方式办理用地手续。

（三）加大投融资引导力度。政府引导、推动设立由金融和产业资本共同筹资的健康产业投资基金,统筹支持中医药健康服务项目。拓宽中医药健康服务机构及相关产业发展融资渠道,鼓励社会资本投资和运营中医药健康服务项目,新增项目优先考虑社会资本。鼓励中医药企业通过在银行间市场交易商协会注册发行非金融企业债务融资工具融资。积极支持符合条件的中医药健康服务企业上市融资和发行债券。扶持发展中医药健康服务创业投资企业,规范发展股权投资企业。加大对中医药服务贸易的外汇管理支持力度,促进海关通关便利化。鼓励各类创业投资机构和融资担保机构对中医药健康服务领域创新型新业态、小微企业开展业务。

（四）完善财税价格政策。符合条件、提供基本医疗卫生服务的非公立中医医疗机构承担公共卫生服务任务,可以按规定获得财政补助,其专科建设、设备购置、人员培训可由同级政府给予支持。加大科技支持力度,引导关键技术开发及产业化。对参加相关职业培训和职业技能鉴定的人员,符合条件的按规定给予补贴。企业、个人通过公益性社会团体或者县级以上人民政府及其部门向非营利性中医医疗机构的捐赠,按照税法及相关税收政策的规定在税前扣除。完善中医药价格形成机制,非公立中医医疗机构医疗服务价格实行市场调节价。

四、保障措施

（一）加强组织实施。各地区、各有关部门要高度重视,把发展中医药健康服务摆在重要位置,统筹协调,加大投入,创造良好的发展环境。中医药局要发挥牵头作用,制定本规划实施方案,会同各有关部门及时研究解决规划实施中的重要问题,加强规划实施监测评估。发展改革、财政、民政、人力资源社会保障、商务、文化、卫生计生、旅游等部门要各司其职,扎实推动落实本规划。各地区要依据本规划,结合实际,制定本地区中医药健康服务发展规划,细化政策措施,认真抓好落实。

（二）发挥行业组织作用。各地区、各有关部门要支持建立中医药健康服务行业组织,通过行政授权、购买服务等方式,将适宜行业组织行使的职责委托或转移给行业组织,强化服务监管。发挥行业组织在行业咨询、标准制定、行业自律、人才培养和第三方评价等方面的重要作用。

（三）完善标准和监管。以规范服务行为、提高服务质量、提升服务水平为核心,推进中医药健康服务规范和标准制修订工作。对暂不能实行标准化的领域,制定并落实服务承诺、公约、规范。建立标准网上公告制度,发挥标准在发展中医药健康服务中的引领和支撑作用。

建立健全中医药健康服务监管机制,推行属地化管理,重点监管服务质量,严肃查处违法行为。建立不良执业记录制度,将中医药健康服务机构及其从业人员诚信经营和执业情况纳入统一信用信息平台,引导行业自律。在中医药健康服务领域引入认证制度,通过发展规范化、专业化的第三方认证,推进中医药健康服务标准应用,为政府监管提供技术保障和支撑。

专栏8　中医药健康服务标准化项目

中医药健康服务标准制定

制定中医药健康服务机构、人员、服务、技术产品标准,完善中医药健康服务标准体系。推进中医药健康服务标准国际化进程。建立中医药健康服务标准公告制度,加强监测信息定期报告、评价和发布。

中医药健康服务标准应用推广

依托中医药机构,加强中医药健康服务标准应用推广。发挥中医药学术组织、行业协会等社会组织的作用,采取多种形式开展面向专业技术人员的中医药标准应用推广培训,推动中医药标准的有效实施。

中医药服务贸易统计体系建设

制订符合中医药特点的统计方式和统计体系,完善统计信息报送和发布机制。

（四）加快人才培养。推动高校设立健康管理等中医药健康服务相关专业，拓宽中医药健康服务技术技能人才岗位设置，逐步健全中医药健康服务领域相关职业（工种）。促进校企合作办学，着力培养中医临床紧缺人才和中医养生保健等中医药技术技能人才。规范并加快培养具有中医药知识和技能的健康服务从业人员，探索培养中医药健康旅游、中医药科普宣传、中医药服务贸易等复合型人才，促进发展中医药健康服务与落实就业创业相关扶持政策紧密衔接。

改革中医药健康服务技能人员职业资格认证管理方式，推动行业协会、学会有序承接中医药健康服务水平评价类职业资格认定具体工作，建立适应中医药健康服务发展的职业技能鉴定体系。推进职业教育学历证书和职业资格证书"双证书"制度，在符合条件的职业院校设立职业技能鉴定所（站）。

专栏9　中医药健康服务人力资源建设项目

中医药优势特色教育培训

依托现有中医药教育资源，加强中医药健康服务教育培训，培养一批中医药健康服务相关领域领军（后备）人才、骨干人才和师资。

中医药职业技能培训鉴定体系建设

拓宽中医药健康服务技术技能型人才岗位设置，制定中医药行业特有工种培训职业技能标准，加强中医药行业特有工种培训，推动行业协会、学会有序承接中医药健康服务水平评价类职业资格认定具体工作。

（五）营造良好氛围。加强舆论引导，营造全社会尊重和保护中医药传统知识、重视和促进健康的社会风气。支持广播、电视、报刊、网络等媒体开办专门的节目栏目和版面，开展中医药文化宣传和知识普及活动。弘扬大医精诚理念，加强职业道德建设，不断提升从业人员的职业素质。开展中医药养生保健知识宣传，应当聘请中医药专业人员，遵守国家有关规定，坚持科学精神，任何组织、个人不得对中医药作虚假、夸大宣传，不得以中医药名义谋取不正当利益。依法严厉打击非法行医和虚假宣传中药、保健食品、医疗机构等违法违规行为。

国家中医药管理局和全国老龄工作委员会办公室
关于推进中医药健康养老服务发展的合作协议

2015年11月18日

为贯彻落实《国务院关于加快发展养老服务业的若干意见》(国发〔2013〕35号)、《国务院关于加快促进健康服务业发展的若干意见》(国发〔2013〕40号)和《国务院办公厅关于印发中医药健康服务发展规划(2015—2020年)的通知》(国办发〔2015〕32号),推动养老服务业与中医药健康服务的深度融合,同时加强中医药老年人才资源保护传承,国家中医药管理局(以下简称"国家中医药局")与全国老龄工作委员会办公室(以下简称"全国老龄办")协商,秉承优势互补、共同发展原则,就合作推进中医药健康养老服务发展,达成如下协议:

一、合作目标

第一条 双方共同致力于提升城乡老年人健康水平,将发展中医药健康养老服务纳入各自部门专项规划和重点工作,发挥中医药在健康养老中的作用,保护和发挥老年中医药人才资源优势,培育和发展中医药健康养老产业,推动中医药健康养老服务科学发展,使中医药健康养老服务成为保障老年人健康水平、提升生命生活质量的重要力量。

二、合作机制

第二条 建立国家中医药局与全国老龄办之间的部际协调机制,鼓励和支持各地中医药管理部门和老龄工作机构之间、相关社会组织之间以及有关企业与中医健康养老机构之间,依法依规建立中医药健康养老服务的良性互动机制,形成共同领域的更紧密合作。

第三条 双方视工作需要,就推进中医药健康养老服务发展的工作进行研究和磋商,协调制定相关政策,争取相关项目资金支持,研究部署重大活动和工作措施。

第四条 双方一致同意建立协调工作小组,由双方主要负责同志共同担任组长。

国家中医药局医政司和全国老龄办事业发展部分别作为各自联络机构,负责组织开展日常工作,进行工作会晤、联合调研、经验和技术交流、人员交流、举办研讨会、部际协调会等,开展相关业务培训,促进信息共享,加强对相关企业、社会组织及公众的宣导。

第五条 双方在各自职能范围内加强对中医药健康养老服务的支持和工作力度。

三、合作措施

双方同意加强部际交流与合作,联合相关部门共同制定《关于促进中医药健康养老服务发展的指导意见》,更好服务城乡老年人健康。双方采取包括但不限于以下措施:

第六条 双方共同在乐龄工程开展中医药相关活动,充分发挥中医药在健康养老中的优势和作用。依托养老机构及基层老年协会等老年群众组织,充分发挥基层医疗卫生机构和各级各类中医医院的作用,以治未病理念为核心,以慢性病管理为重点,加强中医药健康养生养老文化宣传,开展中医健康体检、健康评估、健康干预以及中医药、治未病、药膳食疗科普等活动,推广太极拳、健身气功、导引等中医传统运动,引导全民强化健康老龄化观念,自觉培养健康科学文明的生活方式。

第七条 共同开发中医药健康养老服务包。针对老年人慢病防治、养生保健、饮食起居、临床诊疗、康复护理、心理干预等需求,加快研发相关产品、技术和服务。在全国范围内征集评审可供机构和个人应用的中医药健康养老服务推荐项目,开发中医健康管理服务包、中医康复护理服务包、中医家庭养生保健服务包,经试点后逐步推广。支持运用云计算、互联网、物联网等信息技术开发智能化中医药健康养老服务包,为更多老年人提供融中医健康监测、咨询评估、养生调理、跟踪管理为一体的服务。

第八条 共同保护和开发老年中医药人才资源。建立老年中医药人才资源库,保护老年中医药人才资源,创新老年人力资源开发模式,打造老年人力资源开发品牌。结合银龄行动、乐龄工程,总结中医药师承教育经验,探索不同层次、不同类型的师承教育模式。允许离退休中医药人员在公立医院注册执业的同时,开办只提供传统中医药服务的中医诊所。允许取得《乡村医生执业证书》的老年中医药一技之长人员,在乡镇和村开办只提供经考核合格的传统中医诊疗服务的中医一技之长诊所,或在乡镇和村设置的中医门诊部和中医诊所执业,只提供经考核合格的传统中医诊疗方法。

第九条 共同促进中医药健康养老服务产业发展。支持具有中医药特色的老年保健用品、康复辅助器具研发生产。支持针对老年病、慢性病的中药新药和中医诊疗仪器、设备的研发推广。积极推动中药材生产基地、生产企业、中医药文化基地等中医药资源有效融入养老服务业。

第十条 共同支持中医药健康养老型人才培养。支持中医药院校、中医医疗预防保健机构建设一批中医药健康养老服务实训基地,制定相关培训标准及教材,加强老年家政护理人员中医药相关技能培训。制定中医养老服务标准,包括人员结构、设施、技术方法、环境条件、服务体系建设、服务项目等。根据标准对涉老机构的中医养老服务能力进行认证、分级。

第十一条 共同致力规范中医药养老服务市场。指导各级中医药管理部门、老龄工作机构加强合作,建立健全中医药健康养老服务监管机制,落实属地管理责任,建立监管指标体系和监管评级制度,规范中医药养老服务市场,加强中医药健康养老服务机构、从业人员监管,严厉打击假冒中医名义非法行医、发布虚假违法中医中药广告以及制售假冒伪劣中药行为,严肃查处侵犯老年人合法权益的违法行为。支持优秀中医药健康养老服务机构参与"全国敬老文明号"评比,引导企业、相关从业人员切实增强诚信意识,自觉开展诚信服务。

第十二条 共同开展中医药健康养老服务试点示范。遴选部分地区开展中医药与养老服务结合试点工作,探索中医药与健康养老深入融合发展模式。遴选部分中医药健康养老机构(以中医药健康养老服务为主要特色的养老机构、康复机构、护理机构、疗养机构、临终关怀机构等),建设中医药特色健康养老服务示范基地,为进一步优化提升中医药健康养老服务提供样板、总结经验。

四、其他

第十三条 双方应积极推进协商同意的合作事项。本协议未尽事宜,由双方联络机构协调相关部门尽速协商解决。

第十四条 因工作需要,合作协议需变更,应经双方协商同意,并以书面形式确认。

第十五条 本合作协议一式四份,双方各执两份。协议自签署日起生效。

中医药发展战略规划纲要(2016—2030年)

2016年2月22日

中医药作为我国独特的卫生资源、潜力巨大的经济资源、具有原创优势的科技资源、优秀的文化资源和重要的生态资源,在经济社会发展中发挥着重要作用。随着我国新型工业化、信息化、城镇化、农业现代化深入发展,人口老龄化进程加快,健康服务业蓬勃发展,人民群众对中医药服务的需求越来越旺盛,迫切需要继承、发展、利用好中医药,充分发挥中医药在深化医药卫生体制改革中的作用,造福人类健康。为明确未来十五年我国中医药发展方向和工作重点,促进中医药事业健康发展,制定本规划纲要。

一、基本形势

新中国成立后特别是改革开放以来,党中央、国务院高度重视中医药工作,制定了一系列政策措施,推动中医药事业发展取得了显著成就。中医药总体规模不断扩大,发展水平和服务能力逐步提高,初步形成了医疗、保健、科研、教育、产业、文化整体发展新格局,对经济社会发展贡献度明显提升。截至2014年底,全国共有中医类医院(包括中医、中西医结合、民族医医院,下同)3 732所,中医类医院床位75.5万张,中医类执业(助理)医师39.8万人,2014年中医类医院总诊疗人次5.31亿。中医药在常见病、多发病、慢性病及疑难病症、重大传染病防治中的作用得到进一步彰显,得到国际社会广泛认可。2014年中药生产企业达到3 813家,中药工业总产值7 302亿元。中医药已经传播到183个国家和地区。

另一方面,我国中医药资源总量仍然不足,中医药服务领域出现萎缩现象,基层中医药服务能力薄弱,发展规模和水平还不能满足人民群众健康需求;中医药高层次人才缺乏,继承不足、创新不够;中药产业集中度低,野生中药材资源破坏严重,部分中药材品质下降,影响中医药可持续发展;适应中医药发展规律的法律政策体系有待健全;中医药走向世界面临制约和壁垒,国际竞争力有待进一步提升;中医药治理体系和治理能力现代化水平亟待提高,迫切需要加强顶层设计和统筹规划。

当前,我国进入全面建成小康社会决胜阶段,满足人民群众对简便验廉的中医药服务需求,迫切需要大力发展健康服务业,拓宽中医药服务领域。深化医药卫生体制改革,加快推进健康中国建设,迫切需要在构建中国特色基本医疗制度中发挥中医药独特作用。适应未来医学从疾病医学向健康医学转变、医学模式从生物医学向生物—心理—社会模式转变的发展趋势,迫切需要继承和发展中医药的绿色健康理念、天人合一的整体观念、辨证施治和综合施治的诊疗模式、运用自然的防治手段和全生命周期的健康服务。促进经济转型升级,培育新的经济增长动能,迫切需要加大对中医药的扶持力度,进一步激发中医药原创优势,促进中医药产业提质增效。传承和弘扬中华优秀传统文化,迫切需要进一步普及和宣传中医药文化知识。实施"走出去"战略,推进"一带一路"建设,迫切需要推动中医药海外创新发展。各地区、各有关部门要正确认识形势,把握机遇,扎实推进中医药事业持续健康发展。

二、指导思想、基本原则和发展目标

(一)指导思想。

认真落实党的十八大和十八届二中、三中、四中、五中全会精神,深入贯彻习近平总书记系列重要讲话精神,紧紧围绕"四个全面"战略布局和党中央、国务院决策部署,牢固树立创新、协调、绿色、开放、共享发展理念,坚持中西医并重,从思想认识、法律地位、学术发展与实践运用上落实中医药与西医药的平等地位,充分遵循中医药自身发展规律,以推进继承创新为主题,以提高中医药发展水平为中心,以完善符合中医药特点的管理体制和政策机制为重点,以增进和维护人民群众健康为目标,拓展中医药服务领域,促进中西医结合,发挥中医药在促进卫生、经济、科技、文化和生态文明发展中的独特作用,统筹推进中医药事业振兴发展,为深化医药卫生体制改革、推进健康中国建设、全面建成小康社会和实现"两个一百年"奋斗目标作出贡献。

(二)基本原则。

坚持以人为本、服务惠民。以满足人民群众中医药健康需求为出发点和落脚点,坚持中医药发展为了人民、中医药成果惠及人民,增进人民健康福祉,保证人民享有安全、有效、方便的中医药服务。

坚持继承创新、突出特色。把继承创新贯穿中医药发展一切工作,正确把握好继承和创新的关系,坚持和发扬中医药特色优势,坚持中医药原创思维,充分利用现代科学技术和方法,推动中医药理论与实践不断发展,推进中医药现代化,在创新中不断形成新特色、新优势,永葆中医药薪火相传。

坚持深化改革、激发活力。改革完善中医药发展体制机制,充分发挥市场在资源配置中的决定性作用,拉动投资消费,推进产业结构调整,更好发挥政府在制定规划、出台政策、引导投入、规范市场等方面的作用,积极营造平等参与、公平竞争的市场环境,不断激发中医药发展的潜力和活力。

坚持统筹兼顾、协调发展。坚持中医与西医相互取长补短,发挥各自优势,促进中西医结合,在开放中发展中医药。统筹兼顾中医药发展各领域、各环节,注重城乡、区域、国内国际中医药发展,促进中医药医疗、保健、科研、教育、产业、文化全面发展,促进中医中药协调发展,不断增强中医药发展的整体性和系统性。

(三)发展目标。

到2020年,实现人人基本享有中医药服务,中医医疗、保健、科研、教育、产业、文化各领域得到全面协调发展,中医药标准化、信息化、产业化、现代化水平不断提高。中医药健康服务能力明显增强,服务领域进一步拓宽,中医医疗服务体系进一步完善,每千人口公立中医类医院床位数达到0.55张,中医药服务可得性、可及性明显改善,有效减轻群众医疗负担,进一步放大医改惠民效果;中医基础理论研究及重大疾病攻关取得明显进展,中医药防治水平大幅度提高;中医药人才教育培养体系基本建立,凝聚一批学术领先、医术精湛、医德高尚的中医药人才,每千人口卫生机构中医执业类(助理)医师数达到0.4人;中医药产业现代化水平显著提高,中药工业总产值占医药工业总产值30%以上,中医药产业成为国民经济重要支柱之一;中医药对外交流合作更加广泛;符合中医药发展规律的法律体系、标准体系、监督体系和政策体系基本建立,中医药管理体制更加健全。

到2030年,中医药治理体系和治理能力现代化水平显著提升,中医药服务领域实现全覆盖,中医药健康服务能力显著增强,在治未病中的主导作用、在重大疾病治疗中的协同作用、在疾病康复中的核心作用得到充分发挥;中医药科技水平显著提高,基本形成一支由百名国医大师、万名中医名师、百万中医师、千万职业技能人员组成的中医药人才队伍;公民中医健康文化素养大幅度提升;中医药工业智能化水平迈上新台阶,对经济社会发展的贡献率进一步增强,我国在世界传统医药发展中的引领地位更加巩固,实现中医药继承创新发展、统筹协调发展、生态绿色发展、包容开放发展和人民共享发展,为健康中国建设奠定坚实基础。

三、重点任务

（一）切实提高中医医疗服务能力。

1. 完善覆盖城乡的中医医疗服务网络。全面建成以中医类医院为主体、综合医院等其他类别医院中医药科室为骨干、基层医疗卫生机构为基础、中医门诊部和诊所为补充、覆盖城乡的中医医疗服务网络。县级以上地方人民政府要在区域卫生规划中合理配置中医医疗资源，原则上在每个地市级区域、县级区域设置1个市办中医类医院、1个县办中医类医院，在综合医院、妇幼保健机构等非中医类医疗机构设置中医药科室。在乡镇卫生院和社区卫生服务中心建立中医馆、国医堂等中医综合服务区，加强中医药设备配置和中医药人员配备。加强中医医院康复科室建设，支持康复医院设置中医药科室，加强中医康复专业技术人员的配备。

2. 提高中医药防病治病能力。实施中医临床优势培育工程，加强在区域内有影响力、科研实力强的省级或地市级中医医院能力建设。建立中医药参与突发公共事件应急网络和应急救治工作协调机制，提高中医药应急救治和重大传染病防治能力。持续实施基层中医药服务能力提升工程，提高县级中医医院和基层医疗卫生机构中医优势病种诊疗能力、中医药综合服务能力。建立慢性病中医药监测与信息管理制度，推动建立融入中医药内容的社区健康管理模式，开展高危人群中医药健康干预，提升基层中医药健康管理水平。大力发展中医非药物疗法，充分发挥其在常见病、多发病和慢性病防治中的独特作用。建立中医医院与基层医疗卫生机构、疾病预防控制机构分工合作的慢性病综合防治网络和工作机制，加快形成急慢分治的分级诊疗秩序。

3. 促进中西医结合。运用现代科学技术，推进中西医资源整合、优势互补、协同创新。加强中西医结合创新研究平台建设，强化中西医临床协作，开展重大疑难疾病中西医联合攻关，形成独具特色的中西医结合诊疗方案，提高重大疑难疾病、急危重症的临床疗效。探索建立和完善国家重大疑难疾病中西医协作工作机制与模式，提升中西医结合服务能力。积极创造条件建设中西医结合医院。完善中西医结合人才培养政策措施，建立更加完善的西医学习中医制度，鼓励西医离职学习中医，加强高层次中西医结合人才培养。

4. 促进民族医药发展。将民族医药发展纳入民族地区和民族自治地方经济社会发展规划，加强民族医医疗机构建设，支持有条件的民族自治地方举办民族医医院，鼓励民族地区各类医疗卫生机构设立民族医药科，鼓励社会力量举办民族医医院和诊所。加强民族医药传承保护、理论研究和文献的抢救与整理。推进民族药标准建设,提高民族药质量,加大开发推广力度,促进民族药产业发展。

5. 放宽中医药服务准入。改革中医医疗执业人员资格准入、执业范围和执业管理制度,根据执业技能探索实行分类管理,对举办中医诊所的,将依法实施备案制管理。改革传统医学师承和确有专长人员执业资格准入制度,允许取得乡村医生执业证书的中医药一技之长人员在乡镇和村开办中医诊所。鼓励社会力量举办连锁中医医疗机构,对社会资本举办只提供传统中医药服务的中医门诊部、诊所,医疗机构设置规划和区域卫生发展规划不作布局限制,支持有资质的中医专业技术人员特别是名老中医开办中医门诊部、诊所,鼓励药品经营企业举办中医坐堂医诊所。保证社会办和政府办中医医疗机构在准入、执业等方面享有同等权利。

6. 推动"互联网+"中医医疗。大力发展中医远程医疗、移动医疗、智慧医疗等新型医疗服务模式。构建集医学影像、检验报告等健康档案为一体的医疗信息共享服务体系,逐步建立跨医院的中医医疗数据共享交换标准体系。探索互联网延伸医嘱、电子处方等网络中医医疗服务应用。利用移动互联网等信息技术提供在线预约诊疗、候诊提醒、划价缴费、诊疗报告查询、药品配送等便捷服务。

(二)大力发展中医养生保健服务。

7. 加快中医养生保健服务体系建设。研究制定促进中医养生保健服务发展的政策措施,支持社会力量举办中医养生保健机构,实现集团化发展或连锁化经营。实施中医治未病健康工程,加强中医医院治未病科室建设,为群众提供中医健康咨询评估、干预调理、随访管理等治未病服务,探索融健康文化、健康管理、健康保险于一体的中医健康保障模式。鼓励中医医院、中医医师为中医养生保健机构提供保健咨询、调理和药膳等技术支持。

8. 提升中医养生保健服务能力。鼓励中医医疗机构、养生保健机构走进机关、学校、企业、社区、乡村和家庭,推广普及中医养生保健知识和易于掌握的理疗、推拿等中医养生保健技术与方法。鼓励中医药机构充分利用生物、仿生、智能等现代科学技术,研发一批保健食品、保健用品和保健器械器材。加快中医治未病技术体系与产业体系建设。推广融入中医治未病理念的健康工作和生活方式。

9. 发展中医药健康养老服务。推动中医药与养老融合发展,促进中医医疗资源进入养老机构、社区和居民家庭。支持养老机构与中医医疗机构合作,建立快速就诊绿色通道,鼓励中医医疗机构面向老年人群开展上门诊视、健康查体、保健咨询等服务。鼓励中医医师在养老机构提供保健咨询和调理服务。鼓励社会资本新建以中医药健康养老为主的护理院、疗养院,探索设立中医药特色医养结合机构,建设一批医养结合示范基地。

10. 发展中医药健康旅游服务。推动中医药健康服务与旅游产业有机融合,发展以中医药文化传播和体验为主题,融中医疗养、康复、养生、文化传播、商务会展、中药材科考与旅游于一体的中医药健康旅游。开发具有地域特色的中医药健康旅游产品和线路,建设一批国家中医药健康旅游示范基地和中医药健康旅游综合体。加强中医药文化旅游商品的开发生产。建立中医药健康旅游标准化体系,推进中医药健康旅游服务标准化和专业化。举办"中国中医药健康旅游年",支持举办国际性的中医药健康旅游展览、会议和论坛。

(三)扎实推进中医药继承。

11. 加强中医药理论方法继承。实施中医药传承工程,全面系统继承历代各家学术理论、流派及学说,全面系统继承当代名老中医药专家学术思想和临床诊疗经验,总结中医优势病种临床基本诊疗规律。将中医古籍文献的整理纳入国家中华典籍整理工程,开展中医古籍文献资源普查,抢救濒临失传的珍稀与珍贵古籍文献,推动中医古籍数字化,编撰出版《中华医藏》,加强海外中医古籍影印和回归工作。

12. 加强中医药传统知识保护与技术挖掘。建立中医药传统知识保护数据库、保护名录和保护制度。加强中医临床诊疗技术、养生保健技术、康复技术筛选,完善中医医疗技术目录及技术操作规范。加强对传统制药、鉴定、炮制技术及老药工经验的继承应用。开展对中医药民间特色诊疗技术的调查、挖掘整理、研究评价及推广应用。加强对中医药百年老字号的保护。

13. 强化中医药师承教育。建立中医药师承教育培养体系,将师承教育全面融入院校教育、毕业后教育和继续教育。鼓励医疗机构发展师承教育,实现师承教育常态化和制度化。建立传统中医师管理制度。加强名老中医药专家传承工作室建设,吸引、鼓励名老中医药专家和长期服务基层的中医药专家通过师承模式培养多层次的中医药骨干人才。

(四)着力推进中医药创新。

14. 健全中医药协同创新体系。健全以国家和省级中医药科研机构为核心,以高等院校、医疗机构和企业为主体,以中医科学研究基地(平台)为支撑,多学科、跨部门共同参与的中医药协同创新体制机制,完善中医药领域科技布局。统筹利用相关科技计划(专项、基金等),支持中医药相关科技创新工作,促进中医药科技创新能力提升,加快形成自主知识产权,促进创新成果的知识产权化、商品化和产业化。

15. 加强中医药科学研究。运用现代科学技术和传统中医药研究方法,深化中医基础理论、辨证论治方法研究,开展经穴特异性及针灸治疗机理、中药药性理论、方剂配伍理论、中药复方药效物质基础和作用机理等研究,建立概念明确、结构合理的理论框架体系。加强对重大疑难疾病、重大传染病防治的联合攻关和对常见病、多发病、慢性病的中医药防治研究,形成一批防治重大疾病和治未病的重大产品和技术成果。综合运用现代科技手段,开发一批基于中医理论的诊疗仪器与设备。探索适合中药特点的新药开发新模式,推动重大新药创制。鼓励基于经典名方、医疗机构中药制剂等的中药新药研发。针对疾病新的药物靶标,在中药资源中寻找新的候选药物。

16. 完善中医药科研评价体系。建立和完善符合中医药特点的科研评价标准和体系,研究完善有利于中医药创新的激励政策。通过同行评议和引进第三方评估,提高项目管理效率和研究水平。不断提高中医药科研成果转化效率。开展中医临床疗效评价与转化应用研究,建立符合中医药特点的疗效评价体系。

(五)全面提升中药产业发展水平。

17. 加强中药资源保护利用。实施野生中药材资源保护工程,完善中药材资源分级保护、野生中药材物种分级保护制度,建立濒危野生药用动植物保护区、野生中药材资源培育基地和濒危稀缺中药材种植养殖基地,加强珍稀濒危野生药用动植物保护、繁育研究。建立国家级药用动植物种质资源库。建立普查和动态监测相结合的中药材资源调查制度。在国家医药储备中,进一步完善中药材及中药饮片储备。鼓励社会力量投资建立中药材科技园、博物馆和药用动植物园等保育基地。探索荒漠化地区中药材种植生态经济示范区建设。

18. 推进中药材规范化种植养殖。制定中药材主产区种植区域规划。制定国家道地药材目录,加强道地药材良种繁育基地和规范化种植养殖基地建设。促进中药材种植养殖业绿色发展,制定中药材种植养殖、采集、储藏技术标准,加强对中药材种植养殖的科学引导,大力发展中药材种植养殖专业合作社和合作联社,提高规模化、规范化水平。支持发展中药材生产保险。建立完善中药材原产地标记制度。实施贫困地区中药材产业推进行动,引导贫困户以多种方式参与中药材生产,推进精准扶贫。

19. 促进中药工业转型升级。推进中药工业数字化、网络化、智能化建设,加强技术集成和工艺创新,提升中药装备制造水平,加速中药生产工艺、流程的标准化、现代化,提升中药工业知识产权运用能力,逐步形成大型中药企业集团和产业集群。以中药现代化科技产业基地为依托,实施中医药大健康产业科技创业者行动,促进中药一二三产业融合发展。开展中成药上市后再评价,加大中成药二次开发力度,开展大规模、规范化临床试验,培育一批具有国际竞争力的名方大药。开发一批中药制造机械与设备,提高中药制造业技术水平与规模效益。推进实施中药标准化行动计划,构建中药产业全链条的优质产品标准体系。实施中药绿色制造工程,形成门类丰富的新兴绿色产业体系,逐步减少重金属及其化合物等物质的使用量,严格执行《中药类制药工业水污染物排放标准》(GB 21906-2008),建立中药绿色制造体系。

20. 构建现代中药材流通体系。制定中药材流通体系建设规划,建设一批道地药材标准化、集约化、规模化和可追溯的初加工与仓储物流中心,与生产企业供应商管理和质量追溯体系紧密相连。发展中药材电子商务。利用大数据加强中药材生产信息搜集、价格动态监测分析和预测预警。实施中药材质量保障工程,建立中药材生产流通全过程质量管理和质量追溯体系,加强第三方检测平台建设。

(六) 大力弘扬中医药文化。

21. 繁荣发展中医药文化。大力倡导"大医精诚"理念,强化职业道德建设,形成良好行业风尚。实施中医药健康文化素养提升工程,加强中医药文物设施保护和非物质文化遗产传承,推动更多非药物中医诊疗技术列入联合国教科文组织非物质文化遗产名录和国家级非物质文化遗产目录,使更多古代中医典籍进入世界记忆名录。推动中医药文化国际传播,展示中华文化独特魅力,提升我国文化软实力。

22. 发展中医药文化产业。推动中医药与文化产业融合发展,探索将中医药文化纳入文化产业发展规划。创作一批承载中医药文化的创意产品和文化精品。促进中医药与广播影视、新闻出版、数字出版、动漫游戏、旅游餐饮、体育演艺等有效融合,发展新型文化产品和服务。培育一批知名品牌和企业,提升中医药与文化产业融合发展水平。

（七）积极推动中医药海外发展。

23. 加强中医药对外交流合作。深化与各国政府和世界卫生组织、国际标准化组织等的交流与合作，积极参与国际规则、标准的研究与制订，营造有利于中医药海外发展的国际环境。实施中医药海外发展工程，推动中医药技术、药物、标准和服务走出去，促进国际社会广泛接受中医药。本着政府支持、民间运作、服务当地、互利共赢的原则，探索建设一批中医药海外中心。支持中医药机构全面参与全球中医药各领域合作与竞争，发挥中医药社会组织的作用。在国家援外医疗中进一步增加中医药服务内容。推进多层次的中医药国际教育交流合作，吸引更多的海外留学生来华接受学历教育、非学历教育、短期培训和临床实习，把中医药打造成中外人文交流、民心相通的亮丽名片。

24. 扩大中医药国际贸易。将中医药国际贸易纳入国家对外贸易发展总体战略，构建政策支持体系，突破海外制约中医药对外贸易发展的法律、政策障碍和技术壁垒，加强中医药知识产权国际保护，扩大中医药服务贸易国际市场准入。支持中医药机构参与"一带一路"建设，扩大中医药对外投资和贸易。为中医药服务贸易发展提供全方位公共资源保障。鼓励中医药机构到海外开办中医医院、连锁诊所和中医养生保健机构。扶持中药材海外资源开拓，加强海外中药材生产流通质量管理。鼓励中医药企业走出去，加快打造全产业链服务的跨国公司和知名国际品牌。积极发展入境中医健康旅游，承接中医医疗服务外包，加强中医药服务贸易对外整体宣传和推介。

四、保障措施

（一）健全中医药法律体系。推动颁布并实施中医药法，研究制定配套政策法规和部门规章，推动修订执业医师法、药品管理法和医疗机构管理条例、中药品种保护条例等法律法规，进一步完善中医类别执业医师、中医医疗机构分类和管理、中药审批管理、中医药传统知识保护等领域相关法律规定，构建适应中医药发展需要的法律法规体系。指导地方加强中医药立法工作。

（二）完善中医药标准体系。为保障中医药服务质量安全，实施中医药标准化工程，重点开展中医临床诊疗指南、技术操作规范和疗效评价标准的制定、推广与应用。系统开展中医治未病标准、药膳制作标准和中医药保健品标准等研究制定。健全完善中药质量标准体系，加强中药质量管理，重点强化中药炮制、中药鉴定、中药制剂、中药配方颗粒以及道地药材的标准制定与质量管理。加快中药数字化标准及中药材标本建设。加快国内标准向国际标准转化。加强中医药监督体系建设,建立中医药监督信息数据平台。推进中医药认证管理,发挥社会力量的监督作用。

（三）加大中医药政策扶持力度。落实政府对中医药事业的投入政策。改革中医药价格形成机制,合理确定中医医疗服务收费项目和价格,降低中成药虚高药价,破除以药补医机制。继续实施不取消中药饮片加成政策。在国家基本药物目录中进一步增加中成药品种数量,不断提高国家基本药物中成药质量。地方各级政府要在土地利用总体规划和城乡规划中统筹考虑中医药发展需要,扩大中医医疗、养生保健、中医药健康养老服务等用地供给。

（四）加强中医药人才队伍建设。建立健全院校教育、毕业后教育、继续教育有机衔接以及师承教育贯穿始终的中医药人才培养体系。重点培养中医重点学科、重点专科及中医药临床科研领军人才。加强全科医生人才、基层中医药人才以及民族医药、中西医结合等各类专业技能人才培养。开展临床类别医师和乡村医生中医药知识与技能培训。建立中医药职业技能人员系列,合理设置中医药健康服务技能岗位。深化中医药教育改革,建立中医学专业认证制度,探索适应中医医师执业分类管理的人才培养模式,加强一批中医药重点学科建设,鼓励有条件的民族地区和高等院校开办民族医药专业,开展民族医药研究生教育,打造一批世界一流的中医药名校和学科。健全国医大师评选表彰制度,完善中医药人才评价机制。建立吸引、稳定基层中医药人才的保障和长效激励机制。

（五）推进中医药信息化建设。按照健康医疗大数据应用工作部署,在健康中国云服务计划中,加强中医药大数据应用。加强中医医院信息基础设施建设,完善中医医院信息系统。建立对患者处方真实有效性的网络核查机制,实现与人口健康信息纵向贯通、横向互通。完善中医药信息统计制度建设,建立全国中医药综合统计网络直报体系。

五、组织实施

（一）加强规划组织实施。进一步完善国家中医药工作部际联席会议制度,由国务院领导同志担任召集人。国家中医药工作部际联席会议办公室要强化统筹协调,研究提出中医药发展具体政策措施,协调解决重大问题,加强对政策落实的指导、督促和检查;要会同相关部门抓紧研究制定本规划纲要实施分工方案,规划建设一批国家中医药综合改革试验区,确保各项措施落到实处。地方各级政府要将中医药工作纳入经济社会发展规划,加强组织领导,健全中医药发展统筹协调机制和工作机制,结合实际制定本规划纲要具体实施方案,完善考核评估和监督检查机制。

（二）健全中医药管理体制。按照中医药治理体系和治理能力现代化要求，创新管理模式，建立健全国家、省、市、县级中医药管理体系，进一步完善领导机制，切实加强中医药管理工作。各相关部门要在职责范围内，加强沟通交流、协调配合，形成共同推进中医药发展的工作合力。

（三）营造良好社会氛围。综合运用广播电视、报刊等传统媒体和数字智能终端、移动终端等新型载体，大力弘扬中医药文化知识，宣传中医药在经济社会发展中的重要地位和作用。推动中医药进校园、进社区、进乡村、进家庭，将中医药基础知识纳入中小学传统文化、生理卫生课程，同时充分发挥社会组织作用，形成全社会"信中医、爱中医、用中医"的浓厚氛围和共同发展中医药的良好格局。

中医药发展"十三五"规划

2016年8月10日

"十三五"时期是我国全面建成小康社会的决胜阶段,是全面深化改革的攻坚时期。中医药作为我国独特的卫生资源、潜力巨大的经济资源、具有原创优势的科技资源、优秀的文化资源和重要的生态资源,在经济社会发展中发挥着日益重要的作用。为认真贯彻落实党中央、国务院发展中医药的方针政策,推进中医药振兴发展,更好地为建设健康中国服务,为全面建成小康社会服务,根据《中华人民共和国国民经济和社会发展第十三个五年规划纲要》和《中医药发展战略规划纲要(2016—2030年)》,制定本规划。

一、规划背景

(一)"十二五"期间中医药发展取得的成就。

"十二五"时期是中医药发展进程中极具历史意义的五年,中医药发展国家战略取得重大突破,中医药事业获得长足发展,基本形成中医药医疗、保健、科研、教育、产业、文化整体发展新格局,对增进和维护人民群众健康的作用更加突出,对促进经济社会发展的贡献明显提升,"十二五"规划确定的主要目标和任务全面完成。

中医药战略地位显著提升。《中共中央关于全面深化改革若干重大问题的决定》明确要"完善中医药事业发展政策和机制",《中医药法(草案)》经国务院常务会议审议通过并进入最后立法程序,国务院办公厅首次印发《中医药健康服务发展规划(2015—2020年)》《中药材保护和发展规划(2015—2020年)》等中医药发展领域的专项规划。中央财政投入力度大幅提升,为中医药创造了良好的发展与提高的物质条件。

中医医疗服务体系不断健全。中医医疗资源快速增长,中医医院增加到3 966所,每万人口中医医院实有床位数增加到6.0张。全面实施基层中医药服务能力提升工程,中医馆、国医堂在基层医疗卫生机构得到普遍建设,96.93%的社区卫生服务中心、92.97%的乡镇卫生院、80.97%的社区卫生服务站和60.28%的村卫生室能够提供中医药服务。深入实施中医治未病健康工程,中医药健康管理服务纳入国家基本公共卫生服务项目,2015年完成6 531.5万65岁以上老年人、2 777.7万0—36个月儿童的中医药健康管理任务,目标人群覆盖率分别达到41.87%和53.59%。中医药以较低的成本获得了较高的收益,放大了医改惠民的效果。

中医药科研迈上新台阶。中国中医科学院屠呦呦研究员因发现青蒿素获得2015年诺贝尔生理学或医学奖,实现我国科学家获得诺贝尔奖零的突破,突显了中医药对人类健康的重大贡献。建立起以16个国家中医临床研究基地为重点平台的临床科研体系,中医药防治传染病和慢性病的临床科研网络得到完善。45项中医药成果获得国家科技奖励,科研成果转化为临床诊疗标准规范、关键技术和一批拥有自主知识产权的中药新药,取得了显著的社会效益和经济效益。

符合中医药人才特点的教育模式得到加强。医教协同深化中医药教育改革初显成效,中医专业学位独立设置,评选出第二届国医大师,名老中医药专家、中医学术流派传承成效显著,建成国医大师传承工作室60个、全国名老中医药专家传承工作室956个、基层名老中医药专家传承工作室200个、中医学术流派传承工作室64个、中医药各层次培训基地1 140个,多层次多类型的中医药师承教育模式初步建立,继续教育覆盖率显著提高。

中医药文化影响力进一步提升。深入开展"中医中药中国行—进乡村·进社区·进家庭"活动,科普宣传4万余场,现场受益群众1 700余万人次。建设了300多个国家级、省级中医药文化宣传教育基地,组建了一支中医药文化科普专家队伍,开发了一批形式多样的文化科普作品。首次开展的中医健康素养普及率调查显示,公民中医养生保健素养不断提升,中医药作为中华优秀传统文化得到广泛传播。

中药资源逐步实现可持续健康发展。中药资源普查试点全面展开,初步建成中药资源动态监测信息和技术服务体系,建立了大宗、道地药材、濒危药材种子种苗繁育基地。全国有200多种常用大宗中药材实现规模化种植,种植面积超过3 000万亩。逐步实现生态环境保护与中药产业持续发展的良性互动。2015年中药工业规模以上企业主营业务收入超过了7 800亿元,占我国医药工业规模以上企业主营业务收入近1/3,中药进出口额达到48.0亿美元。作为潜力巨大的经济资源,中医药为推动健康产业发展作出了积极贡献。

民族医药工作进一步加强。全国民族医医院增加到253所。建成藏医药国家中医临床研究基地。筛选推广140项民族医药适宜技术。建立民族医药古籍文献基础数据库,国家集中整理出版150部民族医药文献,形成《全国民族医药古籍文献总目》,民族医药保护传承取得实效。

中医药健康服务领域得到拓展。大力发展中医药健康服务,扩大服务供给引导消费。中医药与养老、旅游等相互融合的趋势进一步凸显,初步形成服务新形态,"互联网+"催生服务模式创新,养生、保健、康复等方面的潜力持续释放。推进中医药服务贸易,深化重点区域和骨干企业(机构)建设。一批适应市场的新产品、新业态成为健康产业新的经济增长点。

中医药海外发展开辟新空间。推动第67届世界卫生大会通过以我国联合马来西亚等国提出的传统医学决议。以中医药为代表的传统医学首次纳入世界卫生组织国际疾病分类代码(ICD-11)。中医药相继纳入中美战略经济对话框架、中英经济财经对话框架,《中国对非洲政策文件》明确支持"开展中非传统医药交流与合作"。中医药已传播到183个国家和地区,我国与外国政府、地区和国际组织已签订86项中医药合作协议,建设了10个海外中医药中心,并在"一带一路"沿线国家建立了10所中医孔子学院。国际标准化组织(ISO)TC249正式定名为中医药技术委员会,并发布5项国际标准,ISO/TC215发布4项中医药国际技术规范。

中医药行风建设和党建工作呈现新气象。深入开展"三严三实"专题教育,全面落实从严治党责任,中医药系统工作作风进一步转变,大力弘扬"大医精诚"的医德医风,形成了从严从实的良好氛围。

专栏1 "十二五"规划主要指标实现情况

指标类别	具体指标	2010年	实现情况 2015年	年均增长(%)
中医药医疗资源	中医医院(所)	3 232	3 966	4.18
	建有地市级中医医院的地市数所占比例(%)	94.0	99.7	1.18
	达到二级甲等中医医院水平的县级中医医院比例(%)	33.9	58.0	11.31
	中医医院床位数(万张)	47.1	82.0	11.73
	每万人口中医医院床位数(张)	3.52	5.96	11.11
	每万人口卫生机构中医执业(助理)医师数(人)	2.20	3.29	8.38

续 表

指标类别	具 体 指 标	2010年	实现情况 2015年	年均增长(%)
中医药服务	中医医院诊疗人次数(亿人次)	3.6	5.5	8.85
	中医医院诊疗人次占医院诊疗人次比重(%)	17.60	17.84	0.27
	中医医院出院人数(万人)	1 275.7	2 349.3	12.99
	中医医院出院人数占医院出院人数比重(%)	13.46	14.67	1.75
中医药人力资源	卫生机构中医类别执业(助理)医师(万人)	29.4	45.2	8.98
	卫生机构中药师(士)(万人)	9.7	11.4	3.28
中药产业	中药工业规模以上企业主营业务收入*(亿元)	3 172	7 867	19.92
中医药教育	高等院校中医药类专业在校生人数(万人)	55.35	75.16	6.31

注：* 自2013年起国家用"中药工业规模以上企业主营业务收入"指标取代"中药工业总产值"指标

(二)"十三五"中医药发展面临的机遇和挑战。

当前，中医药发展站在更高的历史起点上，迎来天时、地利、人和的大好时机。国务院印发实施《中医药发展战略规划纲要(2016—2030年)》，将中医药发展摆在了经济社会发展全局的重要位置。人民群众在全面建成小康社会中激发出的多层次多样化健康服务需求，将进一步释放中医药健康服务的潜力和活力。深化医药卫生体制改革，加快推进健康中国建设，迫切需要在构建中国特色基本医疗制度中发挥中医药特色作用。中医药注重整体观、追求天人合一、重视治未病、讲究辨证论治，符合当今医学发展的方向，适应疾病谱的变化和老龄化社会的到来，为中医药振兴发展带来广阔前景。中医药以其绿色生态、原创优势突出、产业链长、促进消费作用明显的特点，为供给侧结构性改革提供了新的经济增长点。中医药文化作为中华民族优秀传统文化代表，将为建设文化强国提供不竭动力和源泉。实施"走出去"战略和推动"一带一路"建设，中医药国际交流与合作不断深入，将为促进人类健康作出更大贡献。

"十三五"时期，中医药发展处在能力提升推进期、健康服务拓展期、参与医改攻坚期和政策机制完善期，还面临一些新情况、新问题。中医药服务体系、模式和机制还不能完全与人民群众的需求相适应,改革的任务仍十分艰巨。中医药资源总量仍然不足,基层发展薄弱,还不能满足人民群众的需求。城乡、区域之间发展不平衡,中医中药发展不协调。中医药继承不足、创新不够的问题没有得到根本解决,特色优势淡化,学术发展缓慢。高层次人才不足,基层人员短缺,中医药人员中医思维和人文素养尚需加强。中药产业集中度低,野生中药材资源破坏严重,部分中药材品质下降。中医药国际竞争力有待进一步提升。中医药治理能力和治理体系现代化水平亟待提高,迫切需要加强统筹规划。

二、指导思想、基本原则和发展目标

(一)指导思想。

全面贯彻党的十八大和十八届三中、四中、五中全会精神,以马克思列宁主义、毛泽东思想、邓小平理论、"三个代表"重要思想、科学发展观为指导,深入贯彻习近平总书记系列重要讲话精神,紧紧围绕"四个全面"战略布局,牢固树立创新、协调、绿色、开放、共享发展理念,贯彻落实中央领导发展中医药的指示精神,坚持中西医并重,充分遵循中医药自身发展规律,以推进继承创新为主题,以增进和维护人民群众健康为目标,以促进中医药医疗、保健、科研、教育、产业、文化协调发展为重点,以提高中医药防病治病能力和学术水平为核心,勇攀医学高峰,推进中医药现代化,推动中医药走向世界,全面振兴发展中医药事业,发挥中医药在促进卫生、经济、科技、文化和生态文明发展中的独特作用,为建设健康中国服务,为全面建成小康社会服务。

(二)基本原则。

——坚持继承创新,增强发展实力。把继承创新贯穿中医药发展一切工作,正确把握继承和创新的关系,坚持中医药原创思维,充分利用现代科学技术和方法,推动中医药理论与实践不断发展。

——坚持统筹协调,凝聚发展力量。统筹中医药医疗、保健、科研、教育、产业、文化全面协调发展,注重城乡、区域、国内国际中医药协调发展,推动中西医协同发展,促进中医中药协调发展,不断增强中医药发展的整体性和系统性。

——坚持深化改革,增强发展动力。在构建中国特色基本医疗制度中充分发挥中医药独特作用,完善政策和机制,强化政府在提供基本中医医疗服务中的主导作用,调动社会力量,发挥市场在中医药健康服务资源配置中的决定性作用。

——坚持特色优势,提升发展质量。充分体现特色,全面继承发扬中医药理论、技术和方法。充分发挥优势,坚持在治未病中发挥主导作用、在重大疾病治疗中发挥协同作用、在疾病康复中发挥核心作用,不断拓展服务领域。

——坚持以人为本,共享发展成果。以满足人民群众中医药健康需求为出发点和落脚点,坚持中医药发展为了人民,中医药成果惠及人民,增进人民健康福祉,保证人民享有安全、有效、方便的中医药服务。

(三)发展目标。

到2020年,实现人人基本享有中医药服务。中医药医疗、保健、科研、教育、产业、文化发展迈上新台阶,标准化、信息化、产业化、现代化水平不断提高。健康服务可得性、可及性明显改善,中医药防病治病能力和学术水平大幅提升,人才培养体系基本建立,中医药产业成为国民经济重要支柱之一,中医药对外交流合作更加广泛,符合中医药发展规律的法律体系、标准体系、监督体系和政策体系基本建立,中医药管理体制更加健全,为建设健康中国和全面建成小康社会做出新贡献。

——人民群众获得中医药健康服务的可及性显著增强。健全中医医疗服务体系,实现人人享有基本医疗服务。中医药健康服务质量明显提高,不断满足人民群众多层次多样化健康需求。中医药健康知识普及,公民中医健康文化素养提升。

——中医药发展支撑体系更加健全。科技创新体系更加完善,中医基础理论研究及重大疾病攻关取得明显进展。建立健全院校教育、毕业后教育、继续教育有机衔接以及师承教育贯穿始终的中医药人才教育培养体系。中成药及中药饮片供应保障能力明显提升。中医药信息化水平显著提升。

——中医药健康产业快速发展。中医药健康服务新业态不断涌现,服务技术不断创新,产品种类更加丰富,品质更加优良,带动相关支撑产业发展。促进中药资源可持续发展和中药全产业链提质增效。

——中医药发展更加包容开放。中医药与文化产业融合发展,中医药文化进一步繁荣。中西医相互取长补短,建立长效可持续中西医协同发展机制。中医药与多学科的合作日益深入,国际交流与合作实现互利共赢。

——中医药治理体系和治理能力现代化快速推进。中医药法律和政策体系不断完善。管理体系更加健全,依法行政能力不断提升。标准体系基本建立,标准化水平大幅提高。行业组织作用得到充分发挥。

专栏2　主要发展指标

主　要　指　标	2015年	2020年	年均增长（%）	属性
中医医院（所）	3 966	4 867	4.18	预期性
中医医院床位数（万张）	82.0	113.6	6.74	预期性
每千常住人口公立中医医院床位数（张）	0.53	0.55	0.74	预期性
每千人口卫生机构中医执业类（助理）医师数（人）	0.33	0.40	3.92	预期性
中医总诊疗人次数（亿人次）	9.09	13.49	8.19	预期性
中医医院诊疗人次占医院诊疗人次比重（%）	17.84	18.08	0.27	预期性
中医医院出院人数（万人）	2 349.3	4 326.52	12.99	预期性
中医医院出院人数占医院出院人数比重（%）	14.67	16.00	1.75	预期性
卫生机构中医类别执业（助理）医师（万人）	45.2	69.48	8.98	预期性
卫生机构中药师（士）（万人）	11.4	13.40	3.28	预期性
中药工业规模以上企业主营业务收入（亿元）	7 867	15 823	15.00	预期性
中药工业规模以上企业主营业务收入占医药工业规模以上企业实现主营业务收入比重（%）	29.26	33.26	2.60	预期性
高等院校中医药类专业在校生人数（万人）	75.16	95.06	4.81	预期性

三、重点任务

（一）大力发展中医医疗服务。

完善覆盖城乡的中医医疗服务体系。完善公立中医医疗机构为主导、非公立中医医疗机构共同发展，基层中医药服务能力突出的中医医疗服务体系。省（区、市）要建设好省级中医医院，每个地市级区域原则上至少设置1个市办中医医院，每个县级区域原则上设置1个县办中医类医院。促进社会办中医加快发展，到2020年非公立中医医疗机构提供的中医服务量力争达到20%。鼓励社会力量优先举办儿科、精神（心理）科、妇科、外科、骨伤、肛肠等非营利性中医专科医院，发展中医特色的康复医院、护理院。鼓励举办只提供传统中医药服务的中医门诊部和中医诊所。有条件的综合医院设置中医临床科室和中药房，地市级以上妇幼健康服务机构设置中医妇科和中医儿科，有条件的传染病院等其他非中医类医疗机构设置中医科。

全面提升中医医疗服务质量。完善中医医疗质量控制体系和评审评价体系。实施中医临床优势培育工程,三级中医医院要充分利用中医药技术方法和现代科学技术,提高急危重症、疑难复杂疾病的中医诊疗服务能力和中医优势病种的中医门诊诊疗服务能力与研究能力。二级中医医院要不断提高区域内常见病、多发病、慢性病、精神疾病的中医诊疗能力和急危重症患者的抢救能力,做好疑难复杂疾病的向上转诊服务。加强专科专病防治网络建设,依托现有中医医疗机构和中医科室支持形成一批国家和区域中医(专科)诊疗中心,在防治疾病中发挥示范作用。加强中医医院老年病科建设,适应我国老龄化社会发展的需求。加强中医药应急救治队伍和条件建设,建立应急工作长效机制,不断提高应对新发、突发传染病和突发公共事件卫生应急能力和水平。加强中医护理人员配备,提高中医辨证施护和中医特色护理水平。创新中医医院服务模式。

提升基层中医药服务能力。实施基层中医药服务能力提升工程"十三五"行动计划,扩大服务覆盖面,丰富服务内容,提升服务质量。强化县级中医医院特色专科专病建设,提升中医特色诊疗和综合服务能力,夯实分级诊疗基础。85%以上的社区卫生服务中心和70%以上的乡镇卫生院设立中医综合服务区(中医馆),信息化得到加强,中医诊疗量占诊疗总量的比例力争达到30%。大力推广中医非药物疗法和适宜技术。加强对口帮扶,三级中医医院对口帮扶贫困县县级中医医院,二级以上中医医院对口帮扶基层医疗卫生机构中医药服务能力建设,支持县级中医医院与基层医疗卫生机构组建医疗联合体,开展县乡一体化服务。开展县管乡用、乡聘村用等试点。改革传统医学师承和确有专长人员执业资格准入制度,允许取得乡村医生执业证书的中医药一技之长人员在乡镇和村开办中医诊所。到2020年,所有社区卫生服务机构、乡镇卫生院和70%的村卫生室具备中医药服务能力。

促进中西医结合工作。围绕中医诊疗具有优势的重大疑难疾病及传染性疾病,以提高临床疗效为目标,开展中西医临床协作,强强联合、优势互补、目标同向、协作攻关,形成独具特色的中西医结合诊疗方案,促进中西医临床协作机制建设和服务模式创新。鼓励地方开展不同层级的中西医临床协作培育工作,营造中西医深度融合氛围,建立长效可持续中西医协同发展机制。加强中西医结合医院内涵建设,不断提高服务能力。继续深化全国综合医院、专科医院、妇幼保健院中医药工作示范单位创建活动,强化院内中西医临床协作,提升中西医结合服务内涵。鼓励中医西医相互学习,发挥各自优势,支持非中医类别医师学习中医药理论、知识和技能,并在临床实践中应用。加强基层医务人员常见病、多发病中医适宜技术方法培训推广,提升基层运用西医和中医两种手段综合服务能力。

促进民族医药发展。将民族医药发展纳入民族地区和民族自治地方经济社会发展规划,加强民族医医疗机构建设,鼓励有条件的民族自治地方举办民族医医院,鼓励民族地区各类医疗卫生机构设立民族医药科,鼓励社会力量举办民族医医院和诊所。加强民族医医院内涵建设,支持民族医特色专科建设与发展。结合民族医药发展现状和自身特点建立并完善民族医药从业人员执业准入及管理制度。加强民族医药传承保护、理论研究和文献的抢救与整理。加强民族医药人才培养,有条件的民族地区和高等院校开办民族医药专业,开展民族医药研究生教育。推进民族药标准建设,提高民族药质量,促进民族药产业发展。

拓展中医特色康复服务。支持中医医院康复科和中医特色康复医院建设,推动各级各类医疗机构开展中医特色康复医疗、训练指导、知识普及、康复护理、辅具服务,在社区康复机构推广适宜中医康复技术,提升社区康复服务能力和水平。促进中医技术与康复医学融合,完善康复服务标准及规范。

专栏3 中医医疗服务能力建设重点

中医医院基础设施建设

支持符合条件的地市级以上中医医院、中西医结合医院、民族医院临床和研究能力建设,支持县级中医医院业务用房建设和设备配置。

中医临床优势培育工程

建设国家、区域和基层中医专科专病诊疗中心;加强中医特色康复医院和中医医院康复科服务能力建设;建设中医医疗技术评价应用推广基地;开展重大疑难疾病中西医临床协作试点。

基层中医药服务能力提升工程

支持乡镇卫生院、社区卫生服务中心建设中医综合服务区(中医馆);加强基层医疗卫生机构中医药适宜技术培训推广;开展城乡对口支援,提升贫困地区县级中医医院综合服务能力和基层医疗卫生机构中医药服务能力。

中医医院服务模式创新试点

支持符合条件的中医医院,探索完善中医综合治疗模式,多专业联合诊疗模式,融医疗、养生、康复、预防保健于一体的医院发展模式,涵盖医院、社区、家庭的服务模式。

中医药卫生应急能力建设

提升地市级以上中医医院卫生应急能力,建设中医药防治传染病临床基地和应急基地,提高中医药防治新发、突发传染病和突发公共事件卫生应急能力。

中药药事服务能力建设

支持中医医院中药房、中药制剂室和中药饮片质量抽检能力等建设,提升中药药事服务能力和水平。

(二)加快发展中医养生保健服务。

促进中医养生保健服务网络建设。实施中医治未病健康工程,提升医疗机构治未病能力,拓展治未病服务领域。鼓励中医医疗机构、中医医师为中医养生保健机构提供保健咨询和调理等技术支持。促进中医养生保健服务的规范化、专业化、规模化发展,形成一批具有品牌效应的中医养生保健机构。推动建设具有引领带动作用的中医养生保健基地。形成中医养生保健机构与医疗卫生机构协同发展的中医养生保健服务网络。到2020年,所有二级以上中医医院设立治未病科,30%的妇幼健康服务机构提供治未病服务,所有社区卫生服务机构、乡镇卫生院、50%的村卫生室开展中医健康干预服务,中医药健康管理服务内容和覆盖人群不断扩大。

开展中医特色健康管理。将中医药优势与健康管理结合,以慢性病管理为重点,以治未病理念为核心,探索融健康文化、健康管理、健康保险为一体的中医健康保障模式。鼓励保险公司开发中医药养生保健、治未病保险产品,通过中医健康风险评估、风险干预等方式,提供与商业健康保险产品相结合的疾病预防、健康维护、慢性病管理等中医特色健康管理服务。加强中医养生保健宣传,推广普及中医养生保健知识、技术和方法,推广太极拳、八段锦、五禽戏、导引等中医传统运动。

发挥行业组织作用。鼓励建立中医养生保健服务行业组织,发挥行业组织在行业咨询、标准制定、人才培养和第三方评价等方面的重要作用。建立中医养生保健机构及其从业人员不良执业记录制度,将诚信经营和执业情况纳入信用信息平台。推动负面清单制度和第三方认证,加快形成行政监管、行业自律、社会监督、公众参与的综合监管模式。

专栏4　中医治未病健康工程

治未病服务能力建设

在中医医院及有条件的综合医院、妇幼健康服务机构设立治未病中心,开展中医健康体检,提供规范的中医健康干预服务。

中医养生保健基地建设

遴选政府重视程度高、中医养生保健服务基础条件好、具有发展潜力的区域,推动建设一批规范化、专业化、规模化发展的中医养生保健基地。

中医特色健康管理合作试点

建立健康管理组织与中医医疗、体检、护理等机构合作机制,在社区开展试点,形成中医特色健康管理组织、社区卫生服务中心与家庭、个人多种形式的协调互动。

中医养生保健服务规范建设

依托中医药行业协会,加快制定中医养生保健类行业标准和规范。鼓励中医医疗机构、养生保健机构依据标准和规范,制定针对不同健康状态人群的中医健康干预方案或指南(服务包)。建立中医健康状态评估方法,丰富中医健康体检服务。

中医药公共卫生服务项目试点

调整完善国家基本公共卫生服务项目中医药健康管理服务项目内容,扩大目标人群覆盖面。

（三）推进中医药继承创新。

全面深化继承研究。实施中医药传承工程,系统整理发掘中医药古籍精华,研究历代各家学术理论、流派及学说,编纂《中华医藏》。全面系统继承当代名老中医专家学术思想和临床诊疗经验,总结中医优势病种临床基本诊疗规律,挖掘民间中医诊疗技术和方药。加强对传统制药、鉴定、炮制技术及老药工经验的继承应用。加强中医药传统知识保护与利用。加强中药验方收集、保存、研究评价及推广应用。

推进理论与技术创新。以中医临床实践为基础,阐释中医药核心理论的科学内涵,开展经穴特异性及针灸治疗机理、中药药性理论、方剂配伍理论、中药复方药效物质基础和作用机理等研究,丰富发展中医药理论、辨证论治方法。深入研究中医理论的核心内涵，加强对重大疾病、重大传染病防治、治未病的联合攻关和对常见病、多发病、慢性病的中医药防治研究，形成一批重大产品和技术成果。加强相关健康产品研发、制造和应用。综合运用现代科技手段，研制便于操作使用、适于家庭或个人的健康检测、监测产品以及自我保健、功能康复等器械产品，形成一批基于中医理论的诊疗仪器与设备。探索适合中药特点的新药开发模式，研发基于经典名方、医疗机构中药制剂等的中药新药，推动重大新药创制。促进协同创新。建立以国家和省级中医药科研机构为核心，以高等院校、医疗机构和企业为主体，以中医临床研究基地（平台）为支撑，多学科、跨部门共同参与的协同创新体制机制，完善科技布局。实施科技项目，提升创新能力。完善中医药科研评价体系。建立技术转移工作机制，完善科技成果转化的管理制度，明确科技成果转化各项工作的责任主体。加强专业化科技成果转化队伍建设，优化科技成果转化流程，提高转化效率。发挥中医药特色优势，利用现代科学技术，推进中医药现代化与国际发展，引领中医药自主创新国际主导权。

专栏 5　中医药科技继承创新重点

中医药理论继承与创新

开展中医理论的内涵及现代诠释研究，揭示中医理论科学基础，深入研究中医认知生命、防治疾病的内在规律。

古医籍文献整理挖掘与保护利用

开展中医古籍文献资源普查，通过 3 000 种中医古籍的整理与挖掘，重点整理研究中医古籍濒危善本孤本，深度整理挖掘专题古籍文献。编纂《中华医藏》。利用现代信息技术手段，完善中医古籍综合信息数据库，全面提升中医药古籍保护利用能力与信息化水平。

中医药传统知识保护

建立传统知识名录数据库与保护挖掘平台，形成我国传统知识保护体系。

中医特色诊疗技术与设备研发

开展中医特色诊疗、养生保健与康复技术和产品研发与推广应用。

中医药防治重大疾病研究

开展对恶性肿瘤、心脑血管疾病、重大传染病、免疫性疾病、代谢性疾病、老年性疾病、精神心理与心身疾病、病毒性疾病、消化系统疾病、寄生虫病、妇儿疾病防治研究。

中药炮制技术传承研究

加强炮制机理、工艺与质量标准研究。

国家中医临床研究体系建设

推动建设国家中医临床研究中心和国家中医临床研究基地(含民族医药基地);推动研究型门诊与病房以及具有中医特点的生物信息样本库和临床科研信息共享系统建设;支持省级中医药科研院所建设。

中医药科技平台建设

建设国家重点实验室。加强重点研究室、中医药科研方法与评价平台、中医药研究伦理认证平台、中医针灸和康复临床协作基地、中医药大数据研究平台、民间特色诊疗技术和方药研究平台等为主体的中医药科技平台建设。建立3—5个国际传统医药科研合作平台,推进8—10项高水平中医药国际科技合作项目。

中医药创新团队建设

培育50个科技创新团队,培养300位学术特色鲜明、临床研究创新优势突出的科技领军人才。

(四)加强人才队伍建设。

健全中医药终身教育体系。基本建成院校教育、毕业后教育、继续教育三阶段有机衔接、师承教育贯穿始终的中医药人才终身教育体系。深化医教协同,推进中医药院校综合改革。全面实施中医住院医师规范化培训,探索开展中医医师专科规范化培训,健全中医药毕业后教育制度。强化中医药师承教育,建立中医药师承教育培养体系,实现师承教育常态化、制度化。到2020年,新进医疗岗位的本科及以上学历中医临床医师接受中医住院医师规范化培训的比例达到100%,中医药专业技术人员接受继续教育获取学分达标率达到90%。

夯实基层中医药人才队伍。强化以全科医生为重点的基层中医药人才队伍建设。推进中医类别全科医生、助理全科医生培养,实施农村订单定向免费医学生培养和全科医生特设岗位计划等。

人才培养、聘用工作。加强基层名老中医药专家传承工作室建设,到2020年覆盖所有县。培养基层中医药骨干人才,开展基层在职在岗卫生技术人员中医药知识与技能培训,提升基层中医药服务水平。建立吸引、稳定基层中医药人才的保障和长效激励机制,鼓励毕业生、离退休老中医药专家、在职在岗中医药人才到基层服务。

推进高层次中医药人才培养。开展全国老中医药专家学术经验继承工作,着力培养中医药传承人才。加强中医药重点学科建设,支持中医药学科纳入国家"双一流"建设,推进中医药领军人才和青年人才培养,依托国家中医临床研究基地、重点学科、重点专科、名老中医药专家和学术流派传承工作室等资源,形成一批具有影响力的学科团队。完善中西医结合人才培养政策措施,鼓励西医离职学习中医,培养高层次中西医结合人才。开展中医医院院长职业化培训和各类中医药管理人员培训,造就一批高水平中医药管理人才。

促进中医药健康服务技术技能人才培养。拓宽中医药健康服务人才岗位设置,逐步健全中医药健康服务领域相关职业(工种),建立适应中医药健康服务发展的职业技能鉴定体系。建立产教融合、校企合作的中医药技术技能人才培养模式,加快培养中医养生保健、康复、养老、健康管理等技术技能人才。

完善人才评价激励保障机制。深入实施人才优先发展战略,破除束缚中医药人才发展的思想观念和体制机制障碍,构建科学规范、开放包容、运行高效的中医药人才发展治理体系。逐步建立符合中医药不同岗位要求的人才标准,完善体现中医药行业特点的中医药专业技术人员评价体系,推进完善公立医院薪酬制度试点工作。建立健全国医大师、全国名中医、省级名中医等评选表彰制度。建立名老中医药专家学术传承保障机制,加大中医药青年人才培养支持力度,促进中医药优秀人才脱颖而出。

专栏6 中医药传承与创新人才工程

人才培养能力建设

依托现有机构,建设1所国家中医药人才培训中心、50个中医药师承教育中心、300个中医临床、中药、护理、健康服务、管理等中医药优势特色教育培训基地、3 000个基层名老中医专家传承工作室。加强中医药重点学科建设。

中医医师规范化培训

依托现有机构建设中医住院医师、专科医师规范化培训基地和师资培训基地,培训中医住院医师、中医类别全科医生、助理全科医生,开展专科医师规范化培训试点。

中医药传承与创新"百千万"人才工程

选拔造就 100 名在中医、中药、民族医药、中西医结合等领域具有突出的学术经验传承或科技创新能力,对推动中医药发展发挥引领和带动作用的中医药领军人才("岐黄学者");培养 1 000 名在中医、中药、民族医药、中西医结合等领域具有较强的学术经验传承或科技创新能力,在全国有较大学术影响力的中医药优秀人才;培养 10 000 名在中医、中药、民族医药、中西医结合等领域具有较好的学术经验传承或科技创新能力的中医药骨干人才。

中医药人才拓展计划

推进中医药养生保健、康复、养老、健康管理等健康服务人才培养。支持非中医类别医师学习中医理论、知识与技能。开展中医医院院长、中医临床科室主任等中医药管理人才培训。培养中医药行业会计领军(后备)人才。

（五）弘扬中医药文化。

弘扬中医药文化精髓。深入挖掘中医药文化内涵,宣传中医药文化核心价值和理念,引导人民群众自觉培养健康生活习惯和精神追求。大力倡导"大医精诚"的职业精神,形成良好行业风尚。加强中医医疗、保健、教育、科研、产业等机构文化建设,塑造中医药行业特有的人文环境。

加强中医药文化宣传和知识普及。实施中医药健康文化素养提升工程。丰富传播内容和方式,建设中医药文化传播人才队伍,加强中医药文化全媒体传播平台建设,创作中医药文化精品,促进中医药与广播影视、新闻出版、数字出版、动漫游戏、旅游餐饮、体育健身等有效融合,打造优秀中医药文化品牌。推动中医药进校园、进社区、进乡村、进家庭,将中医药基础知识纳入中小学传统文化、生理卫生课程。加强中医药文物设施保护和非物质文化遗产保护传承,推动中医药项目申报联合国教科文组织非物质文化遗产名录和国家级非物质文化遗产名录。

专栏 7　中医药健康文化素养提升工程

中医药文化研究

挖掘、整理、研究中医药文化内涵和原创思维,研究总结中华民族对生命、健康和疾病的认识与理解,提炼中医药文化核心价值和精神实质,构建具有中国特色、中医特点、行业特征并体现时代精神的中医药文化核心价值体系。

中医药文化科普人才培养

选拔造就30名中医药文化传播高层次领军人才,培育200名中医药文化传播专门人才,建立起一支符合中医药文化发展需求的人才队伍。

中医药文化公共设施建设

引入中医药健康理念,推出融健康养生知识、养生保健经验、健康娱乐于一体的中医药健康文化体验场馆。建设70个中医药文化宣传教育基地,建设30个中医药健康文化传播体验中心。推动国家中医药博物馆和省级中医药博物馆建设。

中医药文化传播新媒体建设

推动建设覆盖电视媒体、网络媒体、移动终端、平面媒体等跨媒体中医药文化传播平台,推动各省建设1种以上的官方中医药文化传播客户端。

中医中药中国行—中医药健康文化推进行动

联合相关部委开展"中医中药中国行—中医药健康文化推进行动",组织开展义诊咨询、知识大赛、科普巡讲等中医药健康知识普及活动,年组织不少于300场。

全国中医药健康文化素养调查

在全国范围内开展中医药加快文化素养调查,按照城乡分层原则随机抽取336个调查点,完成入户调查。掌握全国乡村、社区、家庭中医药健康文化知识普及情况基础信息和全国中医药健康文化素养水平,为中医药健康文化的推广提供数据支撑。

中医药文化传承推广

建立中医药文化知识传播评价标准,编写完成中医药文化传播基础教材,编制中医药文化数字资源总目录,建设"中医药文化素材库"。引导开发一批富有中医药特色的文化传播精品。推动20—30个中医药项目列入国家级非物质文化遗产名录,争取1—2个中医药项目列入"人类非物质文化遗产代表作名录"或"世界记忆名录"。

(六)推进中药保护和发展。

加强中药资源保护和利用。建立中药种质资源保护体系。开展第四次全国中药资源普查,建立覆盖全国中药材主要产区的资源监测网络。突破一批濒危稀缺中药材的繁育技术瓶颈。保护药用种质资源和生物多样性。促进中药制剂原料精细化利用和生产过程资源回收利用,有效提升中药资源利用率。开展中成药和中药饮片临床综合评价试点。建设一批集初加工、仓储、追溯等多功能为一体的中药材物流基地,建立中药材生产流通全过程质量管理和质量追溯体系。

促进中药材种植养殖业绿色发展。制定国家道地药材目录,加强道地药材良种繁育基地和规范化种植养殖基地建设,发展道地中药材生产和产地加工技术。制定中药材种植养殖、采集、储藏技术标准,利用有机、良好农业规范等认证手段加强对中药材种植养殖的科学引导,发展中药材种植养殖专业合作社和合作联社,提高规模化、规范化水平。支持发展中药材生产保险。推动贫困地区中药材产业化精准扶贫。

促进中药工业转型升级。实施中药标准化行动计划,持续推进中药产业链标准体系建设,加快形成中药标准化支撑服务体系,引领中药产业整体提质增效,切实保障百姓用药安全有效。推动建立常用中药饮片供应保障体系。实施中药振兴发展工程,提升中药工业自动化、信息化、智能化水平,建立绿色高效的中药先进制造体系。

专栏8 中药可持续发展工程

中药材资源保护工程

依托现有资源,建立全国中药资源动态监测网络,建设全国中药种质资源保护体系,建设濒危稀缺中药材种植养殖基地。

全国中药资源普查

依托现有资源,建立中药资源信息库;建设中药资源监测信息和技术服务体系;形成全国中药资源综合服务平台;建设药用动植物种质资源库和国家级中药标本馆。制定中药材主产区种植区域规划。

道地药材种养殖与溯源体系建设

依托现有资源,探索建立道地中药材认证制度。建立一批道地中药材、民族药材良种繁育基地、规范化种养殖基地。建立中药材生产流通全过程质量管理和质量追溯体系。

中药标准化行动计划

制定中成药大品种、临床最常用饮片生产全过程质量控制标准和产品标准;

依托现有资源,建设国家中药质量标准库、第三方质量检测技术平台和信息监测机制。

新药与健康产品研发

开展基于经典名方、院内制剂与成分清楚、疗效确切的新药(含民族药)研发,以及药食两用健康产品研发。

中药新药安全性评价能力建设

加强中药安全性研究平台建设,加强中药安全性研究。

(七) 拓展中医药服务新业态。

发展中医药健康养老服务。所有二级以上中医医院均与养老机构开展不同形式的合作,有条件的开设老年病科,增加老年病床数量,开展老年病、慢性病防治和康复护理,为老年人就医提供优先优惠服务。鼓励和支持中医医院通过特许经营等方式,以品牌、技术、人才、管理等优势资源与社会资本开展合作,新建、托管协作举办中医药特色医养结合机构。支持中医医疗机构将中医药服务延伸至社区和家庭,开展上门服务、健康查体、保健咨询等服务。鼓励中医师在养老机构提供中医诊疗、养生保健等服务。建设一批医养结合示范基地。通过建设医疗养老联合体等多种方式,整合医疗、康复、养老和护理资源。大力开发中医药与养老服务结合的系列服务产品。

发展中医药健康旅游服务。政府积极引导,强化市场作用,推动旅游业与中医药健康服务业深度融合,初步构建起我国中医药健康旅游产业体系。建设国家级中医药健康旅游示范区(基地、项目),开发和丰富中医药健康旅游线路和产品,培育具有国际知名度和市场竞争力的中医药健康旅游品牌。进一步优化中医药健康旅游发展环境,推进标准化和专业化建设,加强市场监督和管理规范,促进健康有序开展。不断完善中医药健康旅游基础设施和配套服务设施,提升对国民经济和社会发展的贡献率。

专栏9 中医药服务新业态建设重点

中医药与养老服务结合试点

发展中医药健康养老新机构,以改建转型和社会资本投入新建为主,设立以中医药健康养老为主的护理院、疗养院;探索中医医院与养老机构合作新模式,延伸提供社区和居家中医药健康养老服务;创新老年人中医特色健康管理,研究开发多元化多层次的中医药健康管理服务包,发展养老服务新业态;培育中医药健康养老型人才,依托院校、中医医疗预防保健机构建立中医药健康养老服务实训基地,加强老年家政护理人员中医药相关技能培训。

中医药健康旅游示范基地建设

整合区域内医疗机构、中医养生保健机构、养生保健产品生产企业等资源,发展以中医药文化传播和体验为主题,融中医医疗、养生、康复、养老、文化传播、商务会展、中药材科考与旅游于一体的国家中医药健康旅游示范区、基地及项目。

（八）推进治理体系和治理能力现代化。

健全中医药法律体系。推动《中医药法》颁布实施,制定相关配套法规和部门规章。推进中药品种保护条例修订工作。制定实施中医药行业"七五"普法规划,重点围绕中医药法的释义和宣传工作,广泛开展普法专题培训。建立完善中医类别执业医师分类和执业管理、中医医疗机构分类和管理、中医药健康服务管理等方面的法规制度。到2020年基本形成具有中医药特点、相对系统完整、与中医药发展相适应的中医药法律体系。

建立完善中医药政策体系。建立扶持促进中医药发展的政策体系,构建政策研究运行机制,加强重大理论和实践问题研究,组织实施一批政策研究的重点工程和研究项目,形成一批具有较高水平的研究成果并提高转化应用水平。加强政策研究队伍和基地建设。开展政策实施效果评估。

完善中医药标准体系。实施中医药标准化工程,重点开展中医基础通用标准、技术操作规范和疗效评价标准的制定、推广与应用。系统开展中医治未病标准、药膳制作标准等研究制定。健全完善中药质量标准体系,加强中药临床使用指南及道地药材、中药材种子种苗等领域标准制修订。加快国内标准向国际标准转化。提升标准化支撑能力,加强标准化专业技术组织建设,依托现有机构建立标准化研究中心,培养专家队伍。强化标准的应用推广,开展中医药标准应用评价。发挥学术组织、行业协会的作用,开展推广培训,推动中医药标准有效实施。

加快中医药信息化建设。推进政务信息化建设,实施全民健康保障信息化工程,实现重点业务信息共享。推进以中医电子病历为基础的中医医院信息化建设。构建基层医疗卫生机构中医馆健康信息云平台。推进"互联网+中医药"行动计划,促进中医药各领域与互联网全面融合,实现远程医疗、移动医疗、智慧医疗等医疗服务模式创新。完善中医药信息统计制度建设,建立全国中医药综合统计网络直报体系。

加强中医药监督体系建设。完善中医药监督管理工作相关法规标准,加强中医医疗服务、养生保健服务、中医医疗广告和医疗保健信息服务的监督管理,完善中医药监督行政执法机制,加强能力建设。逐步开展中医医疗服务、中医养生保健服务、中药材、药膳服务及产品、中医药文化和健康旅游、中医药服务贸易、中医药从业人员等认证。依托现有资源建设高水平的检验检测服务平台和监督信息数据平台。引导医疗机构、科研院所、大专院校、企事业单位、行业社会团体等积极采用认证制度。

专栏 10　中医药治理体系和治理能力现代化建设重点

中医药法制宣传教育

制定实施中医药行业"七五"普法规划,健全中医药管理部门学法制度,开展公务员法律法规培训,推进法律进医疗卫生机构活动,举办专题培训,重点学习新公布的法律法规、党内法规与中医药工作密切相关的法律法规等。

中医药政策体系建设

依托现有资源建设中医药政策研究基地,研究重点问题,开展政策实施效果评估。

中医药标准体系和支撑能力建设

实施中医药标准化工程,开展500项中医药标准制修订。加强中医药标准化专业技术组织建设,建立中医药标准化研究中心,培养中医药标准化专家队伍。依托现有机构加强中医药标准研究推广基地建设,开展中医药标准应用评价和推广培训。

中医药健康大数据基础能力建设

建设国家和省级中医药数据中心。建设覆盖中医药各领域的业务系统。加强中医馆健康信息云平台建设。二级以上中医医院建成以中医电子病历为核心的医院信息系统。实施"互联网+中医药"行动计划。制修订100项中医药信息标准。

中医药执法监督能力建设

支持卫生计生综合监督执法机构设置独立的中医药执法部门、专门人员和配备中医药监督设备,加强中医药执法监督力量。对各级中医药监督工作人员开展中医药知识、政策措施和相关法律法规知识的培训。

中医药认证体系建设

建设中医药检验检测技术体系,建立中医药认证体系。

(九)积极推动中医药海外发展。

积极参与国家"一带一路"建设。配合国家总体战略,制定并实施中医药"一带一路"发展规划,充分发挥中医药在服务外交、促进民生、密切人文交流等方面的独特作用。实施中医药国际专项,做好区域布局,支持各类优秀中医药机构与"一带一路"沿线国家合作成立中医药中心,面向当地民众提供中医医疗和养生保健服务,推动中医药理论、文化、服务融入沿线各国卫生体系。以医带药,针对不同国家的药品规管制度,推动成熟且有中药材资源充分保障的中药产品以药品、保健品、功能食品等多种方式在沿线国家注册,形成知名品牌,扩大中药产品在沿线市场所占份额。

打造高水平合作机制与平台。深化与世界卫生组织、国际标准化组织等国际组织的合作,积极参与国际规则、标准规范的研究与制订,构建中医药国际标准体系和认证体系。巩固和拓展双边合作机制,加强传统医学政策法规、人员资质、产品注册、市场准入、质量监管等方面的交流沟通和经验分享,为有条件的中医药机构"走出去"搭建平台,营造良好的政策发展环境。举办高级别论坛,支持开展学术交流、文化传播、海外惠侨等大型活动。

大力发展中医药服务贸易。支持有条件的中医药机构在境内外设立中医药服务贸易机构,培育一批国际知名品牌。鼓励有条件的非公立中医医疗机构面向境外消费者提供高端中医医疗保健服务。提高中医药国际教育合作质量和水平,吸引境外留学生来华接受学历教育、非学历教育、短期培训和临床实习,鼓励中医药院校赴境外办学,将中医药教育纳入境外高等教育体系。整合中医药科研优势资源,支持开展高水平国际多中心科研合作。积极参与多边、双边自由贸易区谈判,降低中医药产品和服务海外准入壁垒。

专栏 11　中医药海外发展工程

"一带一路"沿线中医药中心建设

与沿线国家政府合作,因地制宜建设 20—30 个集中医药医疗、保健、教育、科研、文化传播及产业等功能为一体的海外中医药中心,推动中医药"一带一路"建设向纵深发展。

对外交流合作示范基地建设

依托各类中医药机构,在国内建设一批中医医疗保健、教育培训、科学研究、健康旅游、产业合作示范基地,开展中医药国际医疗保健、国际教育、健康旅游,承担中医药对外合作交流合作重大项目,发挥示范引领作用。

中医药国际标准化体系建设

借助世界卫生组织和国际标准化组织等平台,以世界卫生组织国际疾病分类代码传统医学章节(ICTM)项目和国际标准化组织中医药技术委员会(ISO/TC249)为重点,建设中医药国际标准化体系,开展中医、中药材、中药产品、中医药医疗器械设备、中医药名词术语与信息学等领域国际标准制定工作。

中医药文化国际传播建设

举办大型中医药文化展览、义诊、健康讲座和科普宣传活动,制作中医药国际宣传片,促进国际社会对中医药理论和医疗保健服务作用的了解与认同,为中医药医疗、保健、教育、科研、产业发展营造良好氛围与环境。

四、保障措施

(一)健全中医药管理体制。

按照中医药治理能力和治理体系现代化要求,创新管理模式,建立健全国家、省、市、县级中医药管理体系,进一步完善领导机制,切实加强中医药管理工作。进一步完善国家中医药工作部际联席会议制度,强化部际联席会议办公室统筹协调作用。各地区要加强组织领导,健全中医药发展统筹协调机制和工作机制。各相关部门要在职责范围内,加强沟通交流、协调配合,形成共同推进中医药发展的工作合力。

(二)加大中医药政策扶持力度。

各级政府要逐步增加投入,重点支持开展中医药特色服务、公立中医医院基础设施建设、重点学科和重点专科建设以及中医药人才培养。完善相关财政补助政策,将中医药事业发展投入与其他医疗卫生投入相衔接,制订有利于公立中医医院发挥中医药特色优势的具体补助办法,鼓励基层医疗卫生机构提供中医药适宜技术与服务。加大中医药扶贫开发力度,资金投入向基层、困难地区适当倾斜。地方各级政府要在土地利用总体规划和城乡规划中统筹考虑中医药发展需要,扩大中医医疗、养生保健、中医药健康养老服务等用地供给。

(三)深化医药卫生体制改革。

同步推进公立中医医院综合改革。研究制定并实施差别化的医保支付、价格调整、绩效考评等政策,着力建立起维护公益性,突出中医药特色优势的公立中医医院运行新机制。推进深化人事编制改革,逐步实行编制备案制。急需引进的高层次人才、短缺专业人才以及具有高级专业技术职务或博士学位人员,可由医院采取考核的方式予以公开招聘。制定实施全国中医医疗服务项目技术规范,探索建立符合中医医疗服务特点的价格形成机制,积极探索按病种、按服务单元定价,合理确定中医医疗服务价格,充分体现中医和中医药人员技术劳务价值。探索符合中医药特点的医保支付方式,合理确定中医病种付费标准,鼓励将在门诊开展比住院更经济方便的部分中医病种门诊治疗纳入按病种付费范围,鼓励提供和使用中医药服务。在国家基本药物目录中进一步增加中成药品种数量,不断提高基本药物中成药质量。继续落实不取消中药饮片加成和控制药占比不含中药饮片等政策。积极推动公立中医医院参与建立分级诊疗制度,基层中医药服务体系不健全、能力较弱的地区,将中医医院门诊中医诊疗服务纳入首诊范围,满足人民群众首诊看中医的需求。

(四)做好规划组织实施。

各级政府要从中医药发展国家战略的高度,进一步提高认识,加强领导,将中医药工作纳入重要议事日程,列入当地国民经济和社会发展规划。以区域发展总体战略为基础,以一带一路、京津冀、长江经济带发展为引领,推动中医药协同发展。建设一批国家中医药综合改革试验区,确保各项措施落到实处。中医药管理部门要牵头做好《规划》的组织实施工作,加强跟踪监测、督促检查和考核评估,促进规划目标顺利实现。

"健康中国2030"规划纲要

2016年10月25日

序言

健康是促进人的全面发展的必然要求,是经济社会发展的基础条件。实现国民健康长寿,是国家富强、民族振兴的重要标志,也是全国各族人民的共同愿望。

党和国家历来高度重视人民健康。新中国成立以来特别是改革开放以来,我国健康领域改革发展取得显著成就,城乡环境面貌明显改善,全民健身运动蓬勃发展,医疗卫生服务体系日益健全,人民健康水平和身体素质持续提高。2015年我国人均预期寿命已达76.34岁,婴儿死亡率、5岁以下儿童死亡率、孕产妇死亡率分别下降到8.1‰、10.7‰和20.1/10万,总体上优于中高收入国家平均水平,为全面建成小康社会奠定了重要基础。同时,工业化、城镇化、人口老龄化、疾病谱变化、生态环境及生活方式变化等,也给维护和促进健康带来一系列新的挑战,健康服务供给总体不足与需求不断增长之间的矛盾依然突出,健康领域发展与经济社会发展的协调性有待增强,需要从国家战略层面统筹解决关系健康的重大和长远问题。

推进健康中国建设,是全面建成小康社会、基本实现社会主义现代化的重要基础,是全面提升中华民族健康素质、实现人民健康与经济社会协调发展的国家战略,是积极参与全球健康治理、履行2030年可持续发展议程国际承诺的重大举措。未来15年,是推进健康中国建设的重要战略机遇期。经济保持中高速增长将为维护人民健康奠定坚实基础,消费结构升级将为发展健康服务创造广阔空间,科技创新将为提高健康水平提供有力支撑,各方面制度更加成熟更加定型将为健康领域可持续发展构建强大保障。

为推进健康中国建设,提高人民健康水平,根据党的十八届五中全会战略部署,制定本规划纲要。本规划纲要是推进健康中国建设的宏伟蓝图和行动纲领。全社会要增强责任感、使命感,全力推进健康中国建设,为实现中华民族伟大复兴和推动人类文明进步作出更大贡献。

第一篇 总 体 战 略

第一章 指导思想

推进健康中国建设,必须高举中国特色社会主义伟大旗帜,全面贯彻党的十八大和十八届三中、四中、五中全会精神,以马克思列宁主义、毛泽东思想、邓小平理论、"三个代表"重要思想、科学发展观为指导,深入学习贯彻习近平总书记系列重要讲话精神,紧紧围绕统筹推进"五位一体"总体布局和协调推进"四个全面"战略布局,认真落实党中央、国务院决策部署,坚持以人民为中心的发展思想,牢固树立和贯彻落实新发展理念,坚持正确的卫生与健康工作方针,以提高人民健康水平为核心,以体制机制改革创新为动力,以普及健康生活、优化健康服务、完善健康保障、建设健康环境、发展健康产业为重点,把健康融入所有政策,加快转变健康领域发展方式,全方位、全周期维护和保障人民健康,大幅提高健康水平,显著改善健康公平,为实现"两个一百年"奋斗目标和中华民族伟大复兴的中国梦提供坚实健康基础。

主要遵循以下原则:

——健康优先。把健康摆在优先发展的战略地位,立足国情,将促进健康的理念融入公共政策制定实施的全过程,加快形成有利于健康的生活方式、生态环境和经济社会发展模式,实现健康与经济社会良性协调发展。

——改革创新。坚持政府主导,发挥市场机制作用,加快关键环节改革步伐,冲破思想观念束缚,破除利益固化藩篱,清除体制机制障碍,发挥科技创新和信息化的引领支撑作用,形成具有中国特色、促进全民健康的制度体系。

——科学发展。把握健康领域发展规律,坚持预防为主、防治结合、中西医并重,转变服务模式,构建整合型医疗卫生服务体系,推动健康服务从规模扩张的粗放型发展转变到质量效益提升的绿色集约式发展,推动中医药和西医药相互补充、协调发展,提升健康服务水平。

——公平公正。以农村和基层为重点,推动健康领域基本公共服务均等化,维护基本医疗卫生服务的公益性,逐步缩小城乡、地区、人群间基本健康服务和健康水平的差异,实现全民健康覆盖,促进社会公平。

第二章 战略主题

"共建共享、全民健康",是建设健康中国的战略主题。核心是以人民健康为中心,坚持以基层为重点,以改革创新为动力,预防为主,中西医并重,把健康融入所有政策,人民共建共享的卫生与健康工作方针,针对生活行为方式、生产生活环境以及医疗卫生服务等健康影响因素，坚持政府主导与调动社会、个人的积极性相结合，推动人人参与、人人尽力、人人享有，落实预防为主，推行健康生活方式，减少疾病发生，强化早诊断、早治疗、早康复，实现全民健康。

共建共享是建设健康中国的基本路径。从供给侧和需求侧两端发力，统筹社会、行业和个人三个层面，形成维护和促进健康的强大合力。要促进全社会广泛参与，强化跨部门协作，深化军民融合发展，调动社会力量的积极性和创造性，加强环境治理，保障食品药品安全，预防和减少伤害，有效控制影响健康的生态和社会环境危险因素，形成多层次、多元化的社会共治格局。要推动健康服务供给侧结构性改革，卫生计生、体育等行业要主动适应人民健康需求，深化体制机制改革，优化要素配置和服务供给，补齐发展短板，推动健康产业转型升级，满足人民群众不断增长的健康需求。要强化个人健康责任，提高全民健康素养，引导形成自主自律、符合自身特点的健康生活方式，有效控制影响健康的生活行为因素，形成热爱健康、追求健康、促进健康的社会氛围。

全民健康是建设健康中国的根本目的。立足全人群和全生命周期两个着力点，提供公平可及、系统连续的健康服务，实现更高水平的全民健康。要惠及全人群，不断完善制度、扩展服务、提高质量，使全体人民享有所需要的、有质量的、可负担的预防、治疗、康复、健康促进等健康服务，突出解决好妇女儿童、老年人、残疾人、低收入人群等重点人群的健康问题。要覆盖全生命周期，针对生命不同阶段的主要健康问题及主要影响因素，确定若干优先领域，强化干预，实现从胎儿到生命终点的全程健康服务和健康保障，全面维护人民健康。

第三章 战略目标

到 2020 年，建立覆盖城乡居民的中国特色基本医疗卫生制度，健康素养水平持续提高，健康服务体系完善高效，人人享有基本医疗卫生服务和基本体育健身服务，基本形成内涵丰富、结构合理的健康产业体系，主要健康指标居于中高收入国家前列。

到 2030 年，促进全民健康的制度体系更加完善，健康领域发展更加协调，健康生活方式得到普及，健康服务质量和健康保障水平不断提高，健康产业繁荣发展，基本实现健康公平，主要健康指标进入高收入国家行列。到 2050 年，建成与社会主义现代化国家相适应的健康国家。

到 2030 年具体实现以下目标：

——人民健康水平持续提升。人民身体素质明显增强，2030 年人均预期寿命达到79.0岁,人均健康预期寿命显著提高。

——主要健康危险因素得到有效控制。全民健康素养大幅提高,健康生活方式得到全面普及,有利于健康的生产生活环境基本形成,食品药品安全得到有效保障,消除一批重大疾病危害。

——健康服务能力大幅提升。优质高效的整合型医疗卫生服务体系和完善的全民健身公共服务体系全面建立,健康保障体系进一步完善,健康科技创新整体实力位居世界前列,健康服务质量和水平明显提高。

——健康产业规模显著扩大。建立起体系完整、结构优化的健康产业体系,形成一批具有较强创新能力和国际竞争力的大型企业,成为国民经济支柱性产业。

——促进健康的制度体系更加完善。有利于健康的政策法律法规体系进一步健全,健康领域治理体系和治理能力基本实现现代化。

健康中国建设主要指标:

领域:健康水平　指标:人均预期寿命(岁)　2015年:76.34　2020年:77.3　2030年:79.0。

领域:健康水平　指标:婴儿死亡率(‰)　2015年:8.1　2020年:7.5　2030年:5.0。

领域:健康水平　指标:5岁以下儿童死亡率(‰)　2015年:10.7　2020年:9.5　2030年:6.0。

领域:健康水平　指标:孕产妇死亡率(1/10万)　2015年:20.1　2020年:18.0　2030年:12.0。

领域:健康水平　指标:城乡居民达到《国民体质测定标准》合格以上的人数比例(%)　2015年:89.6(2014年)　2020年:90.6　2030年:92.2。

领域:健康生活　指标:居民健康素养水平(%)　2015年:10　2020年:20　2030年:30。

领域:健康生活　指标:经常参加体育锻炼人数(亿人)　2015年:3.6(2014年)　2020年:4.35　2030年:5.3。

领域:健康服务与保障　指标:重大慢性病过早死亡率(%)　2015年:19.1(2013年)　2020年:比2015年降低10%　2030年:比2015年降低30%。

领域:健康服务与保障　指标:每千常住人口执业(助理)医师数(人)

2015年：2.2　2020年：2.5　2030年：3.0。

领域：健康服务与保障　指标：个人卫生支出占卫生总费用的比重(%)　2015年：29.3　2020年：28左右　2030年：25左右。

领域：健康环境　指标：地级及以上城市空气质量优良天数比率(%)　2015年：76.7　2020年：>80　2030年：持续改善。

领域：健康环境　指标：地表水质量达到或好于Ⅲ类水体比例(%)　2015年：66　2020年：>70　2030年：持续改善。

领域：健康产业　指标：健康服务业总规模(万亿元)　2015年：—　2020年：>8　2030年：16。

第二篇　普及健康生活

第四章　加强健康教育

第一节　提高全民健康素养

推进全民健康生活方式行动,强化家庭和高危个体健康生活方式指导及干预,开展健康体重、健康口腔、健康骨骼等专项行动,到2030年基本实现以县(市、区)为单位全覆盖。开发推广促进健康生活的适宜技术和用品。建立健康知识和技能核心信息发布制度,健全覆盖全国的健康素养和生活方式监测体系。建立健全健康促进与教育体系,提高健康教育服务能力,从小抓起,普及健康科学知识。加强精神文明建设,发展健康文化,移风易俗,培育良好的生活习惯。各级各类媒体加大健康科学知识宣传力度,积极建设和规范各类广播电视等健康栏目,利用新媒体拓展健康教育。

第二节　加大学校健康教育力度

将健康教育纳入国民教育体系,把健康教育作为所有教育阶段素质教育的重要内容。以中小学为重点,建立学校健康教育推进机制。构建相关学科教学与教育活动相结合、课堂教育与课外实践相结合、经常性宣传教育与集中式宣传教育相结合的健康教育模式。培养健康教育师资,将健康教育纳入体育教师职前教育和职后培训内容。

第五章　塑造自主自律的健康行为

第一节　引导合理膳食

制定实施国民营养计划,深入开展食物(农产品、食品)营养功能评价研究,全面普及膳食营养知识,发布适合不同人群特点的膳食指南,引导居民形成科学的膳食习惯,推进健康饮食文化建设。建立健全居民营养监测制度,对重点区域、重点人群实施营养干预,重点解决微量营养素缺乏、部分人群油脂等高热能食物摄入过多等问题,逐步解决居民营养不足与过剩并存问题。实施临床营养干预。加强对学校、幼儿园、养老机构等营养健康工作的指导。开展示范健康食堂和健康餐厅建设。到2030年,居民营养知识素养明显提高,营养缺乏疾病发生率显著下降,全国人均每日食盐摄入量降低20%,超重、肥胖人口增长速度明显放缓。

第二节　开展控烟限酒

全面推进控烟履约,加大控烟力度,运用价格、税收、法律等手段提高控烟成效。深入开展控烟宣传教育。积极推进无烟环境建设,强化公共场所控烟监督执法。推进公共场所禁烟工作,逐步实现室内公共场所全面禁烟。领导干部要带头在公共场所禁烟,把党政机关建成无烟机关。强化戒烟服务。到2030年,15岁以上人群吸烟率降低到20%。加强限酒健康教育,控制酒精过度使用,减少酗酒。加强有害使用酒精监测。

第三节　促进心理健康

加强心理健康服务体系建设和规范化管理。加大全民心理健康科普宣传力度,提升心理健康素养。加强对抑郁症、焦虑症等常见精神障碍和心理行为问题的干预,加大对重点人群心理问题早期发现和及时干预力度。加强严重精神障碍患者报告登记和救治救助管理。全面推进精神障碍社区康复服务。提高突发事件心理危机的干预能力和水平。到2030年,常见精神障碍防治和心理行为问题识别干预水平显著提高。

第四节　减少不安全性行为和毒品危害

强化社会综合治理,以青少年、育龄妇女及流动人群为重点,开展性道德、性健康和性安全宣传教育和干预,加强对性传播高危行为人群的综合干预,减少意外妊娠和性相关疾病传播。大力普及有关毒品危害、应对措施和治疗途径等知识。加强全国戒毒医疗服务体系建设,早发现、早治疗成瘾者。加强戒毒药物维持治疗与社区戒毒、强制隔离戒毒和社区康复的衔接。建立集生理脱毒、心理康复、就业扶持、回归社会于一体的戒毒康复模式,最大限度减少毒品社会危害。

第六章　提高全民身体素质

第一节　完善全民健身公共服务体系

统筹建设全民健身公共设施,加强健身步道、骑行道、全民健身中心、体育公园、社区多功能运动场等场地设施建设。到2030年,基本建成县乡村三级公共体育设施网络,人均体育场地面积不低于2.3平方米,在城镇社区实现15分钟健身圈全覆盖。推行公共体育设施免费或低收费开放,确保公共体育场地设施和符合开放条件的企事业单位体育场地设施全部向社会开放。加强全民健身组织网络建设,扶持和引导基层体育社会组织发展。

第二节 广泛开展全民健身运动

继续制定实施全民健身计划,普及科学健身知识和健身方法,推动全民健身生活化。组织社会体育指导员广泛开展全民健身指导服务。实施国家体育锻炼标准,发展群众健身休闲活动,丰富和完善全民健身体系。大力发展群众喜闻乐见的运动项目,鼓励开发适合不同人群、不同地域特点的特色运动项目,扶持推广太极拳、健身气功等民族民俗民间传统运动项目。

第三节 加强体医融合和非医疗健康干预

发布体育健身活动指南,建立完善针对不同人群、不同环境、不同身体状况的运动处方库,推动形成体医结合的疾病管理与健康服务模式,发挥全民科学健身在健康促进、慢性病预防和康复等方面的积极作用。加强全民健身科技创新平台和科学健身指导服务站点建设。开展国民体质测试,完善体质健康监测体系,开发应用国民体质健康监测大数据,开展运动风险评估。

第四节 促进重点人群体育活动

制定实施青少年、妇女、老年人、职业群体及残疾人等特殊群体的体质健康干预计划。实施青少年体育活动促进计划,培育青少年体育爱好,基本实现青少年熟练掌握1项以上体育运动技能,确保学生校内每天体育活动时间不少于1小时。到2030年,学校体育场地设施与器材配置达标率达到100%,青少年学生每周参与体育活动达到中等强度3次以上,国家学生体质健康标准达标优秀率25%以上。加强科学指导,促进妇女、老年人和职业群体积极参与全民健身。实行工间健身制度,鼓励和支持新建工作场所建设适当的健身活动场地。推动残疾人康复体育和健身体育广泛开展。

第三篇 优化健康服务

第七章 强化覆盖全民的公共卫生服务

第一节 防治重大疾病

实施慢性病综合防控战略,加强国家慢性病综合防控示范区建设。强化慢性病筛查和早期发现,针对高发地区重点癌症开展早诊早治工作,推动癌症、脑卒中、冠心病等慢性病的机会性筛查。基本实现高血压、糖尿病患者管理干预全覆盖,逐步将符合条件的癌症、脑卒中等重大慢性病早诊早治适宜技术纳入诊疗常规。加强学生近视、肥胖等常见病防治。到2030年,实现全人群、全生命周期的慢性病健康管理,总体癌症5年生存率提高15%。加强口腔卫生,12岁儿童患龋率控制在25%以内。

加强重大传染病防控。完善传染病监测预警机制。继续实施扩大国家免疫规划,适龄儿童国家免疫规划疫苗接种率维持在较高水平,建立预防接种异常反应补偿保险机制。加强艾滋病检测、抗病毒治疗和随访管理,全面落实临床用血核酸检测和预防艾滋病母婴传播,疫情保持在低流行水平。建立结核病防治综合服务模式,加强耐多药肺结核筛查和监测,规范肺结核诊疗管理,全国肺结核疫情持续下降。有效应对流感、手足口病、登革热、麻疹等重点传染病疫情。继续坚持以传染源控制为主的血吸虫病综合防治策略,全国所有流行县达到消除血吸虫病标准。继续巩固全国消除疟疾成果。全国所有流行县基本控制包虫病等重点寄生虫病流行。保持控制和消除重点地方病,地方病不再成为危害人民健康的重点问题。加强突发急性传染病防治,积极防范输入性突发急性传染病,加强鼠疫等传统烈性传染病防控。强化重大动物源性传染病的源头治理。

第二节 完善计划生育服务管理

健全人口与发展的综合决策体制机制,完善有利于人口均衡发展的政策体系。改革计划生育服务管理方式,更加注重服务家庭,构建以生育支持、幼儿养育、青少年发展、老人赡养、病残照料为主题的家庭发展政策框架,引导群众负责任、有计划地生育。完善国家计划生育技术服务政策,加大再生育计划生育技术服务保障力度。全面推行知情选择,普及避孕节育和生殖健康知识。完善计划生育家庭奖励扶助制度和特别扶助制度,实行奖励扶助金标准动态调整。坚持和完善计划生育目标管理责任制,完善宣传倡导、依法管理、优质服务、政策推动、综合治理的计划生育长效工作机制。建立健全出生人口监测工作机制。继续开展出生人口性别比治理。到2030年,全国出生人口性别比实现自然平衡。

第三节 推进基本公共卫生服务均等化

继续实施完善国家基本公共卫生服务项目和重大公共卫生服务项目,加强疾病经济负担研究,适时调整项目经费标准,不断丰富和拓展服务内容,提高服务质量,使城乡居民享有均等化的基本公共卫生服务,做好流动人口基本公共卫生计生服务均等化工作。

第八章 提供优质高效的医疗服务

第一节 完善医疗卫生服务体系

全面建成体系完整、分工明确、功能互补、密切协作、运行高效的整合型医疗卫生服务体系。县和市域内基本医疗卫生资源按常住人口和服务半径合理布局,实现人人享有均等化的基本医疗卫生服务;省级及以上分区域统筹配置,整合推进区域医疗资源共享,基本实现优质医疗卫生资源配置均衡化,省域内人人享有均质化的危急重症、疑难病症诊疗和专科医疗服务;依托现有机构,建设一批引领国内、具有全球影响力的国家级医学中心,建设一批区域医学中心和国家临床重点专科群,推进京津冀、长江经济带等区域医疗卫生协同发展,带动医疗服务区域发展和整体水平提升。加强康复、老年病、长期护理、慢性病管理、安宁疗护等接续性医疗机构建设。实施健康扶贫工程,加大对中西部贫困地区医疗卫生机构建设支持力度,提升服务能力,保障贫困人口健康。到2030年,15分钟基本医疗卫生服务圈基本形成,每千常住人口注册护士数达到4.7人。

第二节 创新医疗卫生服务供给模式

建立专业公共卫生机构、综合和专科医院、基层医疗卫生机构"三位一体"的重大疾病防控机制,建立信息共享、互联互通机制,推进慢性病防、治、管整体融合发展,实现医防结合。建立不同层级、不同类别、不同举办主体医疗卫生机构间目标明确、权责清晰的分工协作机制,不断完善服务网络、运行机制和激励机制,基层普遍具备居民健康守门人的能力。完善家庭医生签约服务,全面建立成熟完善的分级诊疗制度,形成基层首诊、双向转诊、上下联动、急慢分治的合理就医秩序,健全治疗—康复—长期护理服务链。引导三级公立医院逐步减少普通门诊,重点发展危急重症、疑难病症诊疗。完善医疗联合体、医院集团等多种分工协作模式,提高服务体系整体绩效。加快医疗卫生领域军民融合,积极发挥军队医疗卫生机构作用,更好为人民服务。

第三节 提升医疗服务水平和质量

建立与国际接轨、体现中国特色的医疗质量管理与控制体系,基本健全覆盖主要专业的国家、省、市三级医疗质量控制组织,推出一批国际化标准规范。建设医疗质量管理与控制信息化平台,实现全行业全方位精准、实时管理与控制,持续改进医疗质量和医疗安全,提升医疗服务同质化程度,再住院率、抗菌药物使用率等主要医疗服务质量指标达到或接近世界先进水平。全面实施临床路径管理,规范诊疗行为,优化诊疗流程,增强患者就医获得感。推进合理用药,保障临床用血安全，基本实现医疗机构检查、检验结果互认。加强医疗服务人文关怀，构建和谐医患关系。依法严厉打击涉医违法犯罪行为特别是伤害医务人员的暴力犯罪行为，保护医务人员安全。

第九章　充分发挥中医药独特优势

第一节　提高中医药服务能力

实施中医临床优势培育工程，强化中医药防治优势病种研究，加强中西医结合，提高重大疑难病、危急重症临床疗效。大力发展中医非药物疗法，使其在常见病、多发病和慢性病防治中发挥独特作用。发展中医特色康复服务。健全覆盖城乡的中医医疗保健服务体系。在乡镇卫生院和社区卫生服务中心建立中医馆、国医堂等中医综合服务区，推广适宜技术，所有基层医疗卫生机构都能够提供中医药服务。促进民族医药发展。到2030年，中医药在治未病中的主导作用、在重大疾病治疗中的协同作用、在疾病康复中的核心作用得到充分发挥。

第二节　发展中医养生保健治未病服务

实施中医治未病健康工程，将中医药优势与健康管理结合，探索融健康文化、健康管理、健康保险为一体的中医健康保障模式。鼓励社会力量举办规范的中医养生保健机构，加快养生保健服务发展。拓展中医医院服务领域，为群众提供中医健康咨询评估、干预调理、随访管理等治未病服务。鼓励中医医疗机构、中医医师为中医养生保健机构提供保健咨询和调理等技术支持。开展中医中药中国行活动，大力传播中医药知识和易于掌握的养生保健技术方法，加强中医药非物质文化遗产的保护和传承运用，实现中医药健康养生文化创造性转化、创新性发展。

第三节　推进中医药继承创新

实施中医药传承创新工程，重视中医药经典医籍研读及挖掘，全面系统继承历代各家学术理论、流派及学说，不断弘扬当代名老中医药专家学术思想和临床诊疗经验，挖掘民间诊疗技术和方药，推进中医药文化传承与发展。建立中医药传统知识保护制度，制定传统知识保护名录。融合现代科技成果，挖掘中药方剂，加强重大疑难疾病、慢性病等中医药防治技术和新药研发，不断推动中医药理论与实践发展。发展中医药健康服务，加快打造全产业链服务的跨国公司和国际知名的中国品牌，推动中医药走向世界。保护重要中药资源和生物多样性，开展中药资源普查及动态监测。建立大宗、道地和濒危药材种苗繁育基地，提供中药材市场动态监测信息,促进中药材种植业绿色发展。

第十章　加强重点人群健康服务

第一节　提高妇幼健康水平

实施母婴安全计划,倡导优生优育,继续实施住院分娩补助制度,向孕产妇免费提供生育全过程的基本医疗保健服务。加强出生缺陷综合防治,构建覆盖城乡居民,涵盖孕前、孕期、新生儿各阶段的出生缺陷防治体系。实施健康儿童计划,加强儿童早期发展,加强儿科建设,加大儿童重点疾病防治力度,扩大新生儿疾病筛查,继续开展重点地区儿童营养改善等项目。提高妇女常见病筛查率和早诊早治率。实施妇幼健康和计划生育服务保障工程,提升孕产妇和新生儿危急重症救治能力。

第二节　促进健康老龄化

推进老年医疗卫生服务体系建设,推动医疗卫生服务延伸至社区、家庭。健全医疗卫生机构与养老机构合作机制,支持养老机构开展医疗服务。推进中医药与养老融合发展,推动医养结合,为老年人提供治疗期住院、康复期护理、稳定期生活照料、安宁疗护一体化的健康和养老服务,促进慢性病全程防治管理服务同居家、社区、机构养老紧密结合。鼓励社会力量兴办医养结合机构。加强老年常见病、慢性病的健康指导和综合干预,强化老年人健康管理。推动开展老年心理健康与关怀服务,加强老年痴呆症等的有效干预。推动居家老人长期照护服务发展,全面建立经济困难的高龄、失能老人补贴制度,建立多层次长期护理保障制度。进一步完善政策,使老年人更便捷获得基本药物。

第三节　维护残疾人健康

制定实施残疾预防和残疾人康复条例。加大符合条件的低收入残疾人医疗救助力度,将符合条件的残疾人医疗康复项目按规定纳入基本医疗保险支付范围。建立残疾儿童康复救助制度,有条件的地方对残疾人基本型辅助器具给予补贴。将残疾人康复纳入基本公共服务,实施精准康复,为城乡贫困残疾人、重度残疾人提供基本康复服务。完善医疗机构无障碍设施,改善残疾人医疗服务。进一步完善康复服务体系,加强残疾人康复和托养设施建设,建立医疗机构与残疾人专业康复机构双向转诊机制,推动基层医疗卫生机构优先为残疾人提供基本医疗、公共卫生和健康管理等签约服务。制定实施国家残疾预防行动计划,增强全社会残疾预防意识,开展全人群、全生命周期残疾预防,有效控制残疾的发生和发展。加强对致残疾病及其他致残因素的防控。推动国家残疾预防综合试验区试点工作。继续开展防盲治盲和防聋治聋工作。

第四篇　完善健康保障

第十一章　健全医疗保障体系

第一节　完善全民医保体系

健全以基本医疗保障为主体、其他多种形式补充保险和商业健康保险为补充的多层次医疗保障体系。整合城乡居民基本医保制度和经办管理。健全基本医疗保险稳定可持续筹资和待遇水平调整机制，实现基金中长期精算平衡。完善医保缴费参保政策，均衡单位和个人缴费负担，合理确定政府与个人分担比例。改进职工医保个人账户，开展门诊统筹。进一步健全重特大疾病医疗保障机制，加强基本医保、城乡居民大病保险、商业健康保险与医疗救助等的有效衔接。到2030年，全民医保体系成熟定型。

第二节　健全医保管理服务体系

严格落实医疗保险基金预算管理。全面推进医保支付方式改革，积极推进按病种付费、按人头付费，积极探索按疾病诊断相关分组付费（DRGs）、按服务绩效付费，形成总额预算管理下的复合式付费方式，健全医保经办机构与医疗机构的谈判协商与风险分担机制。加快推进基本医保异地就医结算，实现跨省异地安置退休人员住院医疗费用直接结算和符合转诊规定的异地就医住院费用直接结算。全面实现医保智能监控，将医保对医疗机构的监管延伸到医务人员。逐步引入社会力量参与医保经办。加强医疗保险基础标准建设和应用。到2030年，全民医保管理服务体系完善高效。

第三节　积极发展商业健康保险

落实税收等优惠政策，鼓励企业、个人参加商业健康保险及多种形式的补充保险。丰富健康保险产品，鼓励开发与健康管理服务相关的健康保险产品。促进商业保险公司与医疗、体检、护理等机构合作，发展健康管理组织等新型组织形式。到2030年，现代商业健康保险服务业进一步发展，商业健康保险赔付支出占卫生总费用比重显著提高。

第十二章　完善药品供应保障体系

第一节　深化药品、医疗器械流通体制改革

推进药品、医疗器械流通企业向供应链上下游延伸开展服务，形成现代流通新体系。规范医药电子商务，丰富药品流通渠道和发展模式。推广应用现代物流管理与技术，健全中药材现代流通网络与追溯体系。落实医疗机构药品、耗材

采购主体地位,鼓励联合采购。完善国家药品价格谈判机制。建立药品出厂价格信息可追溯机制。强化短缺药品供应保障和预警,完善药品储备制度和应急供应机制。建设遍及城乡的现代医药流通网络,提高基层和边远地区药品供应保障能力。

第二节 完善国家药物政策

巩固完善国家基本药物制度,推进特殊人群基本药物保障。完善现有免费治疗药品政策,增加艾滋病防治等特殊药物免费供给。保障儿童用药。完善罕见病用药保障政策。建立以基本药物为重点的临床综合评价体系。按照政府调控和市场调节相结合的原则,完善药品价格形成机制。强化价格、医保、采购等政策的衔接,坚持分类管理,加强对市场竞争不充分药品和高值医用耗材的价格监管,建立药品价格信息监测和信息公开制度,制定完善医保药品支付标准政策。

第五篇 建设健康环境

第十三章 深入开展爱国卫生运动

第一节 加强城乡环境卫生综合整治

持续推进城乡环境卫生整洁行动,完善城乡环境卫生基础设施和长效机制,统筹治理城乡环境卫生问题。加大农村人居环境治理力度,全面加强农村垃圾治理,实施农村生活污水治理工程,大力推广清洁能源。到2030年,努力把我国农村建设成为人居环境干净整洁、适合居民生活养老的美丽家园,实现人与自然和谐发展。实施农村饮水安全巩固提升工程,推动城镇供水设施向农村延伸,进一步提高农村集中供水率、自来水普及率、水质达标率和供水保证率,全面建立从源头到龙头的农村饮水安全保障体系。加快无害化卫生厕所建设,力争到2030年,全国农村居民基本都能用上无害化卫生厕所。实施以环境治理为主的病媒生物综合预防控制策略。深入推进国家卫生城镇创建,力争到2030年,国家卫生城市数量提高到全国城市总数的50%,有条件的省(自治区、直辖市)实现全覆盖。

第二节 建设健康城市和健康村镇

把健康城市和健康村镇建设作为推进健康中国建设的重要抓手,保障与健康相关的公共设施用地需求,完善相关公共设施体系、布局和标准,把健康融入城乡规划、建设、治理的全过程,促进城市与人民健康协调发展。针对当地居民主要健康问题,编制实施健康城市、健康村镇发展规划。广泛开展健康社区、健康村镇、健康单位、健康家庭等建设,提高社会参与度。重点加强健康学校建设,加强学生健康危害因素监测与评价,完善学校食品安全管理、传染病防控等相关政策。加强健康城市、健康村镇建设监测与评价。到2030年,建成一批健康城市、健康村镇建设的示范市和示范村镇。

第十四章　加强影响健康的环境问题治理

第一节　深入开展大气、水、土壤等污染防治

以提高环境质量为核心,推进联防联控和流域共治,实行环境质量目标考核,实施最严格的环境保护制度,切实解决影响广大人民群众健康的突出环境问题。深入推进产业园区、新城、新区等开发建设规划环评,严格建设项目环评审批,强化源头预防。深化区域大气污染联防联控,建立常态化区域协作机制。完善重度及以上污染天气的区域联合预警机制。全面实施城市空气质量达标管理,促进全国城市环境空气质量明显改善。推进饮用水水源地安全达标建设。强化地下水管理和保护,推进地下水超采区治理与污染综合防治。开展国家土壤环境质量监测网络建设,建立建设用地土壤环境质量调查评估制度,开展土壤污染治理与修复。以耕地为重点,实施农用地分类管理。全面加强农业面源污染防治,有效保护生态系统和遗传多样性。加强噪声污染防控。

第二节　实施工业污染源全面达标排放计划

全面实施工业污染源排污许可管理,推动企业开展自行监测和信息公开,建立排污台账,实现持证按证排污。加快淘汰高污染、高环境风险的工艺、设备与产品。开展工业集聚区污染专项治理。以钢铁、水泥、石化等行业为重点,推进行业达标排放改造。

第三节　建立健全环境与健康监测、调查和风险评估制度

逐步建立健全环境与健康管理制度。开展重点区域、流域、行业环境与健康调查,建立覆盖污染源监测、环境质量监测、人群暴露监测和健康效应监测的环境与健康综合监测网络及风险评估体系。实施环境与健康风险管理。划定环境健康高风险区域,开展环境污染对人群健康影响的评价,探索建立高风险区域重点项目健康风险评估制度。建立环境健康风险沟通机制。建立统一的环境信息公开平台,全面推进环境信息公开。推进县级及以上城市空气质量监测和信息发布。

第十五章　保障食品药品安全

第一节　加强食品安全监管

完善食品安全标准体系,实现食品安全标准与国际标准基本接轨。加强食

品安全风险监测评估,到2030年,食品安全风险监测与食源性疾病报告网络实现全覆盖。全面推行标准化、清洁化农业生产,深入开展农产品质量安全风险评估,推进农兽药残留、重金属污染综合治理,实施兽药抗菌药治理行动。加强对食品原产地指导监管,完善农产品市场准入制度。建立食用农产品全程追溯协作机制,完善统一权威的食品安全监管体制,建立职业化检查员队伍,加强检验检测能力建设,强化日常监督检查,扩大产品抽检覆盖面。加强互联网食品经营治理。加强进口食品准入管理,加大对境外源头食品安全体系检查力度,有序开展进口食品指定口岸建设。推动地方政府建设出口食品农产品质量安全示范区。推进食品安全信用体系建设,完善食品安全信息公开制度。健全从源头到消费全过程的监管格局,严守从农田到餐桌的每一道防线,让人民群众吃得安全、吃得放心。

第二节 强化药品安全监管

深化药品(医疗器械)审评审批制度改革,研究建立以临床疗效为导向的审批制度,提高药品(医疗器械)审批标准。加快创新药(医疗器械)和临床急需新药(医疗器械)的审评审批,推进仿制药质量和疗效一致性评价。完善国家药品标准体系,实施医疗器械标准提高计划,积极推进中药(材)标准国际化进程。全面加强药品监管,形成全品种、全过程的监管链条。加强医疗器械和化妆品监管。

第十六章 完善公共安全体系

第一节 强化安全生产和职业健康

加强安全生产,加快构建风险等级管控、隐患排查治理两条防线,切实降低重特大事故发生频次和危害后果。强化行业自律和监督管理职责,推动企业落实主体责任,推进职业病危害源头治理,强化矿山、危险化学品等重点行业领域安全生产监管。开展职业病危害基本情况普查,健全有针对性的健康干预措施。进一步完善职业安全卫生标准体系,建立完善重点职业病监测与职业病危害因素监测、报告和管理网络,遏制尘肺病和职业中毒高发势头。建立分级分类监管机制,对职业病危害高风险企业实施重点监管。开展重点行业领域职业病危害专项治理。强化职业病报告制度,开展用人单位职业健康促进工作,预防和控制工伤事故及职业病发生。加强全国个人辐射剂量管理和放射诊疗辐射防护。

第二节 促进道路交通安全

加强道路交通安全设施设计、规划和建设,组织实施公路安全生命防护工程,治理公路安全隐患。严格道路运输安全管理,提升企业安全自律意识,落实运输企业安全生产主体责任。强化安全运行监管能力和安全生产基础支撑。进一步加强道路交通安全治理,提高车辆安全技术标准,提高机动车驾驶人和交通参与者综合素质。到2030年,力争实现道路交通万车死亡率下降30%。

第三节 预防和减少伤害

建立伤害综合监测体系,开发重点伤害干预技术指南和标准。加强儿童和老年人伤害预防和干预,减少儿童交通伤害、溺水和老年人意外跌落,提高儿童玩具和用品安全标准。预防和减少自杀、意外中毒。建立消费品质量安全事故强制报告制度,建立产品伤害监测体系,强化重点领域质量安全监管,减少消费品安全伤害。

第四节 提高突发事件应急能力

加强全民安全意识教育。建立健全城乡公共消防设施建设和维护管理责任机制,到2030年,城乡公共消防设施基本实现全覆盖。提高防灾减灾和应急能力。完善突发事件卫生应急体系,提高早期预防、及时发现、快速反应和有效处置能力。建立包括军队医疗卫生机构在内的海陆空立体化的紧急医学救援体系,提升突发事件紧急医学救援能力。到2030年,建立起覆盖全国、较为完善的紧急医学救援网络,突发事件卫生应急处置能力和紧急医学救援能力达到发达国家水平。进一步健全医疗急救体系,提高救治效率。到2030年,力争将道路交通事故死伤比基本降低到中等发达国家水平。

第五节 健全口岸公共卫生体系

建立全球传染病疫情信息智能监测预警、口岸精准检疫的口岸传染病预防控制体系和种类齐全的现代口岸核生化有害因子防控体系,建立基于源头防控、境内外联防联控的口岸突发公共卫生事件应对机制,健全口岸病媒生物及各类重大传染病监测控制机制,主动预防、控制和应对境外突发公共卫生事件。持续巩固和提升口岸核心能力,创建国际卫生机场(港口)。完善国际旅行与健康信息网络,提供及时有效的国际旅行健康指导,建成国际一流的国际旅行健康服务体系,保障出入境人员健康安全。

提高动植物疫情疫病防控能力,加强进境动植物检疫风险评估准入管理,强化外来动植物疫情疫病和有害生物查验截获、检测鉴定、除害处理、监测防控规范化建设,健全对购买和携带人员、单位的问责追究体系,防控国际动植物疫情疫病及有害生物跨境传播。健全国门生物安全查验机制，有效防范物种资源丧失和外来物种入侵。

第六篇 发展健康产业

第十七章 优化多元办医格局

进一步优化政策环境，优先支持社会力量举办非营利性医疗机构，推进和实现非营利性民营医院与公立医院同等待遇。鼓励医师利用业余时间、退休医师到基层医疗卫生机构执业或开设工作室。个体诊所设置不受规划布局限制。破除社会力量进入医疗领域的不合理限制和隐性壁垒。逐步扩大外资兴办医疗机构的范围。加大政府购买服务的力度，支持保险业投资、设立医疗机构，推动非公立医疗机构向高水平、规模化方向发展，鼓励发展专业性医院管理集团。加强政府监管、行业自律与社会监督，促进非公立医疗机构规范发展。

第十八章 发展健康服务新业态

积极促进健康与养老、旅游、互联网、健身休闲、食品融合，催生健康新产业、新业态、新模式。发展基于互联网的健康服务，鼓励发展健康体检、咨询等健康服务，促进个性化健康管理服务发展，培育一批有特色的健康管理服务产业，探索推进可穿戴设备、智能健康电子产品和健康医疗移动应用服务等发展。规范发展母婴照料服务。培育健康文化产业和体育医疗康复产业。制定健康医疗旅游行业标准、规范，打造具有国际竞争力的健康医疗旅游目的地。大力发展中医药健康旅游。打造一批知名品牌和良性循环的健康服务产业集群，扶持一大批中小微企业配套发展。

引导发展专业的医学检验中心、医疗影像中心、病理诊断中心和血液透析中心等。支持发展第三方医疗服务评价、健康管理服务评价，以及健康市场调查和咨询服务。鼓励社会力量提供食品药品检测服务。完善科技中介体系，大力发展专业化、市场化医药科技成果转化服务。

第十九章 积极发展健身休闲运动产业

进一步优化市场环境，培育多元主体，引导社会力量参与健身休闲设施建设运营。推动体育项目协会改革和体育场馆资源所有权、经营权分离改革，加快开放体育资源，创新健身休闲运动项目推广普及方式，进一步健全政府购买体育公共服务的体制机制，打造健身休闲综合服务体。鼓励发展多种形式的体育健身俱乐部，丰富业余体育赛事，积极培育冰雪、山地、水上、汽摩、航空、极限、马术等具有消费引领特征的时尚休闲运动项目，打造具有区域特色的健身休闲示范区、健身休闲产业带。

第二十章　促进医药产业发展

第一节　加强医药技术创新

完善政产学研用协同创新体系，推动医药创新和转型升级。加强专利药、中药新药、新型制剂、高端医疗器械等创新能力建设，推动治疗重大疾病的专利到期药物实现仿制上市。大力发展生物药、化学药新品种、优质中药、高性能医疗器械、新型辅料包材和制药设备，推动重大药物产业化，加快医疗器械转型升级，提高具有自主知识产权的医学诊疗设备、医用材料的国际竞争力。加快发展康复辅助器具产业，增强自主创新能力。健全质量标准体系，提升质量控制技术，实施绿色和智能改造升级，到2030年，药品、医疗器械质量标准全面与国际接轨。

第二节　提升产业发展水平

发展专业医药园区，支持组建产业联盟或联合体，构建创新驱动、绿色低碳、智能高效的先进制造体系，提高产业集中度，增强中高端产品供给能力。大力发展医疗健康服务贸易，推动医药企业走出去和国际产业合作，提高国际竞争力。到2030年，具有自主知识产权新药和诊疗装备国际市场份额大幅提高，高端医疗设备市场国产化率大幅提高，实现医药工业中高速发展和向中高端迈进，跨入世界制药强国行列。推进医药流通行业转型升级，减少流通环节，提高流通市场集中度，形成一批跨国大型药品流通企业。

第七篇　健全支撑与保障

第二十一章　深化体制机制改革

第一节　把健康融入所有政策

加强各部门各行业的沟通协作，形成促进健康的合力。全面建立健康影响评价评估制度，系统评估各项经济社会发展规划和政策、重大工程项目对健康的影响，健全监督机制。畅通公众参与渠道，加强社会监督。

第二节　全面深化医药卫生体制改革

加快建立更加成熟定型的基本医疗卫生制度，维护公共医疗卫生的公益性，有效控制医药费用不合理增长，不断解决群众看病就医问题。推进政事分开、管办分开，理顺公立医疗卫生机构与政府的关系，建立现代公立医院管理制度。清晰划分中央和地方以及地方各级政府医药卫生管理事权，实施属地化和全行业管理。推进军队医院参加城市公立医院改革、纳入国家分级诊疗体系工作。健全卫生计生全行业综合监管体系。

第三节　完善健康筹资机制

健全政府健康领域相关投入机制,调整优化财政支出结构,加大健康领域投入力度,科学合理界定中央政府和地方政府支出责任,履行政府保障基本健康服务需求的责任。中央财政在安排相关转移支付时对经济欠发达地区予以倾斜,提高资金使用效益。建立结果导向的健康投入机制,开展健康投入绩效监测和评价。充分调动社会组织、企业等的积极性,形成多元筹资格局。鼓励金融等机构创新产品和服务,完善扶持措施。大力发展慈善事业,鼓励社会和个人捐赠与互助。

第四节　加快转变政府职能

进一步推进健康相关领域简政放权、放管结合、优化服务。继续深化药品、医疗机构等审批改革,规范医疗机构设置审批行为。推进健康相关部门依法行政,推进政务公开和信息公开。加强卫生计生、体育、食品药品等健康领域监管创新,加快构建事中和事后监管体系,全面推开"双随机、一公开"机制建设。推进综合监管,加强行业自律和诚信建设,鼓励行业协会商会发展,充分发挥社会力量在监管中的作用,促进公平竞争,推动健康相关行业科学发展,简化健康领域公共服务流程,优化政府服务,提高服务效率。

第二十二章　加强健康人力资源建设

第一节　加强健康人才培养培训

加强医教协同,建立完善医学人才培养供需平衡机制。改革医学教育制度,加快建成适应行业特点的院校教育、毕业后教育、继续教育三阶段有机衔接的医学人才培养培训体系。完善医学教育质量保障机制,建立与国际医学教育实质等效的医学专业认证制度。以全科医生为重点,加强基层人才队伍建设。完善住院医师与专科医师培养培训制度,建立公共卫生与临床医学复合型高层次人才培养机制。强化面向全员的继续医学教育制度。加大基层和偏远地区扶持力度。加强全科、儿科、产科、精神科、病理、护理、助产、康复、心理健康等急需紧缺专业人才培养培训。加强药师和中医药健康服务、卫生应急、卫生信息化复合人才队伍建设。加强高层次人才队伍建设,引进和培养一批具有国际领先水平的学科带头人。推进卫生管理人员专业化、职业化。调整优化适应健康服务产业发展的医学教育专业结构,加大养老护理员、康复治疗师、心理咨询师等健康人才培养培训力度。支持建立以国家健康医疗开放大学为基础、中国健康医疗教育慕课联盟为支撑的健康教育培训云平台,便捷医务人员终身教育。加强社会体育指导员队伍建设,到2030年,实现每千人拥有社会体育指导员2.3名。

第二节 创新人才使用评价激励机制

落实医疗卫生机构用人自主权,全面推行聘用制,形成能进能出的灵活用人机制。落实基层医务人员工资政策。创新医务人员使用、流动与服务提供模式,积极探索医师自由执业、医师个体与医疗机构签约服务或组建医生集团。建立符合医疗卫生行业特点的人事薪酬制度。对接国际通行模式,进一步优化和完善护理、助产、医疗辅助服务、医疗卫生技术等方面人员评价标准。创新人才评价机制,不将论文、外语、科研等作为基层卫生人才职称评审的硬性要求,健全符合全科医生岗位特点的人才评价机制。

第二十三章 推动健康科技创新

第一节 构建国家医学科技创新体系

大力加强国家临床医学研究中心和协同创新网络建设,进一步强化实验室、工程中心等科研基地能力建设,依托现有机构推进中医药临床研究基地和科研机构能力建设,完善医学研究科研基地布局。加强资源整合和数据交汇,统筹布局国家生物医学大数据、生物样本资源、实验动物资源等资源平台,建设心脑血管、肿瘤、老年病等临床医学数据示范中心。实施中国医学科学院医学与健康科技创新工程。加快生物医药和大健康产业基地建设,培育健康产业高新技术企业,打造一批医学研究和健康产业创新中心,促进医研企结合,推进医疗机构、科研院所、高等学校和企业等创新主体高效协同。加强医药成果转化推广平台建设,促进医学成果转化推广。建立更好的医学创新激励机制和以应用为导向的成果评价机制,进一步健全科研基地、生物安全、技术评估、医学研究标准与规范、医学伦理与科研诚信、知识产权等保障机制,加强科卫协同、军民融合、省部合作,有效提升基础前沿、关键共性、社会公益和战略高科技的研究水平。

第二节 推进医学科技进步

启动实施脑科学与类脑研究、健康保障等重大科技项目和重大工程,推进国家科技重大专项、国家重点研发计划重点专项等科技计划。发展组学技术、干细胞与再生医学、新型疫苗、生物治疗等医学前沿技术,加强慢病防控、精准医学、智慧医疗等关键技术突破,重点部署创新药物开发、医疗器械国产化、中医药现代化等任务,显著增强重大疾病防治和健康产业发展的科技支撑能力。力争到2030年,科技论文影响力和三方专利总量进入国际前列,进一步提高科技创新对医药工业增长贡献率和成果转化率。

第二十四章　建设健康信息化服务体系

第一节　完善人口健康信息服务体系建设

全面建成统一权威、互联互通的人口健康信息平台,规范和推动"互联网＋健康医疗"服务,创新互联网健康医疗服务模式,持续推进覆盖全生命周期的预防、治疗、康复和自主健康管理一体化的国民健康信息服务。实施健康中国云服务计划,全面建立远程医疗应用体系,发展智慧健康医疗便民惠民服务。建立人口健康信息化标准体系和安全保护机制。做好公民入伍前与退伍后个人电子健康档案军地之间接续共享。到2030年,实现国家省市县四级人口健康信息平台互通共享、规范应用,人人拥有规范化的电子健康档案和功能完备的健康卡,远程医疗覆盖省市县乡四级医疗卫生机构,全面实现人口健康信息规范管理和使用,满足个性化服务和精准化医疗的需求。

第二节　推进健康医疗大数据应用

加强健康医疗大数据应用体系建设,推进基于区域人口健康信息平台的医疗健康大数据开放共享、深度挖掘和广泛应用。消除数据壁垒,建立跨部门跨领域密切配合、统一归口的健康医疗数据共享机制,实现公共卫生、计划生育、医疗服务、医疗保障、药品供应、综合管理等应用信息系统数据采集、集成共享和业务协同。建立和完善全国健康医疗数据资源目录体系,全面深化健康医疗大数据在行业治理、临床和科研、公共卫生、教育培训等领域的应用,培育健康医疗大数据应用新业态。加强健康医疗大数据相关法规和标准体系建设,强化国家、区域人口健康信息工程技术能力,制定分级分类分域的数据应用政策规范,推进网络可信体系建设,注重内容安全、数据安全和技术安全,加强健康医疗数据安全保障和患者隐私保护。加强互联网健康服务监管。

第二十五章　加强健康法治建设

推动颁布并实施基本医疗卫生法、中医药法,修订实施药品管理法,加强重点领域法律法规的立法和修订工作,完善部门规章和地方政府规章,健全健康领域标准规范和指南体系。强化政府在医疗卫生、食品、药品、环境、体育等健康领域的监管职责,建立政府监管、行业自律和社会监督相结合的监督管理体制。加强健康领域监督执法体系和能力建设。

第二十六章　加强国际交流合作

实施中国全球卫生战略,全方位积极推进人口健康领域的国际合作。以双边合作机制为基础,创新合作模式,加强人文交流,促进我国和"一带一路"沿线国家卫生合作。加强南南合作，落实中非公共卫生合作计划，继续向发展中国家派遣医疗队员，重点加强包括妇幼保健在内的医疗援助，重点支持疾病预防控制体系建设。加强中医药国际交流与合作。充分利用国家高层战略对话机制，将卫生纳入大国外交议程。积极参与全球卫生治理，在相关国际标准、规范、指南等的研究、谈判与制定中发挥影响，提升健康领域国际影响力和制度性话语权。

第八篇　强化组织实施

第二十七章　加强组织领导

完善健康中国建设推进协调机制，统筹协调推进健康中国建设全局性工作，审议重大项目、重大政策、重大工程、重大问题和重要工作安排，加强战略谋划，指导部门、地方开展工作。

各地区各部门要将健康中国建设纳入重要议事日程，健全领导体制和工作机制，将健康中国建设列入经济社会发展规划，将主要健康指标纳入各级党委和政府考核指标，完善考核机制和问责制度，做好相关任务的实施落实工作。注重发挥工会、共青团、妇联、残联等群团组织以及其他社会组织的作用，充分发挥民主党派、工商联和无党派人士作用，最大限度凝聚全社会共识和力量。

第二十八章　营造良好社会氛围

大力宣传党和国家关于维护促进人民健康的重大战略思想和方针政策，宣传推进健康中国建设的重大意义、总体战略、目标任务和重大举措。加强正面宣传、舆论监督、科学引导和典型报道，增强社会对健康中国建设的普遍认知，形成全社会关心支持健康中国建设的良好社会氛围。

第二十九章　做好实施监测

制定实施五年规划等政策文件，对本规划纲要各项政策和措施进行细化完善，明确各个阶段所要实施的重大工程、重大项目和重大政策。建立常态化、经常化的督查考核机制，强化激励和问责。建立健全监测评价机制，制定规划纲要任务部门分工方案和监测评估方案，并对实施进度和效果进行年度监测和评估，适时对目标任务进行必要调整。充分尊重人民群众的首创精神，对各地在实施规划纲要中好的做法和有效经验，要及时总结，积极推广。

中国的中医药

2016 年 12 月

前言

人类在漫长发展进程中创造了丰富多彩的世界文明,中华文明是世界文明多样性、多元化的重要组成部分。中医药作为中华文明的杰出代表,是中国各族人民在几千年生产生活实践和与疾病作斗争中逐步形成并不断丰富发展的医学科学,不仅为中华民族繁衍昌盛作出了卓越贡献,也对世界文明进步产生了积极影响。

中医药在历史发展进程中,兼容并蓄、创新开放,形成了独特的生命观、健康观、疾病观、防治观,实现了自然科学与人文科学的融合和统一,蕴含了中华民族深邃的哲学思想。随着人们健康观念变化和医学模式转变,中医药越来越显示出独特价值。

新中国成立以来,中国高度重视和大力支持中医药发展。中医药与西医药优势互补,相互促进,共同维护和增进民众健康,已经成为中国特色医药卫生与健康事业的重要特征和显著优势。

一、中医药的历史发展

1. 中医药历史发展脉络

在远古时代,中华民族的祖先发现了一些动植物可以解除病痛,积累了一些用药知识。随着人类的进化,开始有目的地寻找防治疾病的药物和方法,所谓"神农尝百草""药食同源",就是当时的真实写照。夏代(约前2070—前1600)酒和商代(前1600—前1046)汤液的发明,为提高用药效果提供了帮助。进入西周时期(前1046—前771),开始有了食医、疾医、疡医、兽医的分工。春秋战国(前770—前221)时期,扁鹊总结前人经验,提出"望、闻、问、切"四诊合参的方法,奠定了中医临床诊断和治疗的基础。秦汉时期(前221—公元220)的中医典籍《黄帝内经》,系统论述了人的生理、病理、疾病以及"治未病"和疾病治疗的原则及方法,确立了中医学的思维模式,标志着从单纯的临床经验积累发展到了系统理论总结阶段,形成了中医药理论体系框架。东汉时期,张仲景的《伤寒杂病论》,提出了外感热病(包括瘟疫等传染病)的诊治原则和方法,论述了内伤杂病的病因、病证、诊法、治疗、预防等辨证规律和原则,确立了辨证论治的理论和方法体系。同时期的《神农本草经》,概括论述了君臣佐使、七情合和、四气五味等药物配伍和药性理论,对于合理处方、安全用药、提高疗效具有十分重要的指导作用,为中药学理论体系的形成与发展奠定了基础。东汉末年,华佗创制了麻醉剂"麻沸散",开创了麻醉药用于外科手术的先河。西晋时期(265—317),皇甫谧的《针灸甲乙经》,系统论述了有关脏腑、经络等理论,初步形成了经络、针灸理论。唐代(618—907),孙思邈提出的"大医精诚",体现了中医对医道精微、心怀至诚、言行诚谨的追求,是中华民族高尚的道德情操和卓越的文明智慧在中医药中的集中体现,是中医药文化的核心价值理念。明代(1368—1644),李时珍的《本草纲目》,在世界上首次对药用植物进行了科学分类,创新发展了中药学的理论和实践,是一部药物学和博物学巨著。清代(1644—1911),叶天士的《温热论》,提出了温病和时疫的防治原则及方法,形成了中医药防治瘟疫(传染病)的理论和实践体系。清代中期以来,特别是民国时期,随着西方医学的传入,一些学者开始探索中西医药学汇通、融合。

2. 中医药特点

在数千年的发展过程中,中医药不断吸收和融合各个时期先进的科学技术和人文思想,不断创新发展,理论体系日趋完善,技术方法更加丰富,形成了鲜明的特点。

第一,重视整体。中医认为人与自然、人与社会是一个相互联系、不可分割的统一体,人体内部也是一个有机的整体。重视自然环境和社会环境对健康与疾病的影响,认为精神与形体密不可分,强调生理和心理的协同关系,重视生理与心理在健康与疾病中的相互影响。

第二,注重"平"与"和"。中医强调和谐对健康具有重要作用,认为人的健康在于各脏腑功能和谐协调,情志表达适度中和,并能顺应不同环境的变化,其根本在于阴阳的动态平衡。疾病的发生,其根本是在内、外因素作用下,人的整体功能失去动态平衡。维护健康就是维护人的整体功能动态平衡,治疗疾病就是使失去动态平衡的整体功能恢复到协调与和谐状态。

第三,强调个体化。中医诊疗强调因人、因时、因地制宜,体现为"辨证论治"。"辨证",就是将四诊(望、闻、问、切)所采集的症状、体征等个体信息,通过分析、综合,判断为某种证候。"论治",就是根据辨证结果确定相应治疗方法。中医诊疗着眼于"病的人"而不仅是"人的病",着眼于调整致病因子作用于人体后整体功能失调的状态。

第四,突出"治未病"。中医"治未病"核心体现在"预防为主",重在"未病先防、既病防变、瘥后防复"。中医强调生活方式和健康有着密切关系,主张以养生为要务,认为可通过情志调摄、劳逸适度、膳食合理、起居有常等,也可根据不同体质或状态给予适当干预,以养神健体,培育正气,提高抗邪能力,从而达到保健和防病作用。

第五,使用简便。中医诊断主要由医生自主通过望、闻、问、切等方法收集患者资料,不依赖于各种复杂的仪器设备。中医干预既有药物,也有针灸、推拿、拔罐、刮痧等非药物疗法。许多非药物疗法不需要复杂器具,其所需器具(如小夹板、刮痧板、火罐等)往往可以就地取材,易于推广使用。

3. 中医药的历史贡献

中医药是中华优秀传统文化的重要组成部分和典型代表,强调"道法自然、天人合一","阴阳平衡、调和致中","以人为本、悬壶济世",体现了中华文化的内核。中医药还提倡"三因制宜、辨证论治","固本培元、壮筋续骨","大医精诚、仁心仁术",更丰富了中华文化内涵,为中华民族认识和改造世界提供了有益启迪。

中医药作为中华民族原创的医学科学,从宏观、系统、整体角度揭示人的健康和疾病的发生发展规律,体现了中华民族的认知方式,深深地融入民众的生产生活实践中,形成了独具特色的健康文化和实践,成为人们治病祛疾、强身健体、延年益寿的重要手段,维护着民众健康。从历史上看,中华民族屡经天灾、战乱和瘟疫,却能一次次转危为安,人口不断增加、文明得以传承,中医药作出了重大贡献。

中医药发祥于中华大地,在不断汲取世界文明成果、丰富发展自己的同时,也逐步传播到世界各地。早在秦汉时期,中医药就传播到周边国家,并对这些国家的传统医药产生重大影响。预防天花的种痘技术,在明清时代就传遍世界。《本草纲目》被翻译成多种文字广为流传,达尔文称之为"中国古代的百科全书"。针灸的神奇疗效引发全球持续的"针灸热"。抗疟药物"青蒿素"的发明,拯救了全球特别是发展中国家数百万人的生命。同时,乳香、没药等南药的广泛引进,丰富了中医药的治疗手段。

二、中国发展中医药的政策措施

中国高度重视中医药事业发展。新中国成立初期,把"团结中西医"作为三大卫生工作方针之一,确立了中医药应有的地位和作用。1978年,中共中央转发卫生部《关于认真贯彻党的中医政策,解决中医队伍后继乏人问题的报告》,并在人、财、物等方面给予大力支持,有力地推动了中医药事业发展。中华人民共和国宪法指出,发展现代医药和我国传统医药,保护人民健康。1986年,国务院成立相对独立的中医药管理部门。各省、自治区、直辖市也相继成立中医药管理机构,为中医药发展提供了组织保障。第七届全国人民代表大会第四次会议将"中西医并重"列为新时期中国卫生工作五大方针之一。2003年,国务院颁布实施《中华人民共和国中医药条例》;2009年,国务院颁布实施《关于扶持和促进中医药事业发展的若干意见》,逐步形成了相对完善的中医药政策体系。

中国共产党第十八次全国代表大会以来,党和政府把发展中医药摆上更加重要的位置,作出一系列重大决策部署。在全国卫生与健康大会上,习近平总书记强调,要"着力推动中医药振兴发展"。中国共产党第十八次全国代表大会和十八届五中全会提出"坚持中西医并重""扶持中医药和民族医药事业发展"。2015年,国务院常务会议通过《中医药法(草案)》,并提请全国人大常委会审议,为中医药事业发展提供良好的政策环境和法制保障。2016年,中共中央、国务院印发《"健康中国2030"规划纲要》,作为今后15年推进健康中国建设的行动纲领,提出了一系列振兴中医药发展、服务健康中国建设的任务和举措。国务院印发《中医药发展战略规划纲要(2016—2030年)》,把中医药发展上升为国家战略,对新时期推进中医药事业发展作出系统部署。这些决策部署,描绘了全面振兴中医药、加快医药卫生体制改革、构建中国特色医药卫生体系、推进健康中国建设的宏伟蓝图,中医药事业进入新的历史发展时期。

中国发展中医药的基本原则和主要措施:

坚持以人为本,实现中医药成果人民共享。中医药有很深的群众基础,文化理念易于为人民群众所接受。中医药工作以满足人民群众健康需求为出发点和落脚点,不断扩大中医医疗服务供给,提高基层中医药健康管理水平,推进中医药与社区服务、养老、旅游等融合发展,普及中医药健康知识,倡导健康的生产生活方式,增进人民群众健康福祉,保证人民群众享有安全、有效、方便的中医药服务。

坚持中西医并重,把中医药与西医药摆在同等重要的位置。坚持中医药与西医药在思想认识、法律地位、学术发展和实践应用上的平等地位,健全管理体制,加大财政投入,制定体现中医药自身特点的政策和法规体系,促进中、西医药协调发展,共同为维护和增进人民群众健康服务。

坚持中医与西医相互取长补短、发挥各自优势。坚持中西医相互学习,组织西医学习中医,在中医药高等院校开设现代医学课程,加强高层次中西医结合人才培养。中医医院在完善基本功能基础上,突出特色专科专病建设,推动综合医院、基层医疗卫生机构设置中医药科室,实施基本公共卫生服务中医药项目,促进中医药在基本医疗卫生服务中发挥重要作用。建立健全中医药参与突发公共事件医疗救治和重大传染病防治的机制,发挥中医药独特优势。

坚持继承与创新的辩证统一,既保持特色优势又积极利用现代科学技术。建立名老中医药专家学术思想和临床诊疗经验传承制度,系统挖掘整理中医古典医籍与民间医药知识和技术。建设符合中医药特点的科技创新体系,开展中医药基础理论、诊疗技术、疗效评价等系统研究,组织重大疑难疾病、重大传染病防治的联合攻关和对常见病、多发病、慢性病的中医药防治研究,推动中药新药和中医诊疗仪器、设备研制开发。

坚持统筹兼顾,推进中医药全面协调可持续发展。把中医药医疗、保健、科研、教育、产业、文化作为一个有机整体,统筹规划、协调发展。实施基层服务能力提升工程,健全中医医疗服务体系。实施"治未病"健康工程,发展中医药健康服务。开展国家中医临床研究基地建设,构建中医药防治重大疾病协同创新体系。实施中医药传承与创新人才工程,提升中医药人才队伍素质。推动中药全产业链绿色发展,大力发展非药物疗法。推动中医药产业升级,培育战略性新兴产业。开展"中医中药中国行"活动,弘扬中医药核心价值理念。

坚持政府扶持、各方参与,共同促进中医药事业发展。把中医药作为经济社会发展的重要内容,纳入相关规划、给予资金支持。强化中医药监督管理,实施中医执业医师、医疗机构和中成药准入制度,健全中医药服务和质量安全标准体系。制定优惠政策,充分发挥市场在资源配置中的决定性作用,积极营造平等参与、公平竞争的市场环境,不断激发中医药发展的潜力和活力。鼓励社会捐资支持中医药事业,推动社会力量开办中医药服务机构。

三、中医药的传承与发展

基本建立起覆盖城乡的中医医疗服务体系。在城市,形成以中医(民族医、中西医结合)医院、中医类门诊部和诊所以及综合医院中医类临床科室、社区卫生服务机构为主的城市中医医疗服务网络。在农村,形成由县级中医医院、综合医院(专科医院、妇幼保健院)中医临床科室、乡镇卫生院中医科和村卫生室为主的农村中医医疗服务网络,提供基本中医医疗预防保健服务。截至2015年年底,全国有中医类医院3 966所,其中民族医医院253所,中西医结合医院446所。中医类别执业(助理)医师45.2万人(含民族医医师、中西医结合医师)。中医类门诊部、诊所42 528个,其中民族医门诊部、诊所550个,中西医结合门诊部、诊所7 706个。2015年,全国中医类医疗卫生机构总诊疗人次达9.1亿,全国中医类医疗卫生机构出院人数2 691.5万人。中医药除在常见病、多发病、疑难杂症的防治中贡献力量外,在重大疫情防治和突发公共事件医疗救治中也发挥了重要作用。中医、中西医结合治疗传染性非典型肺炎,疗效得到世界卫生组织肯定。中医治疗甲型H1N1流感,取得良好效果,成果引起国际社会关注。同时,中医药在防治艾滋病、手足口病、人感染H7N9禽流感等传染病,以及四川汶川特大地震、甘肃舟曲特大泥石流等突发公共事件医疗救治中,都发挥了独特作用。

中医预防保健服务加快发展。推进中医预防保健服务体系建设,在二级以上中医医院设立"治未病"科室,在基层医疗卫生机构、妇幼保健机构、疗养院等开展"治未病"服务,社会中医养生保健机构发展迅速。推进中医药健康服务发展,开展中医药健康旅游、医养结合。中医药健康管理项目作为单独一类列入国家基本公共卫生服务项目,中医药在公共卫生服务中的潜力和优势正逐步释放,推动卫生发展模式从重疾病治疗向全面健康管理转变。

中医药在医药卫生体制改革中发挥重要作用。在深化医药卫生体制改革中,充分发挥中医药临床疗效确切、预防保健作用独特、治疗方式灵活、费用相对低廉的特色优势,放大了医改的惠民效果,丰富了中国特色基本医疗卫生制度的内涵。中医药以较低的投入,提供了与资源份额相比较高的服务份额,2009年至2015年,中医类医疗机构诊疗服务量占医疗服务总量由14.3%上升到15.7%。2015年,公立中医类医院比公立医院门诊次均费用低11.5%,住院人均费用低24%。

建立起独具特色的中医药人才培养体系。把人才培养作为中医药事业发展的根本,大力发展中医药教育,基本形成院校教育、毕业后教育、继续教育有机衔接,师承教育贯穿始终的中医药人才培养体系,初步建立社区、农村基层中医药实用型人才培养机制,实现从中高职、本科、硕士到博士的中医学、中药学、中西医结合、民族医药等多层次、多学科、多元化教育全覆盖。截至2015年年底,全国有高等中医药院校42所(其中独立设置的本科中医药院校25所),200余所高等西医药院校或非医药院校设置中医药专业,在校学生总数达75.2万人。实施中医药传承与创新人才工程,开展第五批全国名老中医药专家学术经验继承工作,建设了1 016个全国名老中医药专家传承工作室、200个全国基层名老中医药专家传承工作室,为64个中医学术流派建立传承工作室。开展全国优秀中医临床人才研修、中药特色技术传承骨干人才培训、乡村医生中医药知识技能培训等高层次和基层中医药人才培养项目。124名中医药传承博士后正在出站考核。探索建立引导优秀人才脱颖而出的褒奖机制,开展了两届国医大师评选,60位从事中医药、民族医药工作的老专家获得"国医大师"荣誉称号。

中医药科学研究取得积极进展。组织开展16个国家级中医临床研究基地建设及中医药防治传染病和慢性非传染性疾病临床科研体系建设,建立了涵盖中医药各学科领域的重点研究室和科研实验室,建设了一批国家工程(技术)研究中心、工程实验室,形成了以独立中医药科研机构、中医药大学、省级以上中医医院为研究主体,综合性大学、综合医院、中药企业等参与的中医药科技创新体系。近年来,有45项中医药科研成果获得国家科技奖励,其中科技进步一等奖5项。屠呦呦因发现"青蒿素——一种用于治疗疟疾的药物",荣获2011年美国拉斯克临床医学奖和2015年诺贝尔生理学或医学奖。因将传统中药的砷剂与西药结合治疗急性早幼粒细胞白血病的疗效明显提高,王振义、陈竺获得第七届圣捷尔吉癌症研究创新成就奖。开展中药资源普查试点工作,并初步建成由1个中心平台、28个省级中心、65个监测站组成的中药资源动态监测信息和技术服务体系,以及16个中药材种子种苗繁育基地和2个种质资源库。组织开展民族医药文献整理与适宜技术筛选推广工作,涉及150部重要民族医药文献、140项适宜技术。这些科研成果的转化应用,为提高临床疗效、保障中药质量、促进中药产业健康发展提供了支撑。

中药产业快速发展。颁布实施一系列加强野生中药资源保护的法律法规,建立一批国家级或地方性的自然保护区,开展珍稀濒危中药资源保护研究,部分紧缺或濒危资源已实现人工生产或野生抚育。基本建立了以中医药理论为指导、突出中医药特色、强调临床实践基础、鼓励创新的中药注册管理制度。目前,国产中药民族药约有6万个药品批准文号。全国有2 088家通过药品生产质量管理规范(GMP)认证的制药企业生产中成药,中药已从丸、散、膏、丹等传统剂型,发展到现在的滴丸、片剂、膜剂、胶囊等40多种剂型,中药产品生产工艺水平有了很大提高,基本建立了以药材生产为基础、工业为主体、商业为纽带的现代中药产业体系。2015年中药工业总产值7 866亿元,占医药产业规模的

28.55%，成为新的经济增长点；中药材种植成为农村产业结构调整、生态环境改善、农民增收的重要举措；中药产品贸易额保持较快增长，2015年中药出口额达37.2亿美元，显示出巨大的海外市场发展潜力。中药产业逐渐成为国民经济与社会发展中具有独特优势和广阔市场前景的战略性产业。

中医药文化建设迈出新步伐。中国政府重视和保护中医药的文化价值，积极推进中医药传统文化传承体系建设，已有130个中医药类项目列入国家级非物质文化遗产代表性项目名录，"中医针灸"列入联合国教科文组织人类非物质文化遗产代表作名录，《黄帝内经》和《本草纲目》入选世界记忆名录。加强中医药健康知识的宣传普及，持续开展"中医中药中国行"大型科普活动，利用各种媒介和中医药文化宣传教育基地，向公众讲授中医药养生保健、防病治病的基本知识和技能，全社会利用中医药进行自我保健的意识和能力不断增强，促进了公众健康素养提高。

中医药标准化工作取得积极进展。制定实施《中医药标准化中长期发展规划纲要(2011—2020年)》，中医药标准体系初步形成，标准数量达649项，年平均增长率29%。中医、针灸、中药、中西医结合、中药材种子种苗5个全国标准化技术委员会及广东、上海、甘肃等地方中医药标准化技术委员会相继成立。42家中医药标准研究推广基地建设稳步推进，常见病中医诊疗指南和针灸治疗指南临床应用良好。民族医药标准化工作不断推进，常见病诊疗指南的研制有序开展，14项维医诊疗指南和疗效评价标准率先发布，首个地方藏医药标准化技术委员会在西藏自治区成立，民族医药机构和人员的标准化工作能力不断提高。

四、中医药国际交流与合作

推动中医药全球发展。中医药已传播到183个国家和地区。据世界卫生组织统计，目前103个会员国认可使用针灸，其中29个设立了传统医学的法律法规，18个将针灸纳入医疗保险体系。中药逐步进入国际医药体系，已在俄罗斯、古巴、越南、新加坡和阿联酋等国以药品形式注册。有30多个国家和地区开办了数百所中医药院校，培养本土化中医药人才。总部设在中国的世界针灸学会联合会有53个国家和地区的194个会员团体，世界中医药学会联合会有67个国家和地区的251个会员团体。中医药已成为中国与东盟、欧盟、非洲、中东欧等地区和组织卫生经贸合作的重要内容，成为中国与世界各国开展人文交流、促进东西方文明交流互鉴的重要内容，成为中国与各国共同维护世界和平、增进人类福祉、建设人类命运共同体的重要载体。

支持国际传统医药发展。中国政府致力于推动国际传统医药发展，与世界卫生组织保持密切合作，为全球传统医学发展作出贡献。中国总结和贡献发展中医药的实践经验，为世界卫生组织于2008年在中国北京成功举办首届传统医学大会并形成《北京宣言》发挥了重要作用。在中国政府的倡议下，第62届、67届世界卫生大会两次通过《传统医学决议》，并敦促成员国实施《世卫组织传统医学战略（2014—2023年）》。目前，中国政府与相关国家和国际组织签订中医药合作协议86个，中国政府已经支持在海外建立了10个中医药中心。

促进国际中医药规范管理。为促进中医药在全球范围内的规范发展，保障安全、有效、合理应用，中国推动在国际标准化组织（ISO）成立中医药技术委员会（ISO/TC249），秘书处设在中国上海，目前已发布一批中医药国际标准。在中国推动下，世界卫生组织将以中医药为主体的传统医学纳入新版国际疾病分类（ICD-11）。积极推动传统药监督管理国际交流与合作，保障传统药安全有效。

开展中医药对外援助。中国在致力于自身发展的同时，坚持向发展中国家提供力所能及的援助，承担相应国际义务。目前，中国已向亚洲、非洲、拉丁美洲的70多个国家派遣了医疗队，基本上每个医疗队中都有中医药人员，约占医务人员总数的10%。在非洲国家启动建设中国中医中心，在科威特、阿尔及利亚、突尼斯、摩洛哥、马耳他、纳米比亚等国家还设有专门的中医医疗队（点）。截至目前，中国政府在海外支持建立了10个中医药中心。近年来，中国加强在发展中国家特别是非洲国家开展艾滋病、疟疾等疾病防治，先后派出中医技术人员400余名，分赴坦桑尼亚、科摩罗、印度尼西亚等40多个国家。援外医疗队采用中药、针灸、推拿以及中西医结合方法治疗了不少疑难重症，挽救了许多垂危病人的生命，得到受援国政府和人民的充分肯定。

结束语

当前，中国经济发展进入新的历史时期，中医药在经济社会发展中的地位和作用愈加重要，已成为独特的卫生资源、潜力巨大的经济资源、具有原创优势的科技资源、优秀的文化资源和重要的生态资源。中医药振兴发展迎来了天时、地利、人和的历史性机遇。

中国将学习借鉴各种现代文明成果，坚持古为今用，推进中医药现代化，切实把中医药继承好、发展好、利用好，努力实现中医药健康养生文化的创造性转化、创新性发展，使之与现代健康理念相融相通，服务于人民健康，服务于健康中国建设。到2020年，实现人人基本享有中医药服务；到2030年，中医药服务领域实现全覆盖。同时,积极推动中医药走向世界,促进中医药等传统医学与现代科学技术的有机结合,探索医疗卫生保健的新模式,服务于世界人民的健康福祉,开创人类社会更加美好的未来,为世界文明发展作出更大贡献。

(国务院新闻办)

中医药文化建设"十三五"规划

2016年12月19日

"十三五"时期是我国全面建成小康社会的决胜时期,也是加快文化改革发展,推动物质文明和精神文明协调发展,建设社会主义文化强国、健康中国,实现中华民族伟大复兴的关键时期。为进一步繁荣发展中医药文化,提升中医药文化的凝聚力、影响力和竞争力,发挥中医药文化对事业发展的引领作用,推动中医药全面协调可持续发展,根据《中华人民共和国国民经济和社会发展第十三个五年规划纲要》《中共中央关于繁荣发展社会主义文艺的意见》《"健康中国2030"规划纲要》《中医药发展战略规划纲要(2016—2030年)》《中医药发展"十三五"规划》等,制定本规划。

一、规划背景

当今世界,文化在经济社会发展中的引领作用日益凸显,在树立国家形象、增进国与国之间深层次理解与认同的作用日益突出。中医药是中华优秀传统文化的瑰宝,是打开中华文明宝库的钥匙。繁荣发展中医药文化,对于推进中国特色健康文化建设,提升人民群众健康文化素养,构建中华优秀传统文化传承体系,推动我国与"一带一路"沿线国家的人文交流与民心相通等方面具有重要意义。

"十二五"期间,中医药文化建设与事业发展一道步入了快车道。深入开展"中医中药中国行"大型中医药科普宣传活动,推动中医药进乡村、进社区、进家庭,中医药科普率达到84.02%,打造了中医药文化建设的品牌。中医药文化传播内容不断丰富,发布《中国公民中医养生保健素养》《健康教育中医药基本内容》等中医药科普知识标准文本,编辑制作图书、音像、影视、动漫等中医药文化科普作品1 500余种。中医药文化传播体系框架初步形成,传播途径更加丰富,建有50个国家级、270余个省级中医药文化宣传教育基地,收藏展出中医药文物和中医药实物10万余件。开通国家中医药管理局官方科普微信"中国中医"。积极利用广播、电视、图书及移动互联网等多种大众媒体开展中医药养生保健知识的传播,中医药文化推广呈现井喷式增长。中医药文化传播人才队伍不断壮大,形成了广覆盖、多层次的专家队伍。

"十三五"时期,中医药文化建设面临难得的机遇,迎来了"天时、地利、人和"的大好时机。党中央、国务院高度重视我国的文化繁荣发展,积极推进社会主义文化强国建设,明确提出要建设优秀传统文化传承传播体系,推动中医药健康养生文化的创造性转化和创新性发展,为中医药文化建设提供了根本遵循。健康中国建设,迫切需要推动中国特色健康文化的建设,培育健康生活方式,必将进一步激发和释放人民群众对中医药健康养生文化的需求,为中医药文化建设奠定更加坚实的群众基础。新媒体快速发展,新旧媒体融合发展,不仅丰富了中医药文化传播的平台和途径,也为增强中医药文化体验感提供了技术支撑。"一带一路"战略的实施,使代表中华文化软实力的中医药有了更加广阔的发展空间。同时,也要清醒地看到,中医药文化建设与事业发展的要求还有较大差距,中医药文化内涵挖掘不够,与现代理念相结合创造性转化、创新性发展不足;中医药文化公共设施建设相对迟缓,中医药文化产品还不够丰富、质量亟需提高;中医药文化传播手段还不够丰富,人才队伍明显不足、能力有待提高,内容还需进一步规范,需不断提高人民群众对中医药文化的获得感。

当前中医药文化建设处于难得的发展机遇期,必须准确把握发展机遇期内涵和条件的深刻变化,增强忧患意识、责任意识,坚持社会主义先进文化前进方向,坚持目标导向、问题导向,深化改革,增强动力,推动中医药文化繁荣发展。

二、指导思想、基本原则与总体目标

(一)指导思想

高举中国特色社会主义伟大旗帜,全面贯彻党的十八大和十八届三中、四中、五中全会精神,以马克思列宁主义、毛泽东思想、邓小平理论、"三个代表"重要思想、科学发展观为指导,深入学习贯彻习近平总书记系列重要讲话精神,紧紧围绕"五位一体"总体布局和"四个全面"战略布局,以"创新、协调、绿色、开放、共享"五大发展理念为引领,坚持社会主义先进文化前进方向,以满足人民精神文化和健康需求为出发点和落脚点,推动中医药文化创造性转化和创新性发展,为传承中华优秀传统文化,打造中国特色健康文化,提升国家文化软实力,树立文化自信,建设文化强国、健康中国做出应有的贡献。

(二)基本原则

——坚持以人为本、面向大众。满足人民群众对中医药的需求,让中医药文化发展成果惠及全社会。

——坚持围绕中心、服务全局。发挥文化对医疗、保健、教育、科研、产业、对外交流与合作的引领作用,促进中医药事业全面协调可持续发展。

——坚持继承创新、科学发展。遵循中医药学自身发展规律,突出原创性、保持民族性、体现时代性,加快中医药文化发展步伐。

——坚持因地制宜、突出重点。结合实际,有效利用区域文化资源,发挥特色优势,充分体现各地区各领域文化特点。

——坚持统筹兼顾、全面推进。统筹中医药文化事业与产业发展,促进中医药文化的创新与转化,推动中医药文化在世界范围内丰富和发展。

(三)总体目标

到"十三五"末,在全社会形成中医药文化是中国优秀文化代表的普遍共识,传承与弘扬中医药文化的社会氛围更加浓厚;中医药行业文化建设基础更为坚实,行业文化自信明显增强;中医药健康养生文化得到广泛、有序传播,并形成对公众健康生活方式的普遍指导;中医药文化产业快速发展,中医药文化创新成果显著增多。全国中医药健康文化知识普及率明显提高,中国公民中医药健康文化素养水平较"十三五"初期提升10%。

三、重点任务

(一)挖掘中医药文化内涵

1. 深化中医药文化研究阐释。深入研究中医药文化的历史渊源、发展脉络、基本走向,梳理凝练中医药文化体系框架和基本内容,阐释中医药文化的价值理念、鲜明特色以及与中国传统文化的关系。

2. 构建中医药核心价值体系。丰富中医药核心价值观的文化内涵,坚持以中医药核心价值观引领典籍整理、学术研究、文化活动、健康文化教育、礼仪规范等。

3. 梳理中医药健康养生文化内涵。

加强中医药健康养生理念和方法研究,梳理中医药健康养生文化的理论框架、实践体系、内涵外延及传播路径和模式。

专栏1

01 中医药健康文化内涵研究

总结中华民族对生命、健康和疾病的认识与理解,研究提出中医药健康文化内涵。组织开展《中国公民中医药健康文化素养》《中医药健康教育基本内容》修订及释义本编写工作,广泛传播健康的生活方式和理念。

02　中医药健康养生文化创造性转化、创新性发展研究

开展中医药健康养生文化转化、传播、创新方面的现状调查,总结经验,融合现代健康理念,提出实现中医药健康养生文化创造性转化、创新性发展的路径和举措。

(二)构建中医药文化传承体系

1. 系统梳理中医药文化资源。推动濒危中医药文物抢救保护,分类廓清中医药文化资源状况,建立中医药文化资源数据库。建立中医药文化资源抢救性和预防性保护并重的保护措施,依托中华文化传承工程,推动中医药文化数字化保存。

2. 推动中医药机构文化建设。加强中医药医疗、保健、教育、科研、产业、文化等机构文化建设,促进形成行业及社会共识的中医药文化标识,把中医药文化建设与临床实践、人才培养、科技创新、产品研发、基础建设等业务工作结合,提升中医药工作者的文化底蕴,弘扬大医精诚的职业道德。

3. 加强中医药非物质文化遗产保护。加强中医药非物质文化遗产保护,对濒危的中医药非物质文化遗产项目和中医药代表性传承人实施抢救性保护,对具有一定市场前景的中医药非物质文化遗产项目实施生产性保护,对中医药非物质文化遗产集聚区实施整体性保护。

4. 推动中医药文化进校园。针对不同年龄段学生特点,研究设计适宜的中医药文化教学内容,建立课堂教育与课外活动相衔接的教学方法,开展中医药健康养生文化的普及,提升青少年中医药健康文化素养,培养健康生活方式,发挥学生校园教育在家庭中的积极影响。

专栏2

01　中医药文化资源数字化项目

依托全国文化信息资源共享工程,加强对中医药文化资源的管理、研究与利用,建设"中医药文化素材库",实现中医药文化资源的数字化保存。

02　中医医院中医药文化建设项目

在全国二级以上中医医院选择300家,从核心价值、行为规范、环境形象三

个体系开展中医医院中医药文化建设,提升中医医院中医药文化核心竞争力。

03 中医药非物质文化遗产保护项目

推动20—30个中医药项目列入国家级非物质文化遗产名录,积极推动1—2个中医药项目列入"人类非物质文化遗产代表作名录"或"世界记忆名录"。

(三)打造中医药文化传播平台

1. 夯实中医药文化传播基础设施。研究设计中医药健康文化知识角宣传展示内容,依托科普基础设施工程,制作中医药健康知识展板、阅报栏、宣传墙、漫画,向城乡居民宣传普及中医药健康文化。

2. 开展中医药健康文化传播活动。推进中医药健康文化知识进基层,使百姓掌握基本的中医药知识和简便易行的中医药养生保健方法,提高自我保健和防病调养的能力,养成具有中国特色的健康生活方式,提升民众中医药健康文化素养。

3. 丰富中医药文化传播手段。充分发挥报刊、广播、电视、网络等媒体的作用,建设中医药健康文化网站、栏目或频道,传播中医药健康文化知识。开通中医药健康文化微信、微博,运用手机等移动终端新技术,打造中医药文化传播新媒体。

4. 加强中医药文化对外传播与交流。加强与外国政府、国际组织和海外知名文化传播机构的交流与合作,建立多渠道、多层次、多形式的中医药文化国际传播体系,丰富中医药海外传播内容,提高中医药文化国际影响力。

专栏3

01 中医药健康文化知识角建设项目

在乡镇、社区等基层单位以及基层医疗卫生机构中医综合服务区(中医馆、国医堂)建设中医药健康文化知识角,通过中医药健康知识展板、宣传墙、漫画等的形式,开展中医药健康教育。

02 中医中药中国行——中医药健康文化推进行动

联合相关部委开展"中医中药中国行——中医药健康文化推进行动",组织义诊咨询、知识大赛、科普巡讲等中医药健康知识普及活动,全国每年组织不少于300场。

03 中医药文化传播新媒体建设项目

建设覆盖电视媒体、网络媒体、移动终端、平面媒体等中医药文化传播平台，推动各省建设1种以上的官方中医药文化传播客户端。

04 中医药文化海外传播工程

制定中医药名词术语翻译标准，编制一批高质量的中医药文化宣传外文读本、多语种教材和音像材料。联合有关部门，支持在海外建设一批中医药中心，推动中医药文化。

（四）推动中医药健康养生文化转化创新

1. 中医药文化作品创作推广。组织创作一批富有艺术魅力、体现价值追求的中医药文化精品，制作推出一批科学准确、通俗易懂、贴近生活中医药科普作品，将中医药健康养生文化内涵转化为便于民众理解、掌握和应用的中医养生方法。

2. 建设中医药健康养生文化转化传播平台。进一步提升丰富中医药文化宣传教育基地内涵，遴选推出一批集中医药健康养生文化展示、体验、传播于一身的中医药健康养生文化体验基地，打造中医药健康养生文化转化传播平台。

3. 推动中医药健康养生文化跨界融合创新。积极探索中医药健康养生文化与旅游、养老、保健、休闲、娱乐、互联网等融合，推动中医药健康养生文化内涵与表现形式的发展和创新，推动其融入现代生活。

专栏4

01 中医药健康文化精品项目

创作并推出2—3部全面展现中医药文化内涵的大型精品纪录片，3—5部体现中医药文化元素的动漫影视优秀作品，1部具有较大影响力的中医药形象宣传片。

02 建设中医药健康养生文化体验场馆

遴选推出融健康养生知识、养生保健体验、休闲娱乐于一体的中医药健康养生文化体验场馆。建设70个中医药文化宣传教育基地，遴选30个中医药健康养生文化转化传播示范基地。推动国家中医药博物馆和省级中医药博物馆建设。

(五)完善中医药文化建设机制

1. 建立健全中医药健康文化素养监测机制。开展中国公民中医药健康文化素养调查,形成常规性全国中医药健康文化普及率及健康文化素养监测制度。

2. 建立健全中医药文化传播人才培养机制。造就一批中医药文化传播高层次领军人才,培育一批中医药文化传播专门人才,培养一批中医药文化传播管理人员,建立一支适应中医药文化发展需求的人才队伍。

3. 建立健全中医药文化传播激励和约束机制。探索建立中医药文化传播人才激励机制,促进中医药从业人员开展中医药文化知识宣传普及。规范中医药健康文化的传播,引导公众正确认识中医药。遵循传播规律,不断提升中医药文化传播工作水平。

专栏 5

01 全国中医药健康文化素养调查项目

在全国范围内开展中医药健康文化素养调查,按照城乡分层原则随机抽取336个调查点,完成入户调查。掌握全国乡村、社区、家庭中医药健康文化知识普及情况基础信息和全国中医药健康文化素养水平,为中医药健康文化的推广提供数据支撑。

02 中医药文化人才培养项目

遴选造就中医药文化传播高层次领军人才30名,培育中医药文化传播人才2 000名,建立起一支符合中医药文化发展需求的人才队伍。

03 中医药健康文化传播规范研究

研究建立中医药健康文化与养生知识传播标准,遏制不正确、不规范中医药健康信息在社会上的扩散,提高公众中医药信息选择能力。

四、保障措施

(一)加强组织,提高认识

从中医药发展总体布局的战略高度,充分认识中医药文化建设的重大意义,加强宏观指导,加强组织领导。

(二)统筹协调,多方协作

形成推动中医药文化建设的强大合力,建立政府主导、部门协作、专家把关、社会动员、全民参与的工作机制,跨部门联合确保各项工作有序开展。

(三) 加大投入,保障经费

加大政府和社会投入,形成多渠道投入机制,为中医药文化建设工作提供资金保障。各有关单位和地方各级中医药管理部门要根据规划任务,按照国家预算管理的规定和现行资金渠道,统筹考虑和落实所需经费。鼓励社会捐赠,充分发挥市场作用,广辟资金投入渠道。

(四) 及时总结,系统评估

将落实中医药文化建设规划的好做法、好经验、好成果及时总结宣传,使中医药更好地惠及民生。各省(区、市)中医药管理部门要定期报告中医药文化建设规划落实情况。

中医药人才发展"十三五"规划

2016年12月22日

中医药人才是中医药事业发展的基础和保障,也是中医药传承与创新的第一资源。近年来,特别是《国务院关于扶持和促进中医药事业发展的若干意见》颁布实施以来,中医药人才发展取得了显著成绩,中医药人才队伍的规模和素质得到较快发展,中医药人才培养工作不断推进,中医药人才发展环境不断优化,中医药服务体系得到了进一步加强和完善。

为了更好实施人才强国战略,促进中医药人才队伍的发展壮大和整体素质的提高,根据《国家中长期人才发展规划纲要(2010—2020年)》《中医药发展战略规划纲要(2016—2030年)》《中医药健康服务发展规划(2015—2020年)》《医药卫生中长期人才发展规划(2011—2020年)》等文件的总体要求,特制定本规划。

一、规划背景

"十二五"期间,中医药人才工作以改革机制、提升内涵为重点,加快推进符合中医药特点的人才队伍建设。中医药人才规模和素质得到较快提升。每万人口卫生机构中医执业(助理)医师数2015年达到3.35人,全国96.93%的社区卫生服务中心、92.97%的乡镇卫生院、80.97%的社区卫生服务站和60.28%的村卫生室能够提供中医药服务。确定208个中医住院医师规范化培训基地、526个中医类别全科医生规范化培养基地、54个国家中医药优势特色教育培训基地和352个中医药继续教育基地,培养578名中医护理骨干人才、10 334名县级中医临床技术骨干,对11 720名乡村医生开展中医药知识与技能培训,支持3万余名基层中医药人员接受全科岗位或转岗培训、2万余名中医住院医师或中医专业硕士研究生接受中医住院医师规范化培训。中医药继续教育覆盖面不断扩大,县级以上中医药机构实现全覆盖,中医药继续教育内容涵盖所有中医药二级学科,中医药专业技术人员参加中医药继续教育获得学分的平均达标率达到87%。近五年,实施5 159项国家级中医药继续教育项目,接受国家继续教育项目培训的各级各类中医药专业技术人员近50万人次。多层次多类型的中医药师承教育模式初步建立。广泛开展了师承教育与院校教育相结合的人才培养,推进以师承教育为主要传承模式的中医药人才培养项目,积极推进中医药传承人才培养。评选表彰了第二批国医大师30名，建立国医大师传承工作室60个。开展全国老中医药专家学术经验继承工作，培养1 476名继承人。建设全国名老中医药专家传承工作室956个、中医学术流派传承工作室64个、基层名老中医药专家传承工作室200个，培养了511名全国优秀中医临床人才、630名中药特色技术传承人才。医教协同深化中医药教育改革初显成效。加快推进中医药教育综合改革，42所高校开展了卓越医生（中医）教育培养计划改革试点。建设794个中医药重点学科，培养了2 300余名中医药学科（后备）带头人。规范医学类专业办学，独立设置"中医"专业学位，在高职专业目录新增设中医康复保健、中医健康管理等中医药健康服务类专业或方向。

随着国家医药卫生体制改革的不断深入，以及健康服务需求的快速增长，中医药人才发展面临着新的机遇和挑战，中医药人才工作也还存在一些亟待解决的问题：中医药人才队伍规模数量和服务领域有待提升，结构层次有待优化，高层次及基层中医药人才匮乏，符合高水平创新创业要求的人才群体有待大力培育；中医药教育资源和空间有待进一步拓展，人才培养的开放协同效应有待提高，终身教育体系有待进一步完善；制约中医药人才多元化发展的体制机制障碍有待突破，政策环境有待进一步优化，中医药人才队伍的培育、使用和评价机制有待进一步健全。

二、指导思想、基本原则和发展目标

（一）指导思想。

以邓小平理论、"三个代表"重要思想、科学发展观为指导，全面贯彻落实党的十八大和十八届三中、四中、五中、六中全会精神和习近平总书记系列重要讲话精神，围绕深化医药卫生体制改革和中医药健康服务发展的总体要求，重视并发挥人才资源对中医药事业发展的基础性、战略性、决定性作用，牢固树立科学人才观，深入实施人才优先发展战略，以建立符合中医药医疗、保健、教育、科研、产业、文化及对外交流与合作全面协调发展要求的中医药人才队伍为目标，以加强领军人才、紧缺人才、特色人才、基层人才培养为重点，以改革中医药人才培养和评价政策机制为关键，统筹推进中医药人才队伍建设工作，为打造健康中国、全面建成小康社会以及满足国家经济社会发展、人民群众健康需求提供坚实的人才保障。

（二）基本原则。

——需求导向，多元发展。以满足人民群众健康服务需求为导向，拓展人才服务领域,优化人才结构布局,多途径、分阶段推进各级各类中医药人才培养,构建中医药人才多元化发展格局。重点培养中医药高层次、高技能人才,优先发展基层中医药人才。

——继承创新,提升素质。遵循中医药人才成长规律,围绕中医药五大资源功能发挥,坚持继承与创新并举,弘扬中医药文化与提高职业胜任力相结合,培育敬德修业职业精神与提高学术水平相结合,全面提升中医药人才队伍的综合素质。

——完善制度,创新机制。坚持以人为本,扎实推进中医药人才发展环境的优化工作。注重医教协同、科教融合的发展模式,强化系统提升、精培重用的培养理念,不断完善中医药人才的服务保障体系,激励中医药优秀人才脱颖而出。

(三)发展目标。

到2020年,培养凝聚一批学术领先、医术精湛、医德高尚的中医药人才,人才数量规模稳步增长,结构、布局更加合理;中医药人才培养体系得到健全和完善;中医药人才发展的政策机制和法制环境得到优化;符合中医药特点、有利于中医药人才成长和发挥作用的制度环境和社会氛围基本形成,人才在推动中医药事业发展中的保障和支持作用更加明显。

——中医药人才数量规模稳步增长。中医药人员增量占卫生人员增量的15%,中医药专业技术人员总量达到89.33万人;卫生机构中医类别执业(助理)医师达到69.48万人,每千人口卫生机构中医类别执业(助理)医师达到0.4人。中医药健康服务相关人才数量稳步增长,基本满足中医药健康服务需求。

——中医药人才结构进一步优化。中医类别全科医生占全科医生总量的20%,基本实现城乡每万名居民有0.4—0.6名合格的中医类别全科医生。各级、各类中医药人才的学历职称、专业结构、地区分布、城乡分布更加合理。

——中医药人才培养体系得到健全和完善。基本建成院校教育、毕业后教育、继续教育三阶段有机衔接、师承教育贯穿始终的中医药人才终身教育体系。新进医疗岗位的本科及以上学历中医临床医师接受中医住院医师规范化培训的比例达到100%;布局合理、满足各级各类中医药专业技术人员培训需求的继续教育网络基本健全,中医药专业技术人员接受继续教育获得学分达标率达到90%;中医药师承教育培养体系基本建立,中医医疗机构开展师承教育比例达到100%。

——中医药人才发展的政策机制和法制环境得到优化。逐步建立符合中医药服务不同岗位要求的中医药人才标准;完善体现中医药人才特点的评价体系、促进人才成长发展的激励机制;健全中医药人才向基层、中西部地区流动的政策体系;形成"配置优化、评价导向、激励引领、人尽其用"的保障机制和"人人渴望成才、人人努力成才、人人皆可成才、人人尽展其才"的社会氛围。

三、主要任务

(一)推进中医药教育综合改革。

1. 改革中医药院校教育。着力推进中医药院校教育与中医药事业发展的有机结合,积极开展突出中医药特色、传承与创新并举的中医药教育教学改革试点。实施卓越医生(中医)教育培养计划,深化五年制、"5+3"一体化、九年制中医学教育改革和面向农村与社区需要的中医类别全科医生培养模式改革,建立院校教育与毕业后教育相衔接的中医临床人才培养体系。推进中医药院校教育综合改革试点,以加强中医药文化教育、临床教学基地和师资队伍建设、教育质量监测与评价体系建设为重点,着力提升中医药院校教育质量。

2. 健全中医药毕业后教育体系。全面实施中医住院医师规范化培训,健全中医住院医师规范化培训政策规定和管理机制,加强培训基地建设和师资队伍建设,注重中医临床思维培养,强化过程管理和培训考核,开展督导评估,培养中医理论功底扎实、中医临床技能突出的合格中医住院医师。试点开展中医医师专科规范化培训,科学设定培训专科,制订完善相关配套文件,充分发挥名老中医药专家作用,探索中医医师专科规范化培训与中医师承教育有机融合的培养模式,培养中医思维稳固、传承创新能力较强的中医临床拔尖创新人才。

3. 全面推进中医药继续教育。建立健全中医药继续教育体系和制度,建立各级中医药专业技术人员岗位培训标准,针对中医药专业技术岗位服务能力需求,实施针对性的培训。深化中医药继续教育内涵建设,开展全员职业综合素质教育,设立中医药继续教育必修项目,提高实效性和系统性。逐步建立国家级中医药继续教育网络平台和中医药精品课件资源库,促进中医药继续教育信息化建设。加大中医药机构非中医药专业人员的中医药知识技能培训力度,探索建立中医药知识技能培训与岗位聘任等相衔接的培训机制,提高非中医药专业人员学习掌握中医药知识技能的主动性和积极性。

4. 强化中医药师承教育。建立中医药师承教育体系,将师承教育与院校教育、毕业后教育和继续教育相结合并贯穿中医药人才发展全过程。研究制定师承教育管理、考核、评价与保障等政策措施,实现师承教育常态化和制度化。鼓励中医药院校、医疗机构发展师承教育,建立学术精湛、结构合理、相对稳定、适应多层次中医药人才培养需求的师承教育指导老师队伍,构建完善国医大师、名中医药专家、基层传承工作室人才培养体系,加强传承工作室建设,吸引、鼓励名老中医药专家和长期服务基层的中医药专家通过师承模式培养多层次的中医药骨干人才。规范传统医学师承和确有专长人员开展师承教育,确保师承教育质量。

专栏1 中医药人才培养平台建设专项

01 中医药传承与创新人才培养基地建设项目

依托现有中医药机构,改扩建1所国家中医药人才培训中心,重点围绕中医药重大、优势、前沿领域,开展中医药创新人才、骨干师资、复合型人才、管理人才等高层次人才培养。

支持建设31个国家中医药传承与创新人才培养基地,涵盖中医药师承、科技创新等领域,重点实施中医药传承与创新人才培养。

鼓励各省根据本省实际需求,建设一批省级、地市级中医药人才培训基地,重点实施区域中医药人才培养。

02 中医药教育信息化建设项目

发挥现代信息技术在课堂教学、继续教育中的渗透作用,形成中医药开放式合作教育平台。到2020年,建设30个基层中医药人才网络培训和进修示范中心。

(二)加强中医医疗服务人才培养。

5. 推进中医医师规范化培训。以岗位需求为基础,统筹兼顾毕业生数量和培训能力,合理确定中医住院医师规范化培训规模。加强培训基地评估工作,择优遴选创建一批示范基地,发挥典型带动作用,形成数量适宜、布局合理的培训基地网络。加强师资队伍建设和培训能力建设,遴选建设一批中医住院医师规范化师资培训基地,不断提高中医住院医师培训水平。选择条件成熟的地区和专业,试点开展中医医师专科规范化培训。

6. 加强基层中医药人才队伍建设。通过中医类别全科医生转岗培训、助理全科医生培训、农村订单定向医学生免费培养等途径,加强中医类别全科医生培养。加强基层名老中医药专家传承工作室建设,新增建设一批基层名老中医药专家传承工作室。以提高岗位胜任能力为核心,加强城乡基层医疗卫生机构中的中医药人员岗位培训,培养县级中医临床技术骨干;对在职在岗基层卫生技术人员进行中医药专业知识与技能的轮训,规范和提高基层中医药医疗水平和服务能力。

7. 加强高层次中医药人才队伍建设。实施中医药传承与创新"百千万"人才工程,以提升中医药临床服务能力和科技创新能力为核心,搭建不同层级的中医药高层次人才培养平台,培养造就一批具有深厚中医药理论基础和学术经验、坚持中医药原创思维并掌握现代科学研究方法的中医药高层次人才,构建骨干人才、优秀人才、领军人才有机衔接的中医药高层次人才队伍。围绕国家"世界一流大学和一流学科"建设总体要求,加强中医药学科建设,整合中医药优势学科资源,强化学科交叉融合,着力培养一批中医药学科带头人和学科骨干人才,形成一批中医药协同创新团队。

8. 加强民族医药人才队伍建设。大力发展民族医药教育,鼓励和扶持民族地区和高等院校开办民族医药专业,支持有条件的民族医药院校开展民族医药研究生教育。建立一批民族医药优势特色教育培训基地,传承、保护和利用好民族医药理论、方药、技艺。设立民族医药人才培养专项,重点开展民族医药在职在岗人员培训,培训一批各类各层次民族医药人员。

9. 加强中西医结合人才队伍建设。完善中西医结合人才培养政策措施,推进中西医结合专业本科、研究生教育改革,创新中西医结合人才培养模式,提高培养质量。建立更加完善的西医学习中医制度,鼓励通过西医师脱产学习中医、"西学中"研究生班等多种途径,加强高层次中西医结合人才培养。实施中医、中西医结合医疗机构非中医药人员中医药理论知识系统培训,推进综合医院西医师学习中医专项行动计划。加强中西医结合学科体系建设,强化中西医结合理论研究和临床实践,健全中西医结合职称体系和职称评审办法,进一步细化中西医结合医师执业范围。

专栏2　中医医疗人才培训专项

01　中医药传承与创新"百千万"人才工程

选拔100名"岐黄学者",造就一批在中医、中药、民族医药、中西医结合等领域具有突出的学术经验传承或科技创新能力,并作出重要业绩,对推动中医药发展发挥引领和带动作用的中医药领军人才;选拔10名左右具有国际视野、世界学术影响力和卓越贡献的"中医药首席科学家"。

培养1 000名在中医、中药、民族医药、中西医结合等领域具有较强的学术经验传承或科技创新能力,并取得突出成绩、在全国有较大学术影响力的中医药优秀人才。

培养10 000名在中医、中药、民族医药、中西医结合等领域具有较好的学术经验传承或科技创新能力,并做出一定成绩的中医药骨干人才。

02 中医医师规范化培训项目

到2020年,全面实施中医住院医师规范化培训,初步建立中医医师专科规范化培训制度,支持建设一批中医住院医师、专科医师规范化培训基地和师资培训基地,培训中医住院医师72 000名(含中医类别全科医生10 000名),对5 000名中医医师开展专科规范化培训。

03 中医药重点学科建设项目

重点支持建设一批高峰学科、高原学科、新兴交叉边缘学科,培养一批中医药学科带头人和学科骨干人才,形成一批中医药协同创新团队。

04 基层中医药人才培养项目

到2020年,新增建设3 000个基层名老中医药专家传承工作室;培养县级中医临床技术骨干1.5万名;对在职在岗乡村医生进行中医药专业知识与技能培训,规范和提高基层中医药医疗水平和服务能力。

05 非中医类别医师系统学习中医药知识技能

在中医医疗机构从事临床工作的非中医类别医师,通过系统培训,熟悉中医药基础理论、基本知识和基本技能,掌握中成药的合理使用,具有一定的中医理论思维能力和中医临证能力。

(三)加强中医药健康服务紧缺人才培养。

10. 加强中医药健康服务人才培养能力建设。鼓励中医药院校合理设置养老服务、健康管理等健康服务相关专业;鼓励建立各级中医药健康服务人员培训基地,开展面向健康服务行业人员的中医药技术培训;健全中医药健康服务职业技能鉴定评审机制,形成较系统的中医药健康服务人力资源培养、就业、准入体系。鼓励支持具备条件的院校、企业、社会办学机构建立中医药健康服务职业教

11. 加强中医预防、保健、养生人才队伍建设。以促进就业为导向,推进中医药健康服务业与教育培训产业相融合,大力开展中医药行业特有工种职业技能培训,着力培养中医预防保健、养生康复、健康养老、健康管理等领域中医药技术技能人才。引导中医药专业毕业生就业,填补中医药健康服务人力资源缺口。

12. 加强中医护理人才队伍建设。持续推进中医医疗机构护理人员中医护理知识技能培训,发挥中医护理的特色和优势,注重中医药技术在护理工作中的应用,提高中医护理水平。积极扶持中医药高等院校和职业学校开设护理学专业,推动中医护理学科发展。

13. 加强中医康复人才队伍建设。在康复产业服务中加强中医药人才智力服务支撑;推动社区中医药医疗卫生人员的康复能力培训,提升日常康复训练、康复、健康教育和咨询、中医保健等服务的能力。到2020年,初步形成中医医疗机构康复医疗服务人员准入标准,推进中医、中西医结合康复医学研究生培养。建立中医康复医学专业技术职务评审和职业技能鉴定体系。

14. 加强中药特色技术人才队伍建设。改革中药专业课程体系和培养模式,加强院校与用人单位的协同协作,培养适应中药产业发展和中药研发的中药专业人才。探索建立临床中药师培训与准入机制。建立一批中药炮制传承基地,挖掘整理中药传统炮制技艺,培养一批中药炮制传承人才。加快中药材种植栽培、质量检测、品种鉴定、资源普查、产业经营等相关人才的培养,实现中药材生产的产前、产中、产后各环节人才培养的全覆盖。

15. 探索开展中医技师人才培养。鼓励院校开办中医技师相关专业,培养中医技师专门人才。研究制定中医技师岗位设置、培训标准、岗位准入标准,遴选建设一批中医技师培训基地,培训一批中医技师。

专栏3　中医药健康服务紧缺人才培养专项

01　中医药健康服务急需紧缺人才培养计划

开展中医护理骨干人才培训和中医医疗机构护理人员中医护理知识技能专项培训,到2020年,培训具有中医背景的临床专科护士1 000人,中医护理知识技能专项培训覆盖中医医疗机构护理人员总数的70%以上。开展中药特色技术传承人才培训项目,培训中药炮制、中药材鉴定、中药资源普查和传统制药工艺等特色技艺传承人1 000名。实施中医技师人才培养项目,培养一批中医技师。

02　中医药职业教育集团示范项目

鼓励支持具备条件的院校、企业、社会办学机构建立一批中医药健康服务职业教育集团，打破部门、行业、区域和院校类别界限，通过集团化办学的职业教育体系，大力发展职业教育和职业技能培训。

03　健康服务创业人才孵化项目

推进中医药院校、职业教育集团、优质企业合作建设，建立一批健康服务创业人才孵化中心，推动中医药养生、保健、医疗、康复服务等方面的人才技术整合和市场多元投资。大力开展中医药特有工种职业技能培训，完善职业资格证书制度，增加中医预防保健、健康养生、健康养老等领域中医药技能型人才培养。

（四）统筹推进其他各类中医药人才培养。

16. 加强中医药科研人才队伍建设。弘扬创新精神，加快培育符合中医药发展要求的中医药创新人才。完善中医药创新人才培养模式，强化科学精神和创造性思维培养，加强临床科研结合、科教融合、校企合作等模式，在中医药基础理论研究与创新、诊疗技术开发与应用、中药研发制造关键技术研究、中医药干预临床评价研究体系建设等领域培育一批知名学者和领军人才，造就一批在中医药科学研究领域造诣深厚、具有科技创新竞争力的中医药创新人才。

17. 加强中医药管理人才队伍建设。明确不同中医药机构管理岗位的职责要求，完善中医药管理人才培训途径、培训内容、考核体系和评价标准，规范中医药医疗卫生机构管理人员岗位培训，拓宽管理人员继续教育路径，强化中医医院院长职业化培训的力度，提升专业化水平和管理内涵。

18. 加强中医药师资队伍建设。实现全国高等中医药院校中医药教育研究机构、教师发展研究机构全覆盖。科学制定中医医院教学工作考核机制和教育人才队伍建设规划，加强中医药实践教学师资培养，加强中医药科研反哺教学功能。通过中医药行业教学成果、优秀教材、精品资源共享课程、教学名师等项目完善激励机制。

19. 加强中医药对外交流与合作人才队伍建设。推进对外中医药专业和学科建设，加强师资培养，探索人才培养模式，鼓励中医药院校培养中医药对外交流与合作专门人才。坚持"引进来"与"走出去"相结合，推进中医药国际教育、中医药翻译、中医药文化交流、中医药服务贸易等专项人才培养项目。重视在"一带一路"战略发展中造就和培养一批在国际传统医学领域具有影响力的中医药人才。

20. 加强中医药文化传播人才队伍建设。以实施中医药健康文化推进行动为载体，着力打造中医药文化传播、中医药科普传播、中医药文物设施保护研究等方面人才队伍。深入挖掘中医药文化内涵，凝炼中医药核心健康理念。

21. 加强中医药标准化人才队伍建设。推进中医药标准化知识普及，鼓励高等中医药院校开设标准化课程，制定中医药标准化人员培训计划，加强标准化专业人才、管理人才的培训，满足中医药标准化工作人才需求。加大中医药国际标准化高端人才队伍建设力度，建立一支实践能力强、复合型、外向型的中医药标准化人才队伍。

专栏4　中医药相关人才培训专项

01　中医药科研人才培养项目

培育50个科技创新团队，培养300位学术特色鲜明、临床研究创新优势突出的科技领军人才，造就一批在中医药科学研究领域造诣深厚、具有科技创新竞争力的中医药创新人才。

02　中医药管理人才培养项目

实施中医医院院长职业化培训，分期分批开展科主任等各类中医药管理人员培训，造就一批高水平中医药管理人才。继续实施中医药行业会计领军（后备）人才培养。

03　中医药师资培养专项行动计划

支持建设若干区域国家中医药高等院校教师发展中心，加强师承导师、学科带头人、中青年骨干教师培养，形成一批"双师型"师资和优秀教学团队，造就一批教学名师和学科领军人才，整体提升中医药师资水平。

04　中医药对外交流与合作人才培养项目

通过多种途径和渠道，培养一批中医药基本功扎实、熟练使用外国语言、熟悉国际规则的中医药国际教育、中医药翻译、中医药文化交流、中医药服务贸易等复合型人才。在"一带一路"战略发展中造就和培养一批在国际传统医学领域具有影响力的中医药人才，逐步打造一支高素质的国际人才队伍。

05　中医药文化传播人才培养项目

培养、造就一批中医药文化传播高层次领军人才、专门人才和中医药文化传播管理者,建立一支适应中医药文化发展需求的人才队伍。

06 中医药标准化人才培养项目

制定中医药标准化人才培养计划,重点培养中医药标准研究制定人员,建立中医药标准化专家库。实施中医药标准化培训专项,组织开展中医药标准实施推广培训、中医药标准制修订人员技术方法培训和中医药标准化高级人才的培训,培养一支业务素质高、创新能力强的中医药标准化人才队伍。

四、制度与机制创新

(一)建立中医药人才供需平衡机制。

各级教育、中医药行政管理部门根据中医药行业人才需求情况及教育资源状况加强政策管理和宏观指导。科学调控各级各类中医药院校专业结构和招生规模,试点以高等院校为主体、用人单位和行业主管部门共同参与的本科生自主招生改革试点和研究生培养制度改革。组织、引导职业院校、社会力量结合市场需求和行业需要,大力开展应用型、技能型中医药人才培养,提高人才培养的针对性和适用性。在医疗卫生和健康服务体系中,明确各级各类机构(包括临床、护理、养生保健等)中医药人员所占比例,合理设置中医药岗位和服务领域。

(二)建立中医药人才协同培养机制。

健全有关部门之间、中央和地方之间、教育和卫生计生、中医药系统内部的中医药教育工作协调机制;加大教育、卫生计生、中医药行政管理部门与发展改革、财政、人力资源社会保障等部门协调力度。推进教育部、国家中医药管理局等与地方省级人民政府共建高等中医药院校。在中医药院校合理增设、适时调整符合社会经济发展需求的中医药专业和方向,加强中医药各类人才的开发和储备。发挥中医药重点学科、特色专科专病、临床研究基地、名老中医药专家传承工作室的学术优势,完善中医药名老中医药专家学术传承保障机制,整合优质资源向中医药人才培养集聚。

(三)改革中医药人才评价激励机制。

坚持德才兼备,注重实绩和贡献,克服唯学历、唯职称、唯论文等倾向。改进中医药人才评价考核方式,对基础研究人才以同行学术评价为主,对应用技术开发人才突出市场评价,对临床人才强调社会评价,提高人才评价的科学性、针对性。加强中医药人力资源发展研究,重点建立中医、中西医结合执业人员综合服务能力评价体系,并纳入医疗机构认证与绩效评估系统。建立中医药相关产业职业分化和岗位标准,完善资格准入、技能鉴定、考核要求、职称晋升和职务聘任等评价体系。推进中医医师资格考试综合改革,提升中医医师的中医临床思维和岗位胜任力。强化中医药人才激励机制,着力形成尊重和实现人才价值导向,健全"国医大师"、全国名中医、省(市)级"名中医"评选表彰制度,探索建立基层"名中医"评选表彰制度,建立符合中医药行业特点、不同层级衔接、政府表彰和社会褒奖相结合的激励机制和岗位薪酬制度。完善中医药知识产权保护制度、科研人员收入分配机制,依法赋予科研领军人才更大人财物支配权、技术路线自主决定权,研究企事业人员股权期权激励制度。

(四)改革中医药人才流动资源配置机制。

创新中医药人才开放机制,吸引非中医药人才投身中医药事业,推动中医药创新发展,鼓励中医药人才积极参与其他行业发展,拓宽中医药服务领域。引进中医药事业发展急需紧缺的海内外高层次人才,保障高层次人才引进、流动的顺畅通道。加强政府对中医药人才流动的政策引导,建立合理的吸引、稳定基层人才的有效机制,鼓励和推动中医药人才向基层流动。贯彻和落实扶持基层中医药人才培养与使用的政策,试点县、乡、村一体化管理模式,确保承担基层基本医疗服务人员的薪酬、福利和晋升途径。在医师多点执业制度的基础上,建立有利于提升基层医疗卫生机构服务能力的人才与技术合作交流机制,完善各级医疗卫生机构的人才联动机制。加大西部地区人才培养与引进力度,在西部地区中医药(民族医药)相关科研立项、晋升晋职、招生就业、人才引进等方面制定激励政策优先予以扶持。

(五)建立中医药人才创新创业引导机制。

把握"大众创业,万众创新"的总体要求,厚植中医药创新创业文化,大兴识才爱才敬才用才之风,在创新实践中发现人才、在创新活动中培育人才、在创新事业中凝聚人才,为中医药创新创业人才发展提供良好环境。发挥政府部门统筹协调的功能,在制定高层次人才创新创业帮扶政策过程中建立健全梯度增长机制,加大对中医药人才开发重点项目的投入,形成以政府投入为引导、社会投入为主体的人才创业多元投入机制。加强中医药基础学科、人文学科建设,引导和鼓励高校、医疗单位、科研院所设立中医药高层次传承人才和人文学科优秀人才特聘岗位。加强政策配套,整合资源,联动推进,加大对中医药优势领域科研工作的支持力度,完善科技成果转化、知识产权分配、产学研协同创新机制,开放中医药人才创新创业环境,推动中医药人才成为新常态下中医药产业发展的新动力。

专栏5　中医药人才发展体制机制改革专项

01　中医药师承教育制度建设

开展专项研究和试点工作,探索建立中医药师承教育制度和培养体系,研究制定师承教育管理、考核、评价与保障等政策措施,将师承教育全面融入院校教育、毕业后教育和继续教育,实现师承教育常态化和制度化。

02　中医药岗位胜任能力提升

开展中医药岗位设置与岗位胜任力专项研究,建立中医药职业工种目录,研究制定各级各类中医药专业技术人员岗位胜任力基本要求和岗位培训指南(标准),针对中医药专业技术岗位服务能力需求,完善培训条件,开展师资培养,创新人才培养模式,逐步形成布局合理、满足培训需求的培训网络,实施针对性培训。

03　中医药人才评价体系建设

通过试点,改进中医药人才评价考核方式,加强评价引导,对基础研究人才以同行学术评价为主,对应用技术开发人才突出市场评价,对临床人才强调社会评价,提高人才评价的科学性、针对性。加强中医药人力资源发展研究,重点建立中医、中西医结合执业人员综合服务能力评价体系,并纳入医疗机构认证与绩效评估系统。建立中医药相关产业职业分化和岗位标准,完善资格准入、技能鉴定、考核要求、职称晋升和职务聘任等评价体系。

04　中医药人才激励机制改革

实施第三届"国医大师"和第一届全国名中医评选表彰工作,鼓励各省开展省(市)级"名中医"评选表彰,探索建立基层"名中医"评选表彰制度,建立符合中医药行业特点、不同层级衔接、政府表彰和社会褒奖相结合的激励机制。

五、保障措施

(一)加强组织领导。

进一步健全党管人才领导体制和工作格局,完善党管人才工作运行机制,充分发挥国家中医药管理局和各级中医药主管部门人才工作领导小组的作用,坚持人才优先发展,及时研究部署中医药人才工作,统筹推进中医药人才队伍建设。各级中医药主管部门要积极协调发改、财政、人力资源社会保障、教育、卫生计生等相关部门共同研究和解决中医药人才队伍建设的重点和难点问题,将贯彻实施本规划作为落实《国家中长期人才发展规划纲要(2010—2020年)》《中医药发展战略规划纲要(2016—2030年)》《中医药健康服务发展规划(2015—2020年)》《医药卫生中长期人才发展规划(2011—2020年)》的重要内容进行部署和推动,形成上下贯通、左右衔接的规划实施体系。

(二)加强统筹协调。

健全各级教育和卫生计生、中医药主管部门的中医药人才建设工作的协调机制,加强对中医药人才培养的宏观规划和政策保障。在规划实施过程中,进一步完善党委统一领导、组织部门牵头抓总、有关部门各司其职的人才工作格局,以规划的主要任务和重大工程为重点,制定目标任务的分解落实方案和重大工程实施办法,明确分工和时间进度,组织制定相关配套政策,完善运行保障机制,确保规划的各项任务全面落实。

(三)加强投入保障。

建立以政府为主导的中医药人才发展投入机制,优先保证对人才发展的投入,为中医药人才发展提供必要的经费保障。充分调动各方资源和积极性,鼓励多元化、多渠道资金投入中医药人才的培养和开发。统筹安排和合理使用经费,强化资金使用监管,提高资金使用效率,形成支持中医药人才发展的合力。营造推动中医药人才发展的政策环境、社会环境、工作环境和生活环境,促进规划目标实现。

(四)加强监控评估。

各级主管部门要对各项任务实施情况进行督促检查,制定切实可行的评估方案,开展规划实施的过程评估。建立医药卫生人才信息平台和数据库,形成中医药人才规划实施情况监测指标体系和报告制度,健全中医药人才资源监测统计制度。国家中医药管理局将会同有关部门不定期对各地执行情况进行抽查,并每年向中央人才工作协调小组报告阶段性实施情况。2020年对各地落实情况进行终期评估总结。

中华人民共和国中医药法

2016 年 12 月 25 日

第一章 总则

第一条 为了继承和弘扬中医药,保障和促进中医药事业发展,保护人民健康,制定本法。

第二条 本法所称中医药,是包括汉族和少数民族医药在内的我国各民族医药的统称,是反映中华民族对生命、健康和疾病的认识,具有悠久历史传统和独特理论及技术方法的医药学体系。

第三条 中医药事业是我国医药卫生事业的重要组成部分。国家大力发展中医药事业,实行中西医并重的方针,建立符合中医药特点的管理制度,充分发挥中医药在我国医药卫生事业中的作用。

发展中医药事业应当遵循中医药发展规律,坚持继承和创新相结合,保持和发挥中医药特色和优势,运用现代科学技术,促进中医药理论和实践的发展。

国家鼓励中医西医相互学习,相互补充,协调发展,发挥各自优势,促进中西医结合。

第四条 县级以上人民政府应当将中医药事业纳入国民经济和社会发展规划,建立健全中医药管理体系,统筹推进中医药事业发展。

第五条 国务院中医药主管部门负责全国的中医药管理工作。国务院其他有关部门在各自职责范围内负责与中医药管理有关的工作。

县级以上地方人民政府中医药主管部门负责本行政区域的中医药管理工作。县级以上地方人民政府其他有关部门在各自职责范围内负责与中医药管理有关的工作。

第六条 国家加强中医药服务体系建设,合理规划和配置中医药服务资源,为公民获得中医药服务提供保障。

国家支持社会力量投资中医药事业,支持组织和个人捐赠、资助中医药事业。

第七条 国家发展中医药教育,建立适应中医药事业发展需要、规模适宜、结构合理、形式多样的中医药教育体系,培养中医药人才。

第八条　国家支持中医药科学研究和技术开发,鼓励中医药科学技术创新,推广应用中医药科学技术成果,保护中医药知识产权,提高中医药科学技术水平。

第九条　国家支持中医药对外交流与合作,促进中医药的国际传播和应用。

第十条　对在中医药事业中做出突出贡献的组织和个人,按照国家有关规定给予表彰、奖励。

第二章　中医药服务

第十一条　县级以上人民政府应当将中医医疗机构建设纳入医疗机构设置规划,举办规模适宜的中医医疗机构,扶持有中医药特色和优势的医疗机构发展。

合并、撤销政府举办的中医医疗机构或者改变其中医医疗性质,应当征求上一级人民政府中医药主管部门的意见。

第十二条　政府举办的综合医院、妇幼保健机构和有条件的专科医院、社区卫生服务中心、乡镇卫生院,应当设置中医药科室。

县级以上人民政府应当采取措施,增强社区卫生服务站和村卫生室提供中医药服务的能力。

第十三条　国家支持社会力量举办中医医疗机构。

社会力量举办的中医医疗机构在准入、执业、基本医疗保险、科研教学、医务人员职称评定等方面享有与政府举办的中医医疗机构同等的权利。

第十四条　举办中医医疗机构应当按照国家有关医疗机构管理的规定办理审批手续,并遵守医疗机构管理的有关规定。

举办中医诊所的,将诊所的名称、地址、诊疗范围、人员配备情况等报所在地县级人民政府中医药主管部门备案后即可开展执业活动。中医诊所应当将本诊所的诊疗范围、中医医师的姓名及其执业范围在诊所的明显位置公示,不得超出备案范围开展医疗活动。具体办法由国务院中医药主管部门拟订,报国务院卫生行政部门审核、发布。

第十五条　从事中医医疗活动的人员应当依照《中华人民共和国执业医师法》的规定,通过中医医师资格考试取得中医医师资格,并进行执业注册。中医医师资格考试的内容应当体现中医药特点。

以师承方式学习中医或者经多年实践,医术确有专长的人员,由至少两名中医医师推荐,经省、自治区、直辖市人民政府中医药主管部门组织实践技能和效果考核合格后,即可取得中医医师资格;按照考核内容进行执业注册后,即可在注册的执业范围内,以个人开业的方式或者在医疗机构内从事中医医疗活动。

国务院中医药主管部门应当根据中医药技术方法的安全风险拟订本款规定人员的分类考核办法,报国务院卫生行政部门审核、发布。

第十六条 中医医疗机构配备医务人员应当以中医药专业技术人员为主,主要提供中医药服务;经考试取得医师资格的中医医师按照国家有关规定,经培训、考核合格后,可以在执业活动中采用与其专业相关的现代科学技术方法。在医疗活动中采用现代科学技术方法的,应当有利于保持和发挥中医药特色和优势。

社区卫生服务中心、乡镇卫生院、社区卫生服务站以及有条件的村卫生室应当合理配备中医药专业技术人员,并运用和推广适宜的中医药技术方法。

第十七条 开展中医药服务,应当以中医药理论为指导,运用中医药技术方法,并符合国务院中医药主管部门制定的中医药服务基本要求。

第十八条 县级以上人民政府应当发展中医药预防、保健服务,并按照国家有关规定将其纳入基本公共卫生服务项目统筹实施。

县级以上人民政府应当发挥中医药在突发公共卫生事件应急工作中的作用,加强中医药应急物资、设备、设施、技术与人才资源储备。

医疗卫生机构应当在疾病预防与控制中积极运用中医药理论和技术方法。

第十九条 医疗机构发布中医医疗广告,应当经所在地省、自治区、直辖市人民政府中医药主管部门审查批准;未经审查批准,不得发布。发布的中医医疗广告内容应当与经审查批准的内容相符合,并符合《中华人民共和国广告法》的有关规定。

第二十条 县级以上人民政府中医药主管部门应当加强对中医药服务的监督检查,并将下列事项作为监督检查的重点:

(一)中医医疗机构、中医医师是否超出规定的范围开展医疗活动;

(二)开展中医药服务是否符合国务院中医药主管部门制定的中医药服务基本要求;

(三)中医医疗广告发布行为是否符合本法的规定。

中医药主管部门依法开展监督检查,有关单位和个人应当予以配合,不得拒绝或者阻挠。

第三章　中药保护与发展

第二十一条　国家制定中药材种植养殖、采集、贮存和初加工的技术规范、标准,加强对中药材生产流通全过程的质量监督管理,保障中药材质量安全。

第二十二条　国家鼓励发展中药材规范化种植养殖,严格管理农药、肥料等农业投入品的使用,禁止在中药材种植过程中使用剧毒、高毒农药,支持中药材良种繁育,提高中药材质量。

第二十三条　国家建立道地中药材评价体系,支持道地中药材品种选育,扶持道地中药材生产基地建设,加强道地中药材生产基地生态环境保护,鼓励采取地理标志产品保护等措施保护道地中药材。

前款所称道地中药材,是指经过中医临床长期应用优选出来的,产在特定地域,与其他地区所产同种中药材相比,品质和疗效更好,且质量稳定,具有较高知名度的中药材。

第二十四条　国务院药品监督管理部门应当组织并加强对中药材质量的监测,定期向社会公布监测结果。国务院有关部门应当协助做好中药材质量监测有关工作。

采集、贮存中药材以及对中药材进行初加工,应当符合国家有关技术规范、标准和管理规定。

国家鼓励发展中药材现代流通体系,提高中药材包装、仓储等技术水平,建立中药材流通追溯体系。药品生产企业购进中药材应当建立进货查验记录制度。中药材经营者应当建立进货查验和购销记录制度,并标明中药材产地。

第二十五条　国家保护药用野生动植物资源,对药用野生动植物资源实行动态监测和定期普查,建立药用野生动植物资源种质基因库,鼓励发展人工种植养殖,支持依法开展珍贵、濒危药用野生动植物的保护、繁育及其相关研究。

第二十六条　在村医疗机构执业的中医医师、具备中药材知识和识别能力的乡村医生,按照国家有关规定可以自种、自采地产中药材并在其执业活动中使用。

第二十七条　国家保护中药饮片传统炮制技术和工艺,支持应用传统工艺炮制中药饮片,鼓励运用现代科学技术开展中药饮片炮制技术研究。

第二十八条　对市场上没有供应的中药饮片,医疗机构可以根据本医疗机构医师处方的需要,在本医疗机构内炮制、使用。医疗机构应当遵守中药饮片炮制的有关规定,对其炮制的中药饮片的质量负责,保证药品安全。医疗机构炮制中药饮片,应当向所在地设区的市级人民政府药品监督管理部门备案。

根据临床用药需要,医疗机构可以凭本医疗机构医师的处方对中药饮片进行再加工。

第二十九条 国家鼓励和支持中药新药的研制和生产。

国家保护传统中药加工技术和工艺,支持传统剂型中成药的生产,鼓励运用现代科学技术研究开发传统中成药。

第三十条 生产符合国家规定条件的来源于古代经典名方的中药复方制剂,在申请药品批准文号时,可以仅提供非临床安全性研究资料。具体管理办法由国务院药品监督管理部门会同中医药主管部门制定。

前款所称古代经典名方,是指至今仍广泛应用、疗效确切、具有明显特色与优势的古代中医典籍所记载的方剂。具体目录由国务院中医药主管部门会同药品监督管理部门制定。

第三十一条 国家鼓励医疗机构根据本医疗机构临床用药需要配制和使用中药制剂,支持应用传统工艺配制中药制剂,支持以中药制剂为基础研制中药新药。

医疗机构配制中药制剂,应当依照《中华人民共和国药品管理法》的规定取得医疗机构制剂许可证,或者委托取得药品生产许可证的药品生产企业、取得医疗机构制剂许可证的其他医疗机构配制中药制剂。委托配制中药制剂,应当向委托方所在地省、自治区、直辖市人民政府药品监督管理部门备案。

医疗机构对其配制的中药制剂的质量负责;委托配制中药制剂的,委托方和受托方对所配制的中药制剂的质量分别承担相应责任。

第三十二条 医疗机构配制的中药制剂品种,应当依法取得制剂批准文号。但是,仅应用传统工艺配制的中药制剂品种,向医疗机构所在地省、自治区、直辖市人民政府药品监督管理部门备案后即可配制,不需要取得制剂批准文号。

医疗机构应当加强对备案的中药制剂品种的不良反应监测,并按照国家有关规定进行报告。药品监督管理部门应当加强对备案的中药制剂品种配制、使用的监督检查。

第四章 中医药人才培养

第三十三条 中医药教育应当遵循中医药人才成长规律,以中医药内容为主,体现中医药文化特色,注重中医药经典理论和中医药临床实践、现代教育方式和传统教育方式相结合。

第三十四条　国家完善中医药学校教育体系,支持专门实施中医药教育的高等学校、中等职业学校和其他教育机构的发展。

中医药学校教育的培养目标、修业年限、教学形式、教学内容、教学评价及学术水平评价标准等,应当体现中医药学科特色,符合中医药学科发展规律。

第三十五条　国家发展中医药师承教育,支持有丰富临床经验和技术专长的中医医师、中药专业技术人员在执业、业务活动中带徒授业,传授中医药理论和技术方法,培养中医药专业技术人员。

第三十六条　国家加强对中医医师和城乡基层中医药专业技术人员的培养和培训。

国家发展中西医结合教育,培养高层次的中西医结合人才。

第三十七条　县级以上地方人民政府中医药主管部门应当组织开展中医药继续教育,加强对医务人员,特别是城乡基层医务人员中医药基本知识和技能的培训。

中医药专业技术人员应当按照规定参加继续教育,所在机构应当为其接受继续教育创造条件。

第五章　中医药科学研究

第三十八条　国家鼓励科研机构、高等学校、医疗机构和药品生产企业等,运用现代科学技术和传统中医药研究方法,开展中医药科学研究,加强中西医结合研究,促进中医药理论和技术方法的继承和创新。

第三十九条　国家采取措施支持对中医药古籍文献、著名中医药专家的学术思想和诊疗经验以及民间中医药技术方法的整理、研究和利用。

国家鼓励组织和个人捐献有科学研究和临床应用价值的中医药文献、秘方、验方、诊疗方法和技术。

第四十条　国家建立和完善符合中医药特点的科学技术创新体系、评价体系和管理体制,推动中医药科学技术进步与创新。

第四十一条　国家采取措施,加强对中医药基础理论和辨证论治方法,常见病、多发病、慢性病和重大疑难疾病、重大传染病的中医药防治,以及其他对中医药理论和实践发展有重大促进作用的项目的科学研究。

第六章　中医药传承与文化传播

第四十二条　对具有重要学术价值的中医药理论和技术方法,省级以上人民政府中医药主管部门应当组织遴选本行政区域内的中医药学术传承项目和传承人,并为传承活动提供必要的条件。传承人应当开展传承活动,培养后继人才,收集整理并妥善保存相关的学术资料。属于非物质文化遗产代表性项目的,依照《中华人民共和国非物质文化遗产法》的有关规定开展传承活动。

第四十三条　国家建立中医药传统知识保护数据库、保护名录和保护制度。

中医药传统知识持有人对其持有的中医药传统知识享有传承使用的权利,对他人获取、利用其持有的中医药传统知识享有知情同意和利益分享等权利。

国家对经依法认定属于国家秘密的传统中药处方组成和生产工艺实行特殊保护。

第四十四条　国家发展中医养生保健服务,支持社会力量举办规范的中医养生保健机构。中医养生保健服务规范、标准由国务院中医药主管部门制定。

第四十五条　县级以上人民政府应当加强中医药文化宣传,普及中医药知识,鼓励组织和个人创作中医药文化和科普作品。

第四十六条　开展中医药文化宣传和知识普及活动,应当遵守国家有关规定。任何组织或者个人不得对中医药作虚假、夸大宣传,不得冒用中医药名义牟取不正当利益。

广播、电视、报刊、互联网等媒体开展中医药知识宣传,应当聘请中医药专业技术人员进行。

第七章　保障措施

第四十七条　县级以上人民政府应当为中医药事业发展提供政策支持和条件保障,将中医药事业发展经费纳入本级财政预算。

县级以上人民政府及其有关部门制定基本医疗保险支付政策、药物政策等医药卫生政策,应当有中医药主管部门参加,注重发挥中医药的优势,支持提供和利用中医药服务。

第四十八条　县级以上人民政府及其有关部门应当按照法定价格管理权限,合理确定中医医疗服务的收费项目和标准,体现中医医疗服务成本和专业技术价值。

第四十九条　县级以上地方人民政府有关部门应当按照国家规定,将符合条件的中医医疗机构纳入基本医疗保险定点医疗机构范围,将符合条件的中医诊疗项目、中药饮片、中成药和医疗机构中药制剂纳入基本医疗保险基金支付范围。

第五十条　国家加强中医药标准体系建设,根据中医药特点对需要统一的技术要求制定标准并及时修订。

中医药国家标准、行业标准由国务院有关部门依据职责制定或者修订,并在其网站上公布,供公众免费查阅。

国家推动建立中医药国际标准体系。

第五十一条　开展法律、行政法规规定的与中医药有关的评审、评估、鉴定活动,应当成立中医药评审、评估、鉴定的专门组织,或者有中医药专家参加。

第五十二条　国家采取措施,加大对少数民族医药传承创新、应用发展和人才培养的扶持力度,加强少数民族医疗机构和医师队伍建设,促进和规范少数民族医药事业发展。

第八章　法律责任

第五十三条　县级以上人民政府中医药主管部门及其他有关部门未履行本法规定的职责的,由本级人民政府或者上级人民政府有关部门责令改正;情节严重的,对直接负责的主管人员和其他直接责任人员,依法给予处分。

第五十四条　违反本法规定,中医诊所超出备案范围开展医疗活动的,由所在地县级人民政府中医药主管部门责令改正,没收违法所得,并处一万元以上三万元以下罚款;情节严重的,责令停止执业活动。

中医诊所被责令停止执业活动的,其直接负责的主管人员自处罚决定作出之日起五年内不得在医疗机构内从事管理工作。医疗机构聘用上述不得从事管理工作的人员从事管理工作的,由原发证部门吊销执业许可证或者由原备案部门责令停止执业活动。

第五十五条　违反本法规定,经考核取得医师资格的中医医师超出注册的执业范围从事医疗活动的,由县级以上人民政府中医药主管部门责令暂停六个月以上一年以下执业活动,并处一万元以上三万元以下罚款;情节严重的,吊销执业证书。

第五十六条　违反本法规定,举办中医诊所、炮制中药饮片、委托配制中药制剂应当备案而未备案,或者备案时提供虚假材料的,由中医药主管部门和药品监督管理部门按照各自职责分工责令改正,没收违法所得,并处三万元以下罚款,向社会公告相关信息;拒不改正的,责令停止执业活动或者责令停止炮制中药饮片、委托配制中药制剂活动,其直接责任人员五年内不得从事中医药相关活动。

医疗机构应用传统工艺配制中药制剂未依照本法规定备案,或者未按照备案材料载明的要求配制中药制剂的,按生产假药给予处罚。

第五十七条 违反本法规定,发布的中医医疗广告内容与经审查批准的内容不相符的,由原审查部门撤销该广告的审查批准文件,一年内不受理该医疗机构的广告审查申请。

违反本法规定,发布中医医疗广告有前款规定以外违法行为的,依照《中华人民共和国广告法》的规定给予处罚。

第五十八条 违反本法规定,在中药材种植过程中使用剧毒、高毒农药的,依照有关法律、法规规定给予处罚;情节严重的,可以由公安机关对其直接负责的主管人员和其他直接责任人员处五日以上十五日以下拘留。

第五十九条 违反本法规定,造成人身、财产损害的,依法承担民事责任;构成犯罪的,依法追究刑事责任。

第九章 附则

第六十条 中医药的管理,本法未作规定的,适用《中华人民共和国执业医师法》《中华人民共和国药品管理法》等相关法律、行政法规的规定。

军队的中医药管理,由军队卫生主管部门依照本法和军队有关规定组织实施。

第六十一条 民族自治地方可以根据《中华人民共和国民族区域自治法》和本法的有关规定,结合实际,制定促进和规范本地方少数民族医药事业发展的办法。

第六十二条 盲人按照国家有关规定取得盲人医疗按摩人员资格的,可以以个人开业的方式或者在医疗机构内提供医疗按摩服务。

第六十三条 本法自2017年7月1日起施行。

关于促进中医药健康养老服务发展的实施意见

2017年3月13日

各省、自治区、直辖市卫生计生委、中医药管理局、老龄办、发展改革委、教育厅(委、局)、科技厅(局)、工信厅(局)、民政厅(局)、财政厅(局)、人力资源社会保障厅(局)、工商局(市场监管部门)、食品药品监督管理局,新疆生产建设兵团卫生局、老龄办、发展改革委、教育局、科技局、工信委、民政局、财务局、人力资源社会保障局、食品药品监督管理局:

  中医药健康养老服务,是运用中医药(民族医药)理念、方法和技术,为老年人提供连续的保养身心、预防疾病、改善体质、诊疗疾病、增进健康的中医药健康管理服务和医疗服务,包括非医疗机构和医疗机构提供的相关服务,是医养结合的重要内容。发展中医药健康养老服务,是应对人口老龄化、加快推进健康中国建设、全方位全周期保障人民健康的重要举措,对于满足老年人养生保健和看病就医等健康需求,提高生命生活质量,释放养老消费潜力,对于稳增长、促改革、调结构、惠民生和全面建成小康社会,具有重要意义。为贯彻落实《国务院关于印发中医药发展战略规划纲要(2016—2030年)的通知》(国发〔2016〕15号)、《国务院关于加快促进健康服务业发展的若干意见》(国发〔2013〕40号)、《国务院关于加快发展养老服务业的若干意见》(国发〔2013〕35号)和《国务院办公厅关于全面放开养老服务市场提升养老服务质量的若干意见》(国办发〔2016〕91号)、《国务院办公厅转发卫生计生委等部门关于推进医疗卫生与养老服务相结合指导意见的通知》(国办发〔2015〕84号)等文件要求,促进中医药健康养老服务发展,现提出以下实施意见。

  一、基本原则和发展目标

  (一)基本原则。坚持养生保健与疾病治疗及康复相结合,发挥中医药在治未病、重大疾病治疗和疾病康复中的重要作用,努力实现中医药健康养生文化的创造性转化、创新性发展;坚持政府引导与市场开放相结合,充分发挥市场在资源配置中的决定性作用,提高中医药健康养老服务的活力和可及性;坚持分类指导与突出特色相结合,推动普遍性服务和个性化服务协同发展,满足多层次、多样化的中医药健康养老服务需求;坚持创新供给与释放需求相结合,推动中医药供给侧结构性改革,增强资源集约使用效率,提升服务质量,探索形成形式多样的中医药健康养老服务模式。

（二）工作目标。到2020年,中医药健康养老服务政策体系、标准规范、管理制度基本建立,医疗机构、社会非医疗性中医养生保健机构（以下简称中医养生保健机构）与机构、社区和居家养老密切合作的中医药健康养老服务体系基本形成,中医药健康养老服务基本覆盖城乡社区,60%以上的养老机构能够以不同形式为入住老年人提供中医药健康养老服务,65岁以上老年人中医药健康管理率达到65%以上。所有二级以上中医医院均与1所以上养老机构开展不同形式的合作,开设为老年人提供挂号、就医等便利服务的绿色通道,为机构、社区和居家养老提供技术支持。中医药健康养老消费潜力不断得到释放,老年人中医药健康养老服务需求基本得到满足。

二、重点任务

（三）加快中医药健康养老服务提供机构建设。鼓励社会力量举办以老年人为主要服务对象的养生保健机构,为老年人提供中医健康状态辨识与评估、咨询指导、健康管理等服务,使用按摩、刮痧、拔罐、艾灸、熏洗等中医技术及以中医理论为指导的其他养生保健方法及产品进行健康干预。促进经营规范、服务优质、特色鲜明的中医养生保健机构发展,培育一批技术成熟、信誉良好的知名中医养生保健集团或连锁机构。加强中医医院基本条件和能力建设,积极探索融医疗、养生、保健、康复于一体、全链条的医院发展模式。二级以上中医医院普遍设置治未病科室,拓展中医药服务领域,开展老年人亚健康与慢性病风险评估以及生活方式、危险因素、干预技术与方法研究;积极开设老年病科,增加老年病床数量,开设老年人就诊绿色通道,提升老年人常见病、多发病和慢性病诊疗能力。85%以上的社区卫生服务中心和70%以上的乡镇卫生院设置中医药综合服务区（中医馆、国医堂）,推广中医药适宜技术,开展中医健康干预服务,提供中医健康养老服务。加强康复、护理、疗养等其他医疗机构中医药科室建设,推广使用中医药综合治疗。鼓励有条件的养老机构申请开办中医养生保健机构和以老年病和保健、康复、照护为主的中医医院、中医门诊部、中医诊所。其开办的医疗机构按照《关于促进社会办医加快发展的若干政策措施》（国办发〔2015〕45号）和《国家卫生计生委、国家中医药管理局关于推进社会办医发展中医药服务的通知》（国中医药医政发〔2015〕32号）等相关规定,享受社会办中医政策扶持。

（四）建立健全中医医院与养老机构合作机制。二级以上中医医院均应与养老机构开展不同形式的合作,建立健全协作机制,本着互惠互利原则,明确双方责任。鼓励和支持公立中医医院通过特许经营等方式,以品牌、技术、人才、管理等优势资源与民政部门以及社会资本等开展合作,新建、托管、协作举办非营利性医养结合机构。养老机构内设的具备条件的医疗机构可作为中医医院收治老年人后期康复护理场所。通过建设中医医疗养老联合体等多种形式,整合中医医疗、康复、养老和护理资源,为老年人提供治疗期住院、康复期护理、稳定期生活照料以及安宁疗护一体化的中医药健康养老服务。鼓励中医师在完成所在医疗机构工作任务的前提下,在养老机构提供保健咨询和调理等服务。

(五)增强社区中医药健康养老服务能力。二级以上中医医院均应指导基层医疗卫生机构开展面向老年人的中医药健康管理、养生保健、康复、居家照护、健康教育等服务,应用中医药适宜技术,促进优质中医药资源向社区、家庭延伸辐射。所有社区卫生服务机构、乡镇卫生院和50%的村卫生室均能为65岁以上老年人提供中医药健康干预和管理服务,在老年人健康档案中增加中医体质辨识内容并不断扩大覆盖率。充分发挥家庭医生签约团队在中医药健康养老中的作用,鼓励中医医师积极参加家庭医生签约团队,为老年人提供中医基本医疗、基本公共卫生服务和个性化的中医药"治未病"服务。鼓励中医医院、社区卫生服务中心、乡镇卫生院与养老机构、社区养老服务中心、基层老年协会等合作,推动优质中医药资源进社区、进农村、进家庭活动,开展中医健康体检、健康评估、健康干预以及药膳食疗科普等活动,推广太极拳、八段锦、五禽戏等中医传统运动项目,加强中医药健康养生养老文化宣传,培养健康科学的生活方式和理念。

(六)培养中医药健康养老服务人才。加强中医老年病学和中医护理学等中医药健康养老服务相关学科建设,培养一批中医老年病学学科带头人和骨干人才。加大中医药健康养老服务应用型人才培养力度,鼓励和引导有条件的学校设置中医药健康养老服务的相关专业。深化全国职业院校健康服务类、养老服务类示范专业点建设,在相关专业课程中增加中医药健康养老内容,培训中医药适宜技术。大力开展中医药健康养老服务职业技能培训,依托相关院校、医疗机构,建立中医药健康养老服务人员培训基地,面向健康服务从业人员,特别是基层医护人员、养老护理人员,开展中医药健康养老相关知识与职业培训,提高从业人员专业能力和服务水平。鼓励引导中医药专业毕业生从事中医药健康养老服务行业,填补中医药健康养老服务人力资源缺口。

（七）发展中医药健康养老服务产业。鼓励中医药健康养老服务与现代高新技术产品相结合，促进中医药与互联网、旅游、体育、餐饮、住宿等其他产业融合并协同发展，推进中医药体验式服务融入健康旅游、传统文化等主题项目建设，不断拓展中医药服务领域，丰富中医药服务形式，创新中医药服务产品，培育壮大中医药健康养老服务产业。鼓励中医医疗机构、养生保健机构和中医药科研机构、院校、企业，研发、改进、推广面向老年人的食品药品、康复辅具、日常照护、文化娱乐等产品和服务。积极运用移动互联网、物联网等信息技术开发智能化服务产品，探索集成和提升中医药健康状态辨识评估及干预技术，为老年人提供融中医健康监测、咨询评估、养生调理、跟踪管理和生活照护于一体、高水平、个性化、便捷化的中医药健康养老服务。推进二级以上中医医院信息化建设，通过远程医疗服务手段，为机构和社区养老人群提供方便就医和健康管理服务。大力发展中医药服务贸易，为境外消费者提供高端的中医药健康养老服务。鼓励保险公司开发中医药健康养老类保险产品，提供与其相结合的中医药特色健康管理服务，创新中医药健康养老保障模式。

（八）规范中医药健康养老服务。支持建立中医药健康养老服务行业组织，提升中医药健康养老行业地位，畅通相关政策信息渠道，将适宜行业组织行使的职责委托或转移给行业组织。加强行业自律，强化行业组织在中医药健康养老服务质量、费用、内容等方面的自律作用，支持行业组织研究、制订相关技术目录、服务规范、操作流程等行业标准，逐步建立完善中医药健康养老服务标准化体系。发挥行业组织在从业人员执业行为规范、行业信誉维护方面的作用，建立中医药健康养老服务提供机构及其从业人员不良执业记录制度、失信惩戒以及退出机制，将其诚信经营和执业情况纳入统一信用信息平台，通过国家企业信用信息公示系统公示相关企业的行政许可、行政处罚等信息。支持优秀机构参与"敬老文明号"创建活动，引导相关机构及从业人员切实增强诚信意识，自觉开展诚信服务。转变行政管理方式，推动负面清单制度和第三方认证作为市场管理的主要方式。完善监管机制，依法严厉打击非法行医等违法违规行为，加快形成行政监管、行业自律、社会监督、公众参与的综合监管机制。

三、政策措施

（九）进一步放宽市场准入。根据区域经济、健康水平以及社会保障发展需要，将中医药健康养老服务纳入区域服务业发展和医养结合总体规划，明确中医药健康养老服务的功能定位。按照"非禁即入"原则，凡是符合社会办医、民间资本举办养老机构等规定的,均可依法举办中医药健康养老服务提供机构。民政、卫生计生、中医药等部门要全面清理、取消不合理的前置审批事项,不得新设前置审批事项或提高审批条件,减少运行审批限制,按照《民政部 卫生计生委关于做好医养结合服务机构许可工作的通知》(民发〔2016〕52号),优化简化审批流程,加快审批进度,并向社会公布。

(十)落实和完善相关支持政策。在落实已有支持养老服务、健康服务、社会办医、中医药发展等支持政策基础上,综合施用政策杠杆,引导社会资本、境外资本参与中医药健康养老服务。民政部门要将符合条件的中医药健康养老服务纳入养老服务范围,对中医医院举办和托管的养老机构与其他社会力量举办的养老机构一视同仁,按规定享受相应的扶持政策;支持具有资质的养老机构、基层老年协会承接适宜的中医药健康养老服务,并做好与养老规划的衔接。税务部门要落实小微企业、高新技术企业税收优惠政策和研发费用加计扣除政策。人力资源社会保障部门要将符合条件的中医药健康养老机构设置的医疗机构按规定纳入医保定点范围。加大用地支持政策落实力度,依法盘活城乡建设用地存量,符合条件的中医药健康养老项目予以优先安排。鼓励银行、证券、保险、信托、基金等各类金融机构在风险可控前提下,加大对中医药健康养老服务企业的融资筹资支持力度。

(十一)开展中医药健康养老服务试点示范。鼓励地方结合实际积极探索,遴选部分有条件、有代表性的地区开展中医药与养老服务结合试点,建设一批中医药特色医养结合示范基地,探索促进中医药与养老服务相结合的有效形式。中医药管理部门和老龄工作机构要会同相关部门跟踪各地进展,帮助解决试点中的困难和问题,及时总结推广好的经验和做法,完善相关政策措施。

各地区、各有关部门要充分认识发展中医药健康养老服务的重要意义,将促进中医药健康养老服务发展作为深化医改、改善民生、拉动投资、扩大消费的一项重要工作,建立健全多部门联动工作机制,加强组织领导,强化沟通协调,完善指导监督,形成工作合力,共同推进中医药健康养老服务健康有序发展。各级中医药管理部门会同卫生计生、民政、工商等部门加强对行业组织的服务指导,及时掌握中医药健康养老服务业态的新情况新趋势,着力完善相关政策与配套措施,注重解决发展中出现的新问题,努力为中医药健康养老服务发展创造良好条件,推动中医药在增进健康、发展经济、服务社会等方面发挥更大的作用。

关于促进健康旅游发展的指导意见

2017 年 5 月 12 日

各省、自治区、直辖市人民政府,国务院各部委、各直属机构:

健康旅游是健康服务和旅游融合发展的新业态,发展健康旅游对扩内需、稳增长、促就业、惠民生、保健康,提升我国国际竞争力具有重要意义。根据全国卫生与健康大会精神以及《"健康中国 2030"规划纲要》、《国务院关于促进健康服务业发展的若干意见》(国发〔2013〕40 号)、《国务院关于促进旅游业改革发展的若干意见》(国发〔2014〕31 号)等文件精神,经国务院同意,现提出以下意见:

一、总体要求

(一)指导思想。全面贯彻党的十八大和十八届三中、四中、五中、六中全会精神,深入贯彻习近平总书记系列重要讲话精神和治国理政新理念新思想新战略,认真落实党中央、国务院决策部署,统筹推进"五位一体"总体布局和协调推进"四个全面"战略布局,牢固树立和贯彻落实创新、协调、绿色、开放、共享的发展理念,紧紧围绕消费需求,加快发展健康产业,促进健康服务与旅游深度融合。统筹国际国内两个市场,充分调动社会力量的积极性和创造性,丰富服务内容,创新服务模式,突出服务特色,提高服务能力和品质,顺应发展趋势,扩大有效供给,满足群众多层次、个性化健康服务和旅游需求,为经济社会转型发展注入新动力。

(二)基本原则。坚持政府引导、市场配置。强化政府在制度建设、标准制定等方面的职责,发挥市场在资源配置中的决定性作用,激发社会活力,完善监督,营造公平竞争的环境。

坚持因地制宜、创新驱动。立足地方实际,充分发挥各地健康旅游环境优势,开发特色化服务,创新发展方式,建立符合国际通行规则、具有中国特色的健康旅游发展机制。

坚持对外交流、开放共赢。积极融入"一带一路"建设,借鉴国际经验,提升对外开放水平,推动健康旅游服务领域国际标准的制定和转化,提高我国健康旅游机构在国际相关领域的综合竞争力。

坚持试点先行、稳步推进。强化规划引导作用,选择具备条件地区开展试点,积极探索健康服务和旅游融合发展,在总结实践经验的基础上,逐步扩大试点范围,推动健康旅游产业健康有序发展。

(三)发展目标。到2020年,建设一批各具特色的健康旅游基地,形成一批健康旅游特色品牌,推广一批适应不同区域特点的健康旅游发展模式和典型经验,打造一批国际健康旅游目的地。

到2030年,基本建立比较完善的健康旅游服务体系,健康旅游服务能力大幅提升,发展环境逐步优化,吸引更多的境内外游客将我国作为健康旅游目的地,提升产业发展层级。

二、提高健康旅游供给能力

(四)发展丰富健康旅游产品。依托各地自然、人文、生态、区位等特色资源和重要旅游目的地,以医疗机构、健康管理机构、康复护理机构和休闲疗养机构等为载体,重点开发高端医疗、特色专科、中医保健、康复疗养、医养结合等系列产品,打造健康旅游产业链。

发展高端医疗服务。在医疗资源丰富、基础公共设施较好的大城市,鼓励社会资本提供以体检和疾病治疗为主的国际先进医疗服务,打造集医疗、预防保健、养生康复为一体的实体型现代化国际健康服务园区。发展中医药特色服务。发挥中医药特色优势,使旅游资源与中医药资源有效结合,形成体验性强、参与度广的中医药健康旅游产品体系。大力开发中医药观光旅游、中医药文化体验旅游、中医药特色医疗旅游、中医药疗养康复旅游等旅游产品,推进中医药健康旅游产品和项目的特色化、品牌化。鼓励开发以提供中医医疗服务为主要内容的中医药健康旅游主题线路和特色产品。

发展康复疗养服务。结合本地特色优势,融合治疗、康复与旅游观光,开发日光、水疗、地热、海滨、森林、温泉等特色健康旅游线路,通过气功、针灸、按摩、理疗、矿泉浴、日光浴、森林浴、中草药药疗等多种服务形式,提供健康疗养、慢性病疗养、老年病疗养、骨伤康复和职业病疗养等特色服务。

发展休闲养生服务。依托各地旅游和养生资源,将休闲度假和养生保健、修身养性有机结合,拓展养生保健服务模式,针对不同人群需求特点,打造居住型养生、环境养生、文化养生、调补养生、美食养生、美容养生、运动养生、生态养生以及抗衰老服务和健康养老等一系列旅游产品。

(五)提高医疗机构现代化水平。鼓励社会资本举办的医疗机构与其他医疗机构建立合作关系,引进先进的医院管理理念、管理模式和服务模式,优化医疗设施建设,提升医疗机构服务质量,加快打造一批有竞争力的品牌机构。组建多学科参与的诊疗服务团队,提供优质安全可靠的国际医疗服务。鼓励有条件的医疗机构取得国际医疗质量管理认证。鼓励相关机构与国际健康保险机构建立合作关系。

(六)提升健康旅游服务品质。加强健康旅游相关基础设施建设,升级交通、环保等基础设施,进一步完善旅游服务与安全设施等。健全公共服务网络,建设具有宣传促销、咨询、预订、投诉等功能的综合性健康旅游服务平台。

三、培育健康旅游消费市场

(七)加大推广推介力度。大力发展中介服务组织,加强健康旅游推介平台建设,积极运用网络营销、中介机构宣传、举办或参加健康旅游博览会等多种方式,加大宣传力度。鼓励社会资本举办的医疗机构逐步开展国际(边境)医疗服务项目。加强与"一带一路"沿线及周边国家健康旅游相关领域的合作。加强中医药健康旅游宣传推广和市场开拓。鼓励旅行社等机构开展健康旅游中介服务,设计特色健康旅游路线,提供健康旅游全流程服务。

(八)打造健康旅游服务产业项目。优化设计健康旅游产业链的整体发展架构,做好产业资源布局规划并整体设计产业管理、项目建设、标准制定、营销宣传、项目融资、环境保护以及危机管理等,引导健康旅游服务相关支撑产业集聚发展,打造药械制造、技术研发、健康管理、疾病治疗、康复疗养、养生养老等健康旅游产业集聚发展的产业格局。鼓励发展医学检验等第三方医疗服务。

(九)推进健康旅游服务信息化。制定与国际衔接的信息标准,加强医院信息平台建设。建立健康旅游信息服务体系,实现24小时咨询服务和全流程跟踪服务。发展与国外医疗机构联通的远程会诊等远程医疗服务,健全检查检验结果互认共享机制,探索远程监护指导、远程手术指导等远程医疗服务。

(十)积极发展商业健康保险。丰富商业健康保险产品,发展多样化健康保险服务。鼓励商业保险公司提供与健康旅游服务相适应的多样化、多层次、规范化的产品和服务。建立商业保险公司与医疗、体检、护理等机构的合作机制,提供与商业健康保险产品相结合的疾病预防、健康维护、慢性病管理等健康管理服务。推广商业健康保险个人所得税试点政策。

四、优化健康旅游政策环境

(十一)推进市场准入和行业规范建设。深入推进简政放权、放管结合、优化服务改革,进一步转变政府职能,减少审批事项,规范改进审批行为,提高审批效率,放宽市场准入。研究不同类型健康旅游服务机构标准,规范机构基本标准和审批程序,加强开办支持和服务指导,建立公开、透明、平等、规范的健康旅游服务业准入制度,简化程序,优化流程,推进一站受理、窗口服务、并联审批。开展医疗服务的,要纳入医疗机构统一准入管理。建立健全国际医疗服务标准、国际医疗服务指南等相关制度。鼓励中医机构进行国际认证,加快建立中医药国际标准体系和诊疗服务规范体系,推进中医药健康旅游服务标准化和专业化。统筹考虑多层次医疗需求,制定和完善医疗卫生服务体系规划、医疗机构设置规划、大型医用设备配置规划,完善规划调控方式,优化配置医疗资源,促进社会办医加快发展,凡符合规划条件和准入资质的,不得以任何理由限制。

(十二)健全健康旅游法治和监管体系。系统梳理并健全完善健康旅游相关法律法规,重点解决可能存在的医疗责任划分、行业监管等问题。完善监管机制,创新监管方式,加大监管力度,推行属地化管理,依法规范健康旅游服务机构及个人从业行为,加强事中事后监管,强化服务质量监管和市场日常监管,严肃查处无证行医和违法经营行为,保障群众健康权益,维护消费者利益,营造公平竞争的环境。

(十三)完善健康旅游产业发展的支持政策。加大对健康旅游产业发展的政策扶持力度,在用地、人才引进、执业环境等方面给予政策扶持和倾斜。支持健康旅游服务机构按规定开展适宜医疗技术,加强对其医疗技术临床应用的管理和指导。完善价格政策。社会资本举办健康旅游服务机构的医疗服务价格实行市场调节价。健康旅游服务用地纳入土地利用总体规划和年度用地计划,强化监管,严禁改变用途。鼓励公立医院与社会办医疗机构在人才、管理、服务、技术、品牌等方面建立协议合作关系,允许公立医院根据规划和需求,与社会力量合作举办新的非营利性医疗机构。

(十四)优化投融资引导政策。鼓励社会资本进入健康旅游产业,推广政府和社会资本合作(PPP)模式,充分发挥社会力量作用。鼓励金融机构按照风险可控、商业可持续原则,创新适合健康旅游服务业特点的金融产品和服务方式,加大金融支持力度。支持保险机构运用股权投资、战略合作等方式参与健康旅游产业链整合。鼓励各类创业投资机构和融资担保机构对健康旅游领域创新性业态、小微企业开展业务。

(十五)健全人力资源保障机制。加强复合型人才培养。鼓励社会资本举办职业院校,规范并加快培养护士、护理员、康复治疗师、健康管理师、医学英语、营销运营等从业人员。加强针对健康医疗服务机构、国际旅行健康咨询机构、旅游服务机构等相关服务人员的业务培训和语言培训,提高健康旅游的服务品质和管理水平。加快推进医师多点执业,鼓励地方探索建立区域性医疗卫生技术及服务人才有序流动的机制,对非公立医疗机构的人才培养、培训和进修等给予支持。

(十六)建设诚信服务制度。加强行业自律和社会监督,加快建设诚信服务制度。引导企业、相关从业人员增强诚信意识,自觉开展诚信服务,守法经营。支持健康旅游相关行业依法成立行业协会,充分发挥行业协会的指导和监督作用,制定行业自律准则和标准,规范行业发展,推动健康旅游产业可持续发展。

五、组织实施

(十七)加强组织领导。建立健康旅游发展部门协作机制,统筹协调健康旅游发展涉及的医疗卫生、旅游等方面的政策,推动健康服务业与旅游业融合发展。各地要将健康旅游作为发展健康服务业的重要内容,充分发挥地方政府的引导和推动作用,科学规划,积极探索,推进健康旅游产业发展。制订年度实施计划,加强统计监测工作,健全相关信息发布制度。

(十八)推进试点示范。选择一批具备良好资源条件、具有前期工作基础、符合政策支持方向、地方积极性较高的健康旅游项目,建设各具特色的健康旅游示范基地,形成稳定的健康旅游客户群体市场。同时,在行业准入、人才引进、执业环境等方面先行先试有关政策措施,推动体制机制创新。坚决避免脱离实际、一哄而上、盲目重复建设,杜绝成为简单园区建设或变相搞房地产开发。

(十九)加强国际交流合作。加强与健康旅游产业发达国家和地区的交流,学习借鉴国际先进发展经验。加强与国际相关组织和机构的合作,参与相关标准制定,提升我国在相关领域的影响力和话语权。大力引进国际专业人才、管理技术和经营模式,提高我国健康旅游产业的技术和发展水平。积极发挥援外医疗队在健康旅游中的桥梁纽带作用。

国家卫生计生委　国家发展改革委
财政部　　　　　国家旅游局
国家中医药局

国务院办公厅关于深化医教协同
进一步推进医学教育改革与发展的意见

2017 年 7 月 3 日

各省、自治区、直辖市人民政府,国务院各部委、各直属机构:

医教协同推进医学教育改革与发展,加强医学人才培养,是提高医疗卫生服务水平的基础工程,是深化医药卫生体制改革的重要任务,是推进健康中国建设的重要保障。为深入贯彻落实全国卫生与健康大会精神和《"健康中国 2030"规划纲要》,进一步加强医学人才培养,经国务院同意,现提出以下意见。

一、总体要求

(一)指导思想。全面贯彻党的十八大和十八届三中、四中、五中、六中全会精神,深入贯彻习近平总书记系列重要讲话精神和治国理政新理念新思想新战略,认真落实党中央、国务院决策部署,统筹推进"五位一体"总体布局和协调推进"四个全面"战略布局,牢固树立和贯彻落实新发展理念,坚持以人民为中心的发展思想,紧紧围绕推进健康中国建设,贯彻党的教育方针和卫生与健康工作方针,始终坚持把医学教育和人才培养摆在卫生与健康事业优先发展的战略地位,遵循医学教育规律和医学人才成长规律,立足基本国情,借鉴国际经验,创新体制机制,以服务需求、提高质量为核心,建立健全适应行业特点的医学人才培养制度,完善医学人才使用激励机制,为建设健康中国提供坚实的人才保障。

(二)主要目标。到 2020 年,医学教育管理体制机制改革取得突破,医学人才使用激励机制得到完善,以"5+3"(5 年临床医学本科教育+3 年住院医师规范化培训或 3 年临床医学硕士专业学位研究生教育)为主体、"3+2"(3 年临床医学专科教育+2 年助理全科医生培训)为补充的临床医学人才培养体系基本建立,全科、儿科等紧缺人才培养得到加强,公共卫生、药学、护理、康复、医学技术等人才培养协调发展,培养质量显著提升,对卫生与健康事业的支撑作用明显增强。到 2030 年,医学教育改革与发展的政策环境更加完善,具有中国特色的标准化、规范化医学人才培养体系更加健全,医学人才队伍基本满足健康中国建设需要。

二、加快构建标准化、规范化医学人才培养体系,全面提升人才培养质量

(三)提高生源质量。本科临床医学类、中医学类专业逐步实现一本招生,已经实施招生批次改革的省份,要采取措施吸引优秀生源报考医学专业,提高生源质量。严格控制医学院校本科临床医学类专业单点招生规模。鼓励举办医学教育的中央部门所属院校适度扩大本科医学类专业招生规模,增加优质人才供给。

(四)提升医学专业学历教育层次。中职层次农村医学、中医专业要逐步缩减初中毕业生招生规模,逐步转向在岗乡村医生能力和学历提升。2020年后,逐步停止中职层次农村医学、中医专业招生;届时中西部地区、贫困地区确有需要举办的,应依据本地区村卫生室人员岗位需求,按照省级卫生计生行政部门(含中医药管理部门,下同)有关开办区域、培养规模、执业地域范围等方面的要求,由省级教育行政部门会同省级卫生计生行政部门按照有关规定备案后招生。根据行业需求,严格控制高职(专科)临床医学专业招生规模,重点为农村基层培养助理全科医生。稳步发展医学类专业本科教育。调整优化护理职业教育结构,大力发展高职护理专业教育。

(五)深化院校医学教育改革。夯实5年制临床医学、中医学教育基础地位。把思想政治教育和医德培养贯穿教育教学全过程,推动人文教育和专业教育有机结合,引导医学生将预防疾病、解除病痛和维护群众健康权益作为自己的职业责任。统筹优化通识教育、基础教育、专业教育,推动基础与临床融合、临床与预防融合,加强面向全体医学生的全科医学教育,规范临床实习管理,提升医学生解决临床实际问题的能力,鼓励探索开展基于器官/系统的整合式教学和基于问题的小组讨论式教学。推进信息技术与医学教育融合,建设国家教学案例共享资源库,建设一批国家精品在线开放课程。加强教师队伍建设,在医学院校建立教师发展示范中心,对新任职教师(含临床教师)逐步实施岗前培训制度。积极推进卫生职业教育教学改革,构建现代卫生职业教育体系,坚持工学结合,规范和强化实践教学环节,健全教学标准动态更新机制,促进教育教学内容与临床技术技能同步更新。

深化临床医学、口腔医学、中医专业学位研究生教育改革。考试招生要加强临床医学职业素质和临床能力考查;统筹优化临床培养培训内容和时间,促进硕士专业学位研究生教育与住院医师规范化培训有机衔接;加强硕士专业学位研究生的临床科研思维和分析运用能力培养,学位论文可以是研究报告、临床经验总结、临床疗效评价、专业文献循证研究、文献综述、针对临床问题的实验研究等。严格控制8年制医学教育高校数量和招生规模,积极探索基础宽厚、临床综合能力强的复合型高层次医学人才培养模式和支撑机制。

加强医学院校临床教学基地建设,制订完善各类临床教学基地标准和准入制度,严格临床教学基地认定审核和动态管理,依托高校附属医院建设一批国家临床教学培训示范中心,在本科生临床实践教学、研究生培养、住院医师规范化培训及临床带教师资培训等方面发挥示范辐射作用。高校要把附属医院教学建设纳入学校发展整体规划,明确附属医院临床教学主体职能,将教学作为附属医院考核评估的重要内容;高校附属医院要把医学人才培养作为重大使命,处理好医疗、教学和科研工作的关系,健全教学组织机构,加大教学投入,围绕人才培养优化临床科室设置,加强临床学科建设,落实教育教学任务。

(六)建立完善毕业后医学教育制度。落实并加快完善住院医师规范化培训制度,健全临床带教激励机制,加强师资队伍建设,严格培训过程管理和结业考核,持续加强培训质量建设,培训合格证书在全国范围内有效。保障住院医师培训期间待遇,积极扩大全科、儿科等紧缺专业培训规模,探索建立培训招收计划与临床岗位需求紧密衔接的匹配机制,增补建设一批住院医师规范化培训基地,2020年前基本满足行业需求和人才培养需要;高校要加大投入、加快建设,提升附属医院临床教学水平,将符合条件的附属医院优先纳入培训基地。稳妥推进专科医师规范化培训制度试点,不断提高临床医师专科诊疗水平,探索和完善待遇保障、质量控制、使用激励等相关政策,逐步建立专科医师规范化培训制度。探索建立公共卫生与临床医学复合型人才培养机制,培养一批临床医学专业基础扎实、防治结合的公共卫生人才。

积极探索和完善接受住院医师规范化培训、专科医师规范化培训的人员取得临床医学、口腔医学、中医硕士和博士专业学位的办法。调整完善住院医师规范化培训和专科医师规范化培训标准、年限以及考核要求等规定,逐步建立统一规范的毕业后医学教育制度。

(七)健全继续医学教育制度。强化全员继续医学教育,健全终身教育学习体系。将继续医学教育合格作为医疗卫生人员岗位聘用和定期考核的重要依据,作为聘任专业技术职务或申报评定上一级资格的重要条件。以基层为重点,以岗位胜任能力为核心,围绕各类人才职业发展需求,分层分类制订继续医学教育指南,遴选开发优质教材,健全继续医学教育基地网络,开展有针对性的教育培训活动,强化规范管理。大力发展远程教育,支持建立以国家健康医疗开放大学为基础、中国健康医疗教育慕课联盟为支撑的健康教育培训云平台。

(八)强化医学教育质量评估。建立健全医学教育质量评估与认证制度,到2020年建立起具有中国特色、国际实质等效的院校医学教育专业认证制度,探索实施高职临床医学、护理等专业质量评估,加强医学类博士、硕士学位授权点合格评估,推进毕业后医学教育和继续医学教育第三方评估。将人才培养工作纳入公立医院绩效考核以及院长年度和任期目标责任考核的重要内容。将医师和护士资格考试通过率、规范化培训结业考核通过率、专业认证结果等逐步予以公布,并作为高校和医疗卫生机构人才培养质量评价的重要内容。建立预警和退出机制,对高校和承担培训任务的医疗卫生机构实施动态管理,质量评估与专业认证不合格者限期整改,整改后不达标者取消招生(收)资格。

三、促进医学人才供给与需求有效衔接,全面优化人才培养结构

(九)建立健全医学人才培养供需平衡机制。统筹卫生与健康事业各类医学人才需求,制定卫生与健康人才培养规划,加强全科、儿科、妇产科、精神科、病理、老年医学、公共卫生、护理、助产、康复、心理健康等紧缺人才培养。制定服务健康事业和健康产业人才培养的引导性专业目录,推动医学院校进一步优化学科专业结构。严格医学教育准入标准,规范医学专业办学,强化监督管理,新增医学类专业布点重点向中西部医学教育资源匮乏的地区倾斜。省级教育、卫生计生行政部门要定期沟通,坚持按需招生、以用定招,探索建立招生、人才培养与就业联动机制,省级卫生计生行政部门要定期制定和发布人才需求规划,省级教育行政部门及医学院校要根据人才需求及医学教育资源状况,合理确定医学专业招生规模及结构。

(十)加强以全科医生为重点的基层医疗卫生人才培养。通过住院医师规范化培训、助理全科医生培训、转岗培训等多种途径,加大全科医生培养力度。完善订单定向医学生教育培养政策,鼓励有条件的省份结合本地实际积极探索按照考生户籍以县为单位定向招生的办法,将本科毕业生全部纳入全科专业住院医师规范化培训,根据需求适度扩大培养规模;严格履约管理,及时落实就业岗位和薪酬待遇,鼓励各地探索实行"县管乡用"(县医院聘用管理、乡镇卫生院使用)的用人管理制度。对在岗基层卫生人员(含乡村医生)加强全科医学、中医学基本知识技能和适宜技术培训。

(十一)加强中医药人才培养。分类推进中医药教育改革,适度增加具有推荐优秀应届本科毕业生免试攻读研究生资格的中医类院校为"5+3"一体化招生院校,促进中医药院校教育与中医住院医师规范化培训的衔接。构建服务生命全周期的中医药学科专业体系,推进中医药养生保健、健康养老等人才培养。完善中医药师承教育制度,加强师承导师、学科带头人、中青年骨干教师培养,建立以名老中医药专家、教学名师为核心的教师团队,实施中医药传承与创新"百千万"人才工程(岐黄工程),加快推进中医药高层次人才培养。建立完善西医学习中医制度,鼓励临床医学专业毕业生攻读中医专业学位,鼓励西医离职学习中医。鼓励扶持民族地区和高等院校开办民族医药相关专业,支持有条件的院校开展民族医药研究生教育。

(十二)促进区域医学教育协调发展。以中西部地区为重点,加强薄弱地区医学院校教育、毕业后教育和继续教育能力建设。在中西部高等教育振兴计划实施过程中,加大对中西部医学院校的政策和资金支持力度。发挥高水平医学院校的辐射带动作用,提升薄弱院校办学水平,加大东部高校"团队式"对口支援西藏医学教育工作力度,加快西藏现代高等医学教育体系建设。以新疆和西藏为重点,实施住院医师规范化培训西部支援行动和专科医师规范化培训中西部地区支持计划。通过专家支援、骨干进修、适宜医疗技术推广等多种形式,提升中西部地区、贫困地区、农村基层医务人员的医疗卫生服务能力。

四、创新体制机制,加强医教协同管理

(十三)建立医学教育宏观管理协调机制。国家和各省(区、市)要分别建立教育、卫生计生、机构编制、发展改革、财政、人力资源社会保障、中医药等多部门共同参与的医学教育宏观管理协调机制,统筹医学教育改革发展,共同研究协商重大政策与问题。

(十四)强化医学教育统筹管理。教育部、国家卫生计生委、国家中医药局要进一步加强医学教育综合管理和统筹协调。成立医学教育专家委员会,充分发挥专家智库作用,为医学教育改革与发展提供智力支持。支持行业学(协)会参与学科专业设置、人才培养规划、标准制修订、考核评估等工作,相关公共服务逐步交由社会组织承担。教育部、国家卫生计生委与省级人民政府要共建一批医学院校,教育部、国家中医药局与省级人民政府要共建若干中医药院校,在人才培养、科学研究、经费投入等方面给予政策倾斜,提升共建院校办学能力和水平,更好地服务区域和全国卫生与健康事业发展。在世界一流大学和一流学科建设中对医学院校和医学学科予以支持。

（十五）深化综合性大学医学教育管理体制改革。遵循医学教育规律，完善大学、医学院（部）、附属医院医学教育管理运行机制，保障医学教育的完整性。加强对医学教育的组织领导，在现有领导职数限额内，逐步实现配备有医学专业背景的副校长分管医学教育或兼任医学院（部）院长（主任），有条件的高校可根据实际需要探索由常务副校长分管医学教育或兼任医学院（部）院长（主任），或由党委副书记兼任医学院（部）书记。实化医学院（部）职能，建立健全组织机构，强化对医学教育的统筹管理，承担医学相关院系和附属医院教学、科研、人事、学生管理、教师队伍建设、国际交流等职能。教育部、国家卫生计生委要组织开展综合性大学医学教育管理体制改革试点，在国家改革建设重大项目上对试点高校予以倾斜支持。

五、完善人才使用激励政策

（十六）提升医疗卫生行业职业吸引力。深化医药卫生体制改革，理顺医疗服务价格，合理体现医务人员专业技术劳务价值，加快建立适应行业特点的人事薪酬制度，吸引优秀人才从事医疗卫生工作，特别是全科、儿科、精神科、公共卫生等紧缺专业。建立健全符合行业特点的人才评价机制，坚持德才兼备，注重凭能力、实绩和贡献评价人才，克服唯学历、唯资历、唯论文等倾向。完善职称晋升办法，拓宽医务人员职业发展空间。本科及以上学历毕业生参加住院医师规范化培训合格并到基层医疗卫生机构（新疆、西藏及四省藏区等艰苦边远地区可放宽到县级医疗卫生机构，下同）工作的，可直接参加中级职称考试，考试通过的直接聘任中级职称，增加基层医疗卫生机构的中高级专业技术岗位比例。对"定向评价、定向使用"的基层医疗卫生机构高级专业技术岗位实行总量控制、比例单列，不占各地高级岗位比例。

根据医疗卫生机构功能定位和工作特点，分层分类完善临床、公共卫生、护理、康复、医学技术等各类专业人才准入和评价标准。创新人才使用机制，落实公立医院用人自主权，对急需引进的高层次人才、紧缺专业人才以及具有高级专业技术职务或住院医师规范化培训合格证书、专科医师规范化培训合格证书的人员，可由医院采取考察的方式予以公开招聘。基层卫生计生事业单位招聘高层次和全科等急需紧缺专业技术人才，可直接考察聘用。

六、完善保障措施

（十七）加强组织实施。各地各有关部门要充分认识医教协同推进医学教育改革发展的重要意义，提高思想认识，加强组织领导，强化部门协同，明确责任分工,狠抓贯彻落实。各省(区、市)要在2017年9月底前出台具体实施方案。

(十八)保障经费投入。积极发挥财政投入的引导和激励作用,调动社会、医疗卫生机构、个人出资的积极性,建立健全多元化、可持续的医学教育经费保障机制和政府投入动态调整机制。根据财力、物价变动水平、培养成本等情况适时调整医学门类专业生均定额拨款标准、住院医师规范化培训补助标准,探索建立专科医师规范化培训补助机制,加大继续医学教育投入,合理确定医学门类专业学费标准,完善对贫困家庭医学生的资助政策。改革探索以培养质量、绩效评价为导向的经费拨款方式,提高资金使用效率。地方各级人民政府要按照规定落实投入责任,加大投入力度,中央财政予以适当补助。

(十九)强化追踪监测。建立健全追踪监测机制,制订部门分工方案和追踪监测方案,对实施进度和效果进行监测评估。实施常态化、经常化的督导考核机制,强化激励和问责。对各地在实施过程中好的做法和有效经验,要及时总结推广。

教育部 国家中医药管理局关于医教协同深化中医药教育改革与发展的指导意见

2017年7月13日

各省、自治区、直辖市教育厅(教委)、中医药管理局,新疆生产建设兵团教育局、卫生局,教育部直属有关高等学校,中国中医科学院:

为深入贯彻党的十八大和十八届三中、四中、五中、六中全会精神以及全国卫生与健康大会精神,全面落实《国家中长期教育改革和发展规划纲要(2010—2020年)》《国务院关于扶持和促进中医药事业发展的若干意见》《中医药发展战略规划纲要(2016—2030年)》等文件精神,加快构建符合自身特点的中医药人才培养体系,促进中医药教育更好地服务中医药发展和健康中国建设,现就医教协同深化中医药教育改革与发展提出如下意见。

一、指导思想

以邓小平理论、"三个代表"重要思想、科学发展观为指导,深入贯彻习近平总书记系列重要讲话精神和治国理政新理念新思想新战略,遵循中医药教育和人才成长规律,以解决中医药教育科学发展关键领域的重点难点问题为突破口,以完善中医药教育体制机制为着力点,深化中医药教育综合改革,全面提高中医药教育质量,推进中医药人才队伍建设,为中医药振兴发展提供强有力的智力支持和人才保障。

二、总体目标与重点任务

到2020年,基本建成院校教育、毕业后教育、继续教育三阶段有机衔接,师承教育贯穿始终,符合中医药事业发展要求和学科特色的中医药人才培养体系。院校教育质量得到显著提高,毕业后教育得到有效普及,继续教育实现全面覆盖,师承教育优势得到充分发挥。

围绕中医药医疗、保健、教育、科研、产业、文化和对外交流与合作全面协调发展需求,着力推进以"5+3"(5年中医学本科教育+3年中医住院医师规范化培训或3年中医硕士专业学位研究生教育)为主体,以"3+2"(3年中医学专科教育+2年中医类别助理全科医生培训)为补充的中医临床人才培养,加快推进中医药健康服务技术技能人才培养,统筹推进多类型中医药人才培养,建立和完善符合中医药行业特点、以职业胜任能力和创新创业能力提升为主线的人才培养、评价、激励机制,形成有利于优秀中医药人才脱颖而出的政策环境和社会氛围。

三、主要举措

(一)深化院校教育改革,提高中医药人才培养质量

1. 创新中医药人才培养模式。落实立德树人的根本任务,强化德育为先、能力为重、通专融合的教育理念,坚持继承与创新相结合、理论与实践相结合、共性培养与个性发展相结合,着力加强中医药思维培养与实践能力、传承创新能力和人文精神的同步提升。扎实推进卓越医生(中医)教育培养计划和中药类专业教育教学改革,健全完善中医药长学制教育,适度增加具有推免资格的中医药院校为"5+3"一体化招生院校。改革中医硕士专业学位研究生教育培养模式,推进研究生教育与中医住院医师规范化培训的深度融合。加强中医药院校信息化建设和跨区域、跨学科合作,促进中医药教育优质资源的开放与共享。

2. 优化中医药学科专业结构。围绕建设"世界一流大学和一流学科"的总体要求,加强中医药重点学科建设,打造一批世界一流的中医药名校和学科。围绕健康服务发展需求,构建服务生命全周期的中医药学科专业体系,加强中医护理人才培养力度,鼓励有条件的高校试办中医药健康服务学院,设立中医养生、中医康复、健康管理等专业,加大应用型中医药健康服务专门人才培养。以加强高层次中西医结合人才培养为重点,开展中西医结合教育改革,鼓励临床医学专业学生报考中医专业学位研究生和西医离职学习中医,建立更加完善的西医学习中医制度。大力发展民族医药教育,鼓励和扶持民族地区和高校开办民族医药专业,支持有条件的高校开展民族医药研究生教育。

3. 改革中医药课程体系。推进中医药课程内容整合与优化,构建以中医药传统文化与经典课程为根基,以提升中医药健康服务能力为导向的课程体系。加强基础与临床课程的贯通,实现理论与实践的充分融合。探索开展中医药经典能力等级考试等改革试点。鼓励高校开设适应中医药健康服务需求的创新课程。推动中医药人文社科振兴发展,促进中医药人文教育与专业教育的有机结合。推动中医药教材改革,推出一批符合中医药教育规律、适应中医药教育改革发展要求的优秀教材。

4. 加强中医药实践教学能力建设。进一步理顺中医药院校与其附属医院、教学医院的关系,明确并强化附属医院、教学医院临床教学主体职能,充分发挥

中医药院校附属医院在中医药临床教学、住院医师规范化培训中的示范引领作用，建设一批集临床实践教学、住院医师规范化培训、继续教育为一体的中医药临床教育基地。制订完善各类中医临床教学基地标准和准入制度，开展临床教学基地认定审核工作，规范附属医院、教学医院、实习医院的认定与管理。将临床教学质量评价作为医院等级评审与综合考核、院校教育质量审核评估、专业认证等的核心内容，以及中医药院校附属医院专业技术职务评审与聘用的必要条件与重要依据。

5. 强化中医药师资队伍建设。建设若干国家中医药教师发展中心，实施高水平"双师型"师资和优秀教学团队发展计划，加强师承导师、学科带头人、中青年骨干教师培养。各中医药院校及其附属医院要建立以名老中医药专家、教学名师为核心的教师团队，支持中医课程教师从事中医临床工作，强化中医药经典理论教师、临床教师培养，鼓励名老中医药专家"上讲台"，中青年教师"做临床"，临床医师"授经典"。

6. 健全中医药教育质量保障体系。推进建立涵盖院校教育和毕业后教育的质量保障机制，充分发挥国家高等中医药教育质量监测中心作用，加强对中医药学科建设、专业建设、教学质量、需求与就业等的监测、分析、评价与信息发布，定期发布国家高等中医药教育质量监测年度报告。加快建立中医药专业认证制度。积极推进中医类别执业医师分阶段考试改革。

7. 加强中医药教育对外交流与合作。加快建立中医药教育国际标准体系，加大与国际组织、外国政府和地区以及高等学校之间的中医药国际教育交流与合作，鼓励中医药院校在境外开办中医孔子学院、中医药中心。大力发展各层次中医药留学生教育，努力提高中医药留学生教育质量。积极开展针对境外人员的短期中医药知识与技能培训。推进能够满足中医药"一带一路"建设、中医药服务贸易、中医药国际标准化等需要的中医药外向型复合型人才培养。进一步提高中医药教育服务质量，开发品牌教育产品，发挥教育在中医药对外交流与合作中的促进作用。

（二）建立健全毕业后教育制度，培养合格中医临床医师

1. 全面实施中医住院医师规范化培训。完善中医住院医师规范化培训相关政策机制，统筹兼顾中医类专业学生数量和培训基地培养能力，合理确定培训规模。加强中医住院医师规范化培训基地建设及师资培养，强化培训质量监测与评估，建设一批国家示范性中医住院医师规范化培训基地和师资培训基地。

建立国家统一的结业考核专业理论题库,严格培训过程管理与考核,确保培训质量。

2. 探索开展中医医师专科规范化培训。在全面提高中医医师临床诊疗能力基础上,科学设定培训专科,开展中医医师专科规范化培训试点。充分发挥名老中医药专家作用,探索建立符合中医药自身特点的,以传承名老中医药专家学术思想与临床经验、提升中医医师专科诊疗能力与水平为主要内容的中医医师专科规范化培训模式。做好中医医师专科规范化培训与中医类别医师执业管理制度的衔接。

3. 积极推进中医类别全科医生(助理全科医生)培养。健全中医全科专业培训体系,鼓励中医药院校设立全科医学系,将中医全科作为中医住院医师规范化培训的急需紧缺专业进行重点招收培训。加大支持力度,提升中医全科岗位吸引力,鼓励和吸引中医类专业毕业生参加中医类别全科医生(助理全科医生)规范化培训,充分发挥中医类别全科医生在基层医疗卫生服务中的作用,提高基层中医药服务能力和水平。

(三)完善继续教育体系,提升中医药人才队伍整体素质

1. 扩大中医药继续教育覆盖面。以满足中医药人员职业发展需求为导向,以岗位胜任能力为核心,以突出中医药特色优势为重点,广泛深入开展各种适宜有效的中医药继续教育活动,不断提升中医药人员的职业素质能力。着力推进基层中医药人才培养,开展中医适宜技术推广、在职在岗医药卫生人员中医药知识与技能培训等面向基层的中医药继续教育和人才培养专项。

2. 创新中医药继续教育模式。加强统筹管理,充分利用中医药院校、中医医疗机构等的教学资源,发挥中医药行业学术团体的优势和作用,创新中医药继续教育模式及管理方法,探索开展"互联网+"中医药继续教育,提高中医药继续教育的针对性、有效性和便捷性。

3. 健全中医药继续教育体系。加强中医药继续教育政策制度、组织管理、师资队伍、信息化建设和日常监管,鼓励优秀中医药人才承担继续教育教学工作。建立能够满足各级各类中医药人员培训需求的中医药继续教育基地,发挥基地的示范引领作用,提高中医药继续教育质量。

(四)加强师承教育,提高中医药传承创新能力

1. 逐步建立中医药师承教育制度。将师承教育贯穿中医药人才培养全过程,发挥师承教育独特作用,总结师承教育规律,制定师承教育标准和相关政

策措施,建立师承教育运行机制,完善师承教育考评和监管体系,推动师承教育全面发展。

2. 创新师承教育与院校教育、毕业后教育相结合的人才培养模式。鼓励有条件的中医药院校将师承教育全面覆盖中医药类专业学生,推动中医药研究生教育与师承教育的有机衔接,提高院校教育教学质量。将师承教育作为中医医师规范化培训的重要内容,提高中医医师临床诊疗水平。

3. 推进师承教育模式的人才培养专项建设。深入开展全国老中医药专家学术经验继承工作、名老中医药专家和中医学术流派传承工作室建设、中药特色技术传承人才培养等不同层次、不同类型的师承教育项目,吸引、鼓励名老中医药专家和长期服务基层的中医药专家通过师承模式培养多层次中医药骨干人才,充分发挥师承教育优势,强化中医药学术、技能传承,着力培养一批中医药传承领军人才、特色人才。

四、保障措施

(一)建立推进中医药教育改革与发展的政策保障机制。健全国家、省级教育行政部门和中医药管理部门之间的中医药教育工作协调机制,加强对中医药人才培养的宏观规划、政策保障、工作指导和质量监控,在专业设置、教学管理、模式创新、评价考核等方面给予高等学校更多自主权。建立中医药人才培养与中医药行业人才需求的供需平衡机制,各级中医药管理部门要根据中医药事业发展需要,研究提出全国和本地区不同层次、不同专业人才需求规划,并纳入国家和区域卫生计生人才发展规划;国家和各级教育行政部门积极支持高等医学院校,根据人才需求及中医药教育资源状况,合理确定中医药专业招生规模及结构。加大对中西部地区高等中医药院校的支持,在中西部高校基础能力建设专项等项目中优先纳入中西部中医药院校,缩小区域、院校和学科专业之间培养水平的差距。推进教育部、国家中医药管理局等与地方省级人民政府共建中医药院校工作,加大共建力度,发挥共建院校在中医药教育教学改革中的示范、引领作用。推动中医药教育协同创新,面向国家健康服务业和中医药事业发展的战略需求,支持中医药院校加强协同创新中心建设。支持建设国家级中医临床教学案例共享资源库和精品在线开放课程,开展中医药行业教学成果、优秀教材、教学名师等遴选建设工作。

(二)建立中医药教育投入保障机制。各级教育、中医药行政管理部门要积极协调发展改革、财政等部门,根据中医药人才培养的特点,进一步加大中医药教育财政补助,参照教育部直属高校医学类专业生均拨款标准,提高中医学类专业生均拨款。中医药院校要统筹加强中医药实践教学基地建设,切实加大对中医药实践教学基地的经费投入。国家重点支持建设一批中医药重点学科、专业和课程,重点建设一批中医临床教学基地、住院医师规范化培训基地和继续教育基地,重点补助基础设施建设、设备购置、教学实践活动等。实施中医药传承与创新"百千万"人才工程,建立骨干人才、优秀人才、领军人才有机衔接的中医药高层次人才队伍。

(三)建立完善中医药人才评价与激励机制。积极推动完善中医药专业技术职务评审考核机制,注重实践能力、工作绩效、职业素养的考评。健全符合中医药行业特点的中医药专业技术人员评价体系和绩效考核指标体系,坚持德才兼备,注重实绩和贡献,克服唯学历、唯职称、唯论文等倾向。探索建立国医大师、全国名中医、省级名中医等不同层级衔接,政府表彰和社会褒奖相结合的激励机制,促进优秀人才脱颖而出。

关于加强中医药健康服务科技创新的指导意见

2018 年 7 月 19 日

为促进中医药健康服务领域科技创新,以科技创新推动中医药健康服务能力与水平提升,更好地满足人民群众健康需求,推进"健康中国"建设,依据《中医药健康服务发展规划(2015—2020年)》《"健康中国2030"规划纲要》《中医药发展战略规划纲要(2016—2030年)》《国家创新驱动发展战略纲要》和《中医药"一带一路"发展规划(2016—2020年)》等有关文件精神,特制定本指导意见。

一、总体要求

(一)指导思想。全面贯彻落实党的十九大精神,坚持以习近平新时代中国特色社会主义思想为指导,根据《中华人民共和国中医药法》和《中医药发展战略规划纲要(2016—2030年)》有关文件要求,以满足人民群众全方位、全生命周期健康服务需求为核心,促进中医药健康服务领域科技创新,通过科技创新丰富中医药健康服务产品种类,拓宽服务领域,提升中医药健康服务能力与水平。

(二)基本原则。

1. 立足继承,开拓创新。坚持遵循中医药自身发展规律,系统继承中医药养生保健和防病治病的学术思想和实践经验,保持与发挥中医药特色与优势,同时加强中医药健康服务与现代科技相融合,加强自主创新,完善中医药健康服务的理论知识体系和技术服务体系,丰富发展中医药健康服务产品。

2. 需求导向,统筹发展。以满足人民日益增长的健康需求作为中医药健康服务科技创新工作的出发点,兼顾不同地区、不同人群的多样化健康需求,统筹发展,全面提升人民群众健康素质。

3. 深化改革,创新机制。加快科技转化,拓展服务范围,创新服务模式,鼓励企业开展科技创新及成果转化,探索建立政府引导、高等院校、科研院所、中医医疗机构及创新型企业等多方参与,财政支持、机构自筹及社会资本多元投入的中医药健康服务科技创新机制。

(三)发展目标。到2030年,建立以预防保健、医疗、康复的全生命周期健康服务链为核心的中医药健康服务科技创新体系,完善"产学研医用"协同创新机制,中医药健康服务科技创新能力与创新驱动能力显著提升。要以中医药学为主体,融合现代医学及其他学科的技术方法,不断完善中医药健康服务理论知识,发展中医药健康服务技术与方法,丰富中医药健康服务产品,创新中医药健康服务模式,健全中医药健康服务标准,强化中医药健康服务科技创新平台建设,提升中医健康服务能力与水平。

二、加强中医药健康服务理论与技术方法的研究

(四)深化中医药健康服务相关理论研究。系统总结中医养生保健、防病治病及康复理论方法,遵循中医生命观、健康观、疾病观和预防治疗观,将中医药特色优势与健康管理、精准医学相结合,以健康促进和慢性病防治为重点,开展中医健康状态辨识与干预,中医健康管理策略、模式和过程管理工具等研究,构建中医药疾病预防、治疗和康复三级防治体系,形成适用于个体、社区及特定群体的健康促进与慢病防治模式,促进健康管理和服务水平提高。

(五)推进中医治未病科技创新。构建治未病技术体系,围绕健康状态中医辨识评估、疾病风险预测预警、健康干预等治未病核心环节的关键技术,借鉴现代医学、生命科学与信息科学技术成果,开展中医药健康状态干预、养生保健的示范应用和科学评价研究,形成中医健康状态辨识与评估技术方法、中医疾病风险预警技术以及中医药健康干预技术方法,提升中医治未病服务能力。

(六)强化中医药防治疾病临床研究。充分发挥中医药在疾病防治领域的优势特色,以中医药有显著优势的常见及重大疾病为重点,以提高疗效水平为目标,系统开展临床评价、疗效机制、中医辨证论治诊疗能力提升以及国医大师等名老中医学术思想与临证经验传承等研究,研制中医药诊疗方案、规范与标准,取得高水平评价研究证据,筛选研发出具有明显优势的新方药、新治法或新技术,切实提高中医药的临床疗效与服务能力。

(七)加强中医药康复技术方法研究。围绕临床常见的功能障碍及重大疾病康复,开展中医药康复技术方法及应用评价研究以及传统运动疗法研究,形成系列中医康复技术方法和方案,提高中医康复诊疗水平,探索社区和居家中医药康复模式与实践评价研究。

三、加强中医药健康服务相关产品研发

(八)促进中药资源综合开发利用及新药研发。以提高中药资源对中医药健康服务的保障水平为目标,开展中药资源综合开发利用研究,加强基于临床价值的中药大品种的二次开发及中药材大品种的深度开发,打造中药材健康产业链;以满足临床需求、保障临床用药质量为核心,突破中药新药发现、中药复方质量控制、中药活性成分制备、新型制剂、安全性评价等瓶颈问题,研发一批创新中药;推动来源于古代经典名方的中药复方制剂研发。

(九)研发中医医疗器械、辅助用具和系统。围绕中医养生保健、诊疗与康复能力提升,以中医理论为指导,开展中医医疗器械及相关辅助用具研发。重点研发系列智能脉诊仪、舌诊仪等诊断设备,数字化、小型化、集成化和智能化的中医治疗设备,中医推拿和康复机器人,具有中医特色的老年康复辅具,中医智能养老设备,便于操作、适于家庭或个人使用的可穿戴式中医健康检测、监测数据采集设备,以及基于中医药大数据及互联网、人工智能技术的中医智慧诊疗(辅助)系统等产品,构建脉诊大数据智能处理与分析平台。

(十)创新发展中医药健康养生产品。以满足疲劳缓解、睡眠促进、体重控制、四时养生、女性周期调节与儿童发育等人民群众健康需求为重点,开展保健品、食疗产品和功能性化妆品等中医药健康养生产品研发,促进中药健康产业发展。

四、支撑中医药健康服务模式与机制创新

(十一)扩大服务应用和科技成果推广。明确以大型公立医疗机构为核心,区域医联体、基层医疗机构、中医馆等卫生服务机构为协同的中医药健康服务主体,社会办医医疗机构及中医药健康服务机构为有效补充,结合远程会诊、智慧医疗、健康咨询等手段及移动终端,促进中医药健康服务应用及科技创新成果宣传推广,提高中医药健康服务可及性,扩大覆盖面。

(十二)探索建立多方参与的科技创新机制。激发各类中医药健康服务主体和中医药机构的创新活力,支持企业与相关社会机构参与中医药健康服务科技创新工作,鼓励企业成为中医药健康服务产品研发、技术创新、服务模式创新及成果产业化的主体,鼓励企业在大健康产品开发、互联网+中医药健康服务、智慧医疗以及中医药健康养生、健康养老、健康旅游、健康文化等健康需求领域进行创新。

(十三)提升服务信息化智能化水平。制定中医药健康服务信息,尤其是大数据研发利用相关标准,加强行政部门、医院和医疗保障机构等信息系统研发,充分利用云计算、大数据、物联网、移动互联网等信息科技以及人工智能技术,促进中医药健康服务与互联网相融合,实现医疗保障、医疗服务、健康服务等信息共享,搭建便捷、价廉和可及的健康服务平台,简化健康服务流程,实现多元协作机制、信息资源共享机制,提高健康服务效率。

五、完善中医药健康服务标准

（十四）健全中医药健康服务标准体系。以规范服务行为、提高服务质量和提升服务水平为核心，重点加强中医药健康服务机构与人员准入、服务技术规范、产品标准与监督管理等标准研究与制定。在新兴的中医药健康服务领域，鼓励龙头企业、地方、专业学会和行业协会参与制订服务标准。完善中医药健康服务质量评价机制，鼓励第三方专业机构发展健康管理、科技咨询、检测检验、认证认可等科技服务，提高中医药健康服务质量。

（十五）推进中医药健康服务国际标准制定。实施中医药健康服务标准化行动，建立系统完善、适应发展需求的国际标准体系，抢占中医药健康服务标准高地，把握中医药健康服务国际标准制定中的主导权与话语权；加快中药质量国际标准制定以及名优中成药、大健康产品、医疗器械及辅助用具的国际化注册，促进中医药健康服务和产品进入国际医药和保健主流市场，推动与"一带一路"沿线各国的科技合作，打造中国健康服务标准和品牌，提升中医药健康服务国际影响力。

六、保障措施

（十六）加强统筹规划与组织实施。各地方、各级中医药管理部门和科技管理部门应以提高中医药健康服务水平、提升科技创新能力为目标，积极发挥政府部门引导作用，整合优势资源，科学规划本地区中医药健康服务科技创新工作，突出区域特色与优势；加强监管和组织领导，制定有利于中医药健康服务科技创新的支持政策；完善监督机制，强化标准实施，促进中医药健康服务标准化与规范化，保障服务安全与质量。

（十七）强化创新平台建设。统筹加强和积极推进国家、部门和地方重点实验室、国家临床医学研究中心、国家中医临床研究基地、国家中医药管理局重点研究室等科技创新平台建设，支持建立促进中医药健康服务科技创新的产学研联盟、双创空间、产业基地及科技园区，打造一批中医药健康服务科技创新和成果转化的高地，建立适应中医药现代化、国际化发展需求的健康科技创新协作网络，以新的组织模式和运行机制加快推进中医药健康服务创新、科技成果转化和产业发展。

（十八）加强人才团队培养。根据中医药健康服务科学研究的需要，建设多学科、专业化、复合型的高水平科研骨干人才团队，尤其注重具有科学研究与企业管理双重知识结构复合型人才的培养，进一步创新和优化科研环境、人才培养与激励机制。鼓励企业和科研机构加强人才培养和高水平人才引进,鼓励科研人员在企业与研究机构双向流动,鼓励科研人员进行创业、创新,提高中医药健康服务科技创新能力。

（十九）加强信息化建设。推进健康医疗大数据的利用开发与应用工作,实施健康中国云服务计划,加强中医药大数据的研究、开发与应用。推进中医药临床科研信息一体化建设,组织实施全民健康保障信息化工程中医药项目,支持全国各省建立省级中医药数据中心、开展基层医疗卫生机构中医诊疗区（中医馆）健康信息平台建设,实现与人口健康信息纵向贯通、横向互通,促进中医药健康科技资源和数据信息开放共享。

（国家中医药管理局、科技部）

中医药健康文化知识角建设指南

2018 年 9 月 7 日

一、中医药健康文化知识角定义

通过展板、实物、模型、中医养生保健体验设备、中医阅读角或运用电子触摸屏、LED 屏等新媒体手段,帮助城乡居民体验感受中医药文化,掌握中医药养生保健知识的固定区域。

二、基本配置

（一）简约版

1. 适用面积：10—20 平方米。

2. 适宜区域：诊室、候诊区走廊、小型养生馆、小型教室等。

3. 基本配置：平面展示区,包含展板或海报、可触式显示屏等电子设备；实物展示区,包含中医阅读角等。

（二）标准版

1. 适用面积：30—40 平方米。

2. 适宜区域：挂号大厅、大型养生馆、社区或广场、商场或机场休息区、大型教室等。

3. 基本配置：平面展示区,包含展板或海报、可触式显示屏、LED 屏等电子设备；实物展示区,包含中医阅读角、中药材或中医药器具展柜、中医药主题人物3D 模型等。

（三）升级版

1. 适用面积：50 平方米以上。

2. 适宜区域：中医药专题展览馆等。

3. 基本配置：平面展示区,包含展板或海报、可触式显示屏、LED 屏等电子设备；实物展示区,包含中医阅读角、中药材或中医药器具展柜、中医药主题人物3D 模型等；互动体验区：包含健康咨询台、中医养生保健体验设备等。

三、模板内容

（一）场景设计图：简约版、标准版、升级版中医药健康文化知识角高清效果图及 3D 渲染视频,另附医疗机构实景展示照片,便于各单位参考布景。

（二）展示内容：中医文化特色、中医基本理论、中医经典古文、中医养生理念、中药基础知识、方剂基础知识、经络腧穴、常用保健技术、常见病证调理方法9大板块的PPT、展板设计图及文字材料。中医体质养生、五脏养生、四季养生小视频。

（三）APP安装包："中医科普知识APP"安装包，可下载安装在多种电子设备上宣传展示中医药文化及科普知识。

（四）中医科普知识二维码：二维码图片，供观众扫码观看中医药文化及科普知识（或登录指定网址观看）。

四、其他

（一）模板下载方式

各单位可在国家中医药管理局政府网站政策文件栏目下载所需资源，包括：① 场景设计图；② 中医科普知识（9个主题56个知识点）；③ 中医药养生小视频；④ 中医科普知识APP；⑤ 中医科普知识二维码；⑥《多媒体展示指南》。

（二）使用须知

1. 各单位可根据实际需要对展示文字和PPT进行增删，用于多媒体展示。

2. PPT文件未设置自动播放，无动画和切换，各单位可根据需要进行幻灯片放映的设置，如切换方式、动作和时间等。

3. 展板文件可根据实际面积等比例适当放大或缩小，可直接喷绘使用。

4. PPT、展板文件、中医科普知识APP中的图片均为版权图片，授权主体为中国中医药出版社（使用时需注明出版单位），仅供公益展出、学习交流使用，不得用于出版、商务活动及网络传播（如微博、微信及APP移动客户端配图）。

（国家中医药管理局办公室）

全国中医药文化宣传教育基地管理暂行办法

2019年6月4日

第一条　为进一步规范全国中医药文化宣传教育基地（以下简称"全国中医药文化基地"）管理工作，制定本办法。

第二条　本办法适用于经国家中医药管理局遴选确认的全国中医药文化基地。

第三条　全国中医药文化基地一般应为历史上对中医药学术与文化发展有较大影响的历史遗迹、文物古迹，或者是有规模、有特色的中医药文化展示场所。

第四条　全国中医药文化基地包括但不限于以下类型：

（一）场馆类，是指规模较大、中医药文化主题突出的各类场馆，主要包括中医药博物馆、展览馆、中医名人名家纪念馆等。

（二）遗址遗迹类，是指在传承中医药文化方面具有重要价值的历史遗址遗迹，以及与遗址遗迹相关的、有一定中医药文化资源的旅游、休憩等公共场所，主要包括中医药历史遗迹、文物古迹和中医药文化主题公园、特色风景区等。

（三）教育科研机构类，是指依托教育科研机构、面向社会和公众开放、具有中医药文化宣传教育功能的场馆、设施或场所，主要包括教育科研机构内的标本馆、陈列馆、实验室、药植园、实习实训基地等。

（四）医疗机构类，是指在医德医风、中医学术流派传承等方面具有示范作用和典型意义、有专门的中医药文化展示体验场所的中医医院和提供中医药特色服务的基层医疗卫生机构，主要包括医疗机构内的中医文化景观、展览馆、标本室、特色科室病房、实习实训基地等。

（五）企业类，是指中医药"老字号"企业，主要包括企业内的中医药文化展示或体验展厅等。

第五条　申报全国中医药文化基地应当具备下列条件：

（一）已确认为省级中医药文化宣传教育基地（以下简称省级中医药文化基地）满1年。

（二）具备特色鲜明、内涵丰富的中医药文化展示内容和相应的中医药文化服务或产品。

（三）具备专门的中医药文化展示或互动体验场地，以及开展中医药文化宣传教育所需的配套设施，并根据工作需要适时完善、更新。

（四）面向社会公众开放，具备相应的接待能力。

（五）设有专门的文化宣传教育工作机构，定期开展中医药文化宣传教育活动。

（六）建有从事文化宣传教育工作的人员队伍，包括专兼职人员、志愿者等，相关人员应具备中医药及相关专业专科以上学历或接受过专门的中医药文化知识培训，具备一定的讲解、演示等能力。

（七）建有专门的网络平台（如网站、微博、微信公众号等），或在主办单位的网络平台上设有中医药文化栏目等，并且内容更新间隔应小于1个月。

（八）设有文化宣传教育专项经费，列入本单位年度预算，并实行专款专用。

（九）符合所属类型基地的基本标准。

第六条 符合上述条件的机构申报全国中医药文化基地，应当向所在地省级中医药主管部门提出申请，并提交以下申报材料：

（一）申请文件，重点说明申报理由、对完成全国中医药文化基地的任务做出承诺等。

（二）《全国中医药文化宣传教育基地申报表》。

（三）申报条件说明，对照申报条件详细说明有关情况并提供相关证明材料。

（四）其他有助于说明申报条件的必要材料。

第七条 省级中医药主管部门按照本办法要求对申请进行审核，于每年8月30日前择优向国家中医药管理局推荐，并转报相关申报材料。

第八条 全国中医药文化基地的遴选，由国家中医药管理局办公室具体负责组织，每年开展一次。

第九条 全国中医药文化基地按照下列程序遴选：

（一）从全国中医药文化基地建设专家库中抽取专家组成专家组，对申报全国中医药文化基地的进行材料审核和实地审核形成审核报告。

全国中医药文化基地建设专家库建设方案另行制定。

（二）依据专家组审核报告形成全国中医药文化基地建议名单，提交国家中医药管理局局长会议审议。

（三）国家中医药管理局局长会议审议通过的全国中医药文化基地名单在

局政府网站上公示,公示期不少于7天。

(四)公示无异议的,由国家中医药管理局确认为全国中医药文化基地。

第十条 全国中医药文化基地可依照国家中医药管理局规定的式样制作相应标牌。

第十一条 全国中医药文化基地应当于每年年底前,将本年度工作总结(包括工作开展情况统计表)、下一年度工作计划报国家中医药管理局和所在地的省级中医药主管部门。

第十二条 国家中医药管理局定期对全国中医药文化基地进行评估,原则上每三年评估一次。

全国中医药文化基地定期评估采取基地自评与专家实地评估相结合方式进行。

全国中医药文化基地定期评估由国家中医药管理局办公室具体负责组织。

第十三条 全国中医药文化基地定期评估按照以下程序进行:

(一)全国中医药文化基地根据国家中医药管理局通知要求完成自评,自评报告经所在地省级中医药主管部门审核并报国家中医药管理局。

(二)从全国中医药文化基地建设专家库中抽取专家组成专家组进行实地评估,提交评估报告和评估结果建议。

(三)依据基地自评报告和专家组评估报告、评估结果建议,确定评估结果。

评估结果分为优秀、合格和不合格。评估结果为"优秀"的,由国家中医药管理局予以通报表扬。评估结果为"不合格"的,经整改后于次年进行复评,复评仍"不合格"的撤销全国中医药文化基地命名。

第十四条 全国中医药文化基地出现下列情况之一的,取消全国中医药文化基地命名:

(一)自愿提出放弃基地名称的。

(二)因不可抗力无法继续履行基地职能的。

(三)因机构调整或撤并不适宜继续作为基地的。

(四)无正当理由不参加评估和复评的。

(五)其他不适合继续作为全国中医药文化基地的情况。

省级中医药主管部门发现本地区全国中医药文化基地存在上述情况的,应及时报国家中医药管理局。国家中医药管理局核实情况后在局政府网站上进行取消全国中医药文化基地命名的公告。自公告之日起,相关全国中医药文化基地不得再使用全国中医药文化基地名称,三年内不得申报全国中医药文化基地。

第十五条 全国中医药文化基地出现下列情况之一的,撤销其全国中医药文化基地命名:

(一)被确认为全国中医药文化基地后,发现申报材料存在虚假或申报过程中存在欺骗隐瞒情况的。

(二)有关言论和行为在社会上造成不良影响的。

(三)无特殊理由超过一年未履行全国中医药文化基地职能的。

(四)出现违法、违规行为的。

(五)定期评估"不合格"、复评仍"不合格"的。

省级中医药主管部门发现本地区的全国中医药文化基地存在上述情况的,应及时报国家中医药管理局。国家中医药管理局核实情况后在局政府网站上作出撤销全国中医药文化基地命名的公告。自公告之日起,相关全国中医药文化基地不得再使用全国中医药文化基地的名称,不得再申报全国中医药文化基地。

第十六条 本办法自发布之日起施行。

(国家中医药管理局办公室)

中共中央 国务院关于促进中医药传承创新发展的意见

2019年10月20日

中医药学是中华民族的伟大创造,是中国古代科学的瑰宝,也是打开中华文明宝库的钥匙,为中华民族繁衍生息作出了巨大贡献,对世界文明进步产生了积极影响。党和政府高度重视中医药工作,特别是党的十八大以来,以习近平同志为核心的党中央把中医药工作摆在更加突出的位置,中医药改革发展取得显著成绩。同时也要看到,中西医并重方针仍需全面落实,遵循中医药规律的治理体系亟待健全,中医药发展基础和人才建设还比较薄弱,中药材质量良莠不齐,中医药传承不足、创新不够、作用发挥不充分,迫切需要深入实施中医药法,采取有效措施解决以上问题,切实把中医药这一祖先留给我们的宝贵财富继承好、发展好、利用好。

传承创新发展中医药是新时代中国特色社会主义事业的重要内容,是中华民族伟大复兴的大事,对于坚持中西医并重、打造中医药和西医药相互补充协调发展的中国特色卫生健康发展模式,发挥中医药原创优势、推动我国生命科学实现创新突破,弘扬中华优秀传统文化、增强民族自信和文化自信,促进文明互鉴和民心相通、推动构建人类命运共同体具有重要意义。为深入贯彻习近平新时代中国特色社会主义思想和党的十九大精神,认真落实习近平总书记关于中医药工作的重要论述,促进中医药传承创新发展,现提出如下意见。

一、健全中医药服务体系

(一)加强中医药服务机构建设。发挥中医药整体医学和健康医学优势,建成以国家中医医学中心、区域中医医疗中心为龙头,各级各类中医医疗机构和其他医疗机构中医科室为骨干,基层医疗卫生机构为基础,融预防保健、疾病治疗和康复于一体的中医药服务体系,提供覆盖全民和全生命周期的中医药服务。遵循中医药发展规律,规范中医医院科室设置,修订中医医院设置和建设标准,健全评价和绩效考核制度,强化以中医药服务为主的办院模式和服务功能,建立健全体现中医药特点的现代医院管理制度。大力发展中医诊所、门诊部和特色专科医院,鼓励连锁经营。提供中医养生保健服务的企业登记经营范围使用"中医养生保健服务（非医疗）"规范表述。到2022年，基本实现县办中医医疗机构全覆盖，力争实现全部社区卫生服务中心和乡镇卫生院设置中医馆、配备中医医师。

（二）筑牢基层中医药服务阵地。扩大农村订单定向免费培养中医专业医学生规模，在全科医生特设岗位计划中积极招收中医医师，鼓励实行中医药人员"县管乡用"，鼓励退休中医医师到基层提供服务，放宽长期服务基层的中医医师职称晋升条件。健全全科医生和乡村医生中医药知识与技能培训机制。支持中医医院牵头组建医疗联合体。各级中医医院要加强对基层中医药服务的指导。

（三）以信息化支撑服务体系建设。实施"互联网＋中医药健康服务"行动，建立以中医电子病历、电子处方等为重点的基础数据库，鼓励依托医疗机构发展互联网中医医院，开发中医智能辅助诊疗系统，推动开展线上线下一体化服务和远程医疗服务。依托现有资源建设国家和省级中医药数据中心。加快建立国家中医药综合统计制度。健全中医药综合监管信息系统，综合运用抽查抽检、定点监测、违法失信惩戒等手段，实现精准高效监管。

二、发挥中医药在维护和促进人民健康中的独特作用

（四）彰显中医药在疾病治疗中的优势。加强中医优势专科建设，做优做强骨伤、肛肠、儿科、皮科、妇科、针灸、推拿以及心脑血管病、肾病、周围血管病等专科专病，及时总结形成诊疗方案，巩固扩大优势，带动特色发展。加快中医药循证医学中心建设，用3年左右时间，筛选50个中医治疗优势病种和100项适宜技术、100个疗效独特的中药品种，及时向社会发布。聚焦癌症、心脑血管病、糖尿病、感染性疾病、老年痴呆和抗生素耐药问题等，开展中西医协同攻关，到2022年形成并推广50个左右中西医结合诊疗方案。建立综合医院、专科医院中西医会诊制度，将中医纳入多学科会诊体系。建立有效机制，更好发挥中医药在流感等新发突发传染病防治和公共卫生事件应急处置中的作用。

（五）强化中医药在疾病预防中的作用。结合实施健康中国行动，促进中医治未病健康工程升级。在国家基本公共卫生服务项目中丰富中医治未病内容，鼓励家庭医生提供中医治未病签约服务，到2022年在重点人群和慢性病患者中推广20个中医治未病干预方案。大力普及中医养生保健知识和太极拳、健身气功（如八段锦）等养生保健方法，推广体现中医治未病理念的健康工作和生活方式。

（六）提升中医药特色康复能力。促进中医药、中华传统体育与现代康复技术融合,发展中国特色康复医学。实施中医药康复服务能力提升工程。依托现有资源布局一批中医康复中心,加强中医医院康复科建设,在其他医院推广中医康复技术。针对心脑血管病、糖尿病等慢性病和伤残等,制定推广一批中医康复方案,推动研发一批中医康复器具。大力开展培训,推动中医康复技术进社区、进家庭、进机构。

三、大力推动中药质量提升和产业高质量发展

(七)加强中药材质量控制。强化中药材道地产区环境保护,修订中药材生产质量管理规范,推行中药材生态种植、野生抚育和仿生栽培。加强珍稀濒危野生药用动植物保护,支持珍稀濒危中药材替代品的研究和开发利用。严格农药、化肥、植物生长调节剂等使用管理,分区域、分品种完善中药材农药残留、重金属限量标准。制定中药材种子种苗管理办法。规划道地药材基地建设,引导资源要素向道地产区汇集,推进规模化、规范化种植。探索制定实施中药材生产质量管理规范的激励政策。倡导中医药企业自建或以订单形式联建稳定的中药材生产基地,评定一批国家、省级道地药材良种繁育和生态种植基地。健全中药材第三方质量检测体系。加强中药材交易市场监管。深入实施中药材产业扶贫行动。到2022年,基本建立道地药材生产技术标准体系、等级评价制度。

(八)促进中药饮片和中成药质量提升。加快修订《中华人民共和国药典》中药标准(一部),由国务院药品监督管理部门会同中医药主管部门组织专家承担有关工作,建立最严谨标准。健全中药饮片标准体系,制定实施全国中药饮片炮制规范。改善市场竞争环境,促进中药饮片优质优价。加强中成药质量控制,促进现代信息技术在中药生产中的应用,提高智能制造水平。探索建立以临床价值为导向的评估路径,综合运用循证医学等方法,加大中成药上市后评价工作力度,建立与公立医院药品采购、基本药物遴选、医保目录调整等联动机制,促进产业升级和结构调整。

(九)改革完善中药注册管理。建立健全符合中医药特点的中药安全、疗效评价方法和技术标准。及时完善中药注册分类,制定中药审评审批管理规定,实施基于临床价值的优先审评审批制度。加快构建中医药理论、人用经验和临床试验相结合的中药注册审评证据体系,优化基于古代经典名方、名老中医方、医疗机构制剂等具有人用经验的中药新药审评技术要求,加快中药新药审批。鼓励运用新技术新工艺以及体现临床应用优势的新剂型改进已上市中药品种,优化已上市中药变更技术要求。优化和规范医疗机构中药制剂备案管理。国务院中医药主管部门、药品监督管理部门要牵头组织制定古代经典名方目录中收载方剂的关键信息考证意见。

（十）加强中药质量安全监管。以中药饮片监管为抓手，向上下游延伸，落实中药生产企业主体责任，建立多部门协同监管机制，探索建立中药材、中药饮片、中成药生产流通使用全过程追溯体系，用5年左右时间，逐步实现中药重点品种来源可查、去向可追、责任可究。强化中成药质量监管及合理使用，加强上市产品市场抽检，严厉打击中成药非法添加化学品违法行为。加强中药注射剂不良反应监测。推进中药企业诚信体系建设，将其纳入全国信用信息共享平台和国家企业信用信息公示系统，加大失信联合惩戒力度。完善中药质量安全监管法律制度，加大对制假制劣行为的责任追究力度。

四、加强中医药人才队伍建设

（十一）改革人才培养模式。强化中医思维培养，改革中医药院校教育，调整优化学科专业结构，强化中医药专业主体地位，提高中医类专业经典课程比重，开展中医药经典能力等级考试，建立早跟师、早临床学习制度。加大省部局共建中医药院校投入力度。将中医课程列入临床医学类专业必修课，提高临床类别医师中医药知识和技能水平。完善中医医师规范化培训模式。改革完善中西医结合教育，培养高层次中西医结合人才。鼓励西医学习中医，允许临床类别医师通过考核后提供中医服务，参加中西医结合职称评聘。允许中西医结合专业人员参加临床类别全科医生规范化培训。

（十二）优化人才成长途径。通过学科专科建设、重大科研平台建设和重大项目实施等，培养造就一批高水平中医临床人才和多学科交叉的中医药创新型领军人才，支持组建一批高层次创新团队。支持中医药院校与其他高等学校联合培养高层次复合型中医药人才。建立高年资中医医师带徒制度，与职称评审、评优评先等挂钩。制定中医师承教育管理办法。经国务院中医药主管部门认可的师承教育继承人，符合条件者可按同等学力申请中医专业学位。大力培养中药材种植、中药炮制、中医药健康服务等技术技能人才。完善确有专长人员考核办法，加大中医（专长）医师培训力度，支持中医医院设置中医（专长）医师岗位，促进民间特色技术疗法的传承发展。

（十三）健全人才评价激励机制。落实允许医疗卫生机构突破现行事业单位工资调控水平、允许医疗服务收入扣除成本并按规定提取各项基金后主要用于人员奖励的要求，完善公立中医医疗机构薪酬制度。改革完善中医药职称评聘制度,注重业务能力和工作实绩,克服唯学历、唯资历、唯论文等倾向。国家重大人才工程、院士评选等加大对中医药人才的支持力度,研究在中国工程院医药卫生学部单设中医药组。研究建立中医药人才表彰奖励制度,加强国家中医药传承创新表彰,建立中医药行业表彰长效机制,注重发现和推介中青年骨干人才和传承人。各种表彰奖励评选向基层一线和艰苦地区倾斜。

五、促进中医药传承与开放创新发展

(十四)挖掘和传承中医药宝库中的精华精髓。加强典籍研究利用,编撰中华医藏,制定中医药典籍、技术和方药名录,建立国家中医药古籍和传统知识数字图书馆,研究制定中医药传统知识保护条例。加快推进活态传承,完善学术传承制度,加强名老中医学术经验、老药工传统技艺传承,实现数字化、影像化记录。收集筛选民间中医药验方、秘方和技法,建立合作开发和利益分享机制。推进中医药博物馆事业发展,实施中医药文化传播行动,把中医药文化贯穿国民教育始终,中小学进一步丰富中医药文化教育,使中医药成为群众促进健康的文化自觉。

(十五)加快推进中医药科研和创新。围绕国家战略需求及中医药重大科学问题,建立多学科融合的科研平台。在中医药重点领域建设国家重点实验室,建立一批国家临床医学研究中心、国家工程研究中心和技术创新中心。在中央财政科技计划(专项、基金等)框架下,研究设立国家中医药科技研发专项、关键技术装备重大专项和国际大科学计划,深化基础理论、诊疗规律、作用机理研究和诠释,开展防治重大、难治、罕见疾病和新发突发传染病等临床研究,加快中药新药创制研究,研发一批先进的中医器械和中药制药设备。支持鼓励儿童用中成药创新研发。研究实施科技创新工程。支持企业、医疗机构、高等学校、科研机构等协同创新,以产业链、服务链布局创新链,完善中医药产学研一体化创新模式。加强中医药产业知识产权保护和运用。健全赋予中医药科研机构和人员更大自主权的管理制度,建立知识产权和科技成果转化权益保障机制。改革完善中医药科研组织、验收和评价体系,避免简单套用相关科研评价方法。突出中医药特点和发展需求,建立科技主管部门与中医药主管部门协同联动的中医药科研规划和管理机制。

(十六)推动中医药开放发展。将中医药纳入构建人类命运共同体和"一带一路"国际合作重要内容,实施中医药国际合作专项。推动中医中药国际标准制定,积极参与国际传统医学相关规则制定。推动中医药文化海外传播。大力发展中医药服务贸易。鼓励社会力量建设一批高质量中医药海外中心、国际合作基地和服务出口基地。研究推动现有中药交易平台稳步开展国际交易。打造粤港澳大湾区中医药高地。加强与台湾地区中医药交流合作，促进两岸中医药融合发展。

六、改革完善中医药管理体制机制

（十七）完善中医药价格和医保政策。以临床价值为导向，以中医优势服务、特色服务为重点，加大政策支持力度，完善医疗服务价格形成机制。医疗服务价格调整时重点考虑中医等体现医务人员技术劳务价值的医疗服务价格。健全符合中医药特点的医保支付方式。完善与国际疾病分类相衔接的中医病证分类等编码体系。分批遴选中医优势明显、治疗路径清晰、费用明确的病种实施按病种付费，合理确定付费标准。通过对部分慢性病病种等实行按人头付费、完善相关技术规范等方式，鼓励引导基层医疗卫生机构提供适宜的中医药服务。及时将符合条件的中医医疗机构纳入医保定点医疗机构。积极将适宜的中医医疗服务项目和中药按规定纳入医保范围。鼓励商业保险机构开发中医治未病等保险产品。研究取消中药饮片加成相关工作。

（十八）完善投入保障机制。建立持续稳定的中医药发展多元投入机制，在卫生健康投入中统筹安排中医药事业发展经费并加大支持力度。加大对中医药事业发展投资力度，改善中医医院办院条件，扩大优质服务供给。切实保障公立中医医院投入责任落实。鼓励地方设立政府引导、社会资本参与、市场化运作的中医药发展基金。引导商业保险机构投资中医药服务产业。

（十九）健全中医药管理体制。完善中医药工作跨部门协调机制，强化国务院中医药工作部际联席会议办公室统筹职能，协调做好中药发展规划、标准制定、质量管理等工作，促进中医中药协调发展。各级卫生健康、药品监督管理等各相关部门要坚持中西医并重，制定实施中医药相关政策措施要充分听取并吸纳中医药主管部门意见。完善中医药服务监管机制。依据中医药法有关规定建立健全中医药管理体系，省市县都要明确承担中医药管理职能的机构，合理配置人员力量。

（二十）加强组织实施。地方各级党委和政府要结合实际制定落实举措，将本意见实施情况纳入党委和政府绩效考核。围绕以较低费用取得较大健康收益目标，规划建设一批国家中医药综合改革示范区，鼓励在服务模式、产业发展、质量监管等方面先行先试。推动中央主要新闻单位、重点新闻网站等各类媒体加大对中医药文化宣传力度,加强和规范中医药防病治病知识传播普及,营造珍视、热爱、发展中医药的社会氛围。

进一步加强军队中医药工作,大力开展新时代军事卫勤新型中医诊疗装备研发和新药物、新疗法挖掘创新工作,持续深化基层部队中医药服务能力提升工程,提高军队中医药整体保障水平。

少数民族医药是中医药的重要组成部分,有关地方可根据本意见,制定和完善促进本地区少数民族医药发展的相关政策举措。

关于建立完善老年健康服务体系的指导意见

2019年10月28日

各省、自治区、直辖市人民政府，国务院各部委、各直属机构：

当前，我国老年人口规模持续扩大，对健康服务的需求愈发迫切，为解决老年健康服务体系不健全，有效供给不足，发展不平衡不充分的问题，建立完善符合我国国情的老年健康服务体系，满足老年人日益增长的健康服务需求，根据《"健康中国2030"规划纲要》，经国务院同意，现提出如下意见。

一、总体要求

（一）指导思想。以习近平新时代中国特色社会主义思想为指导，全面贯彻党的十九大和十九届二中、三中全会精神，深入贯彻落实全国卫生与健康大会精神，以维护老年人健康权益为中心，以满足老年人健康服务需求为导向，大力发展老年健康事业，着力构建包括健康教育、预防保健、疾病诊治、康复护理、长期照护、安宁疗护的综合连续、覆盖城乡的老年健康服务体系，努力提高老年人健康水平，实现健康老龄化，建设健康中国。

（二）基本原则。

健康引领，全程服务。以大卫生、大健康的理念引领老年健康服务体系建设，将健康融入所有政策，着眼生命全过程，对影响健康的因素进行干预，提供综合连续的全程服务。

兜底保障，公平可及。以基层为重点，提高服务效能，保障经济困难的失能（含失智）、计划生育特殊家庭老年人的基本健康服务。促进资源优化配置，逐步缩小城乡、区域差距，促进老年健康服务公平可及。

政策支持，激发活力。履行政府在制定规划和政策、引导投入等方面的职责，发挥市场在资源配置中的决定性作用，激发市场活力，鼓励社会参与，满足多层次、多样化的老年健康服务需求。

统筹资源，共建共享。统筹政府各部门、社会各方面资源，动员引导全社会广泛参与，共同促进老年健康服务发展，实现共建共享。

（三）主要目标。到2022年，老年健康相关制度、标准、规范基本建立，老年健康服务机构数量显著增加，服务内容更加丰富，服务质量明显提升，服务队伍更加壮大,服务资源配置更趋合理,综合连续、覆盖城乡的老年健康服务体系基本建立,老年人的健康服务需求得到基本满足。

二、主要任务

(一)加强健康教育。利用多种方式和媒体媒介,面向老年人及其照护者开展健康教育活动,内容包括营养膳食、运动健身、心理健康、伤害预防、疾病预防、合理用药、康复护理、生命教育和中医养生保健等,促进老年人形成健康生活方式,提高老年人健康素养。积极开展中医药膳食疗科普等活动,推广中医传统运动项目,加强中医药健康养生养老文化宣传。开展老年健康宣传周等活动,宣传老年健康科学知识和相关政策,营造关心支持老年健康的社会氛围。老年大学和老年教育机构要将健康教育纳入课程体系和教学内容。依托社区服务中心、基层老龄协会、老年大学等,鼓励老年人积极参与社会活动,自觉主动维护身心健康。(国家卫生健康委、教育部、工业和信息化部、民政部、农业农村部、广电总局、体育总局、国家中医药局、中国老龄协会按职责分工负责)

(二)加强预防保健。建立健全老年健康危险因素干预、疾病早发现早诊断早治疗、失能预防三级预防体系。落实国家基本公共卫生服务项目,加强老年人健康管理,提供生活方式和健康状况评估、体格检查、辅助检查和健康指导服务,将老年人健康管理作为基本公共卫生服务项目绩效评价的重要内容,把老年人满意度作为重要评价指标,县(市、区)卫生健康行政部门要落实对绩效评价的主体责任,每年组织开展一次绩效评价。以老年人为重点,做实家庭医生签约服务。开展老年人营养改善行动,监测、评价和改善老年人营养状况。加强老年人群重点慢性病的早期筛查、早期干预及分类管理,积极开展阿尔茨海默病、帕金森病等神经退行性疾病的早期筛查和健康指导。实施失能预防项目,宣传失能预防核心信息,降低老年人失能发生率。加强适老环境建设和改造,减少老年人意外伤害。重视老年人心理健康,完善精神障碍类疾病的早期预防及干预机制,针对抑郁、焦虑等常见精神障碍和心理行为问题,开展心理健康状况评估和随访管理,为老年人特别是有特殊困难的老年人提供心理辅导、情绪纾解、悲伤抚慰等心理关怀服务。(国家卫生健康委、工业和信息化部、民政部、财政部、住房城乡建设部、国家中医药局按职责分工负责)

(三)加强疾病诊治。完善老年医疗资源布局,建立健全以基层医疗卫生机构为基础,老年医院和综合性医院老年医学科为核心,相关教学科研机构为支撑的老年医疗服务网络。有条件的二级及以上综合性医院要开设老年医学科,到

2022年,二级及以上综合性医院设立老年医学科的比例达到50%。各地可根据实际,加大老年医院建设力度。重视老年人综合评估和老年综合征诊治,推动老年医疗服务从以疾病为中心的单病种模式向以患者为中心的多病共治模式转变。强化老年人用药保障,开展老年人用药使用监测,加强老年人用药指导,建立老年慢性疾病长期处方制度。开展社区和居家中医药健康服务,促进优质中医药资源向社区、家庭延伸。

全面落实老年人医疗服务优待政策,医疗机构普遍建立老年人挂号、就医绿色通道,优化老年人就医流程,为老年人看病就医提供便利服务。开展老年友善医疗卫生机构创建活动,推动医疗卫生机构开展适老化改造,开展老年友善服务,到2022年,80%以上的综合性医院、康复医院、护理院和基层医疗卫生机构成为老年友善医疗卫生机构。鼓励医疗卫生机构为居家失能老年人提供家庭病床、巡诊等上门医疗服务。(国家卫生健康委、国家发展改革委、财政部、国家中医药局按职责分工负责)

(四)加强康复和护理服务。充分发挥康复医疗在老年医疗服务中的作用,为老年患者提供早期、系统、专业、连续的康复医疗服务。大力发展老年护理服务,建立完善以机构为支撑、社区为依托、居家为基础的老年护理服务网络。开展中医特色老年人康复、护理服务。加强护理、康复医疗机构建设,鼓励医疗资源丰富的地区将部分公立医疗机构转型为护理、康复医疗机构,鼓励二级及以上综合性医院设立康复医学科,提高基层医疗卫生机构的康复、护理床位占比。支持农村医疗卫生机构利用现有富余编制床位开设康复、护理床位。到2022年,基层医疗卫生机构护理床位占比达到30%。(国家卫生健康委、国家发展改革委、民政部、财政部、国家中医药局按职责分工负责)

(五)加强长期照护服务。探索建立从居家、社区到专业机构的失能老年人长期照护服务模式。实施基本公共卫生服务项目,为失能老年人上门开展健康评估和健康服务。通过政府购买服务等方式,支持社区嵌入式为老服务机构发展。依托护理院(站)、护理中心、社区卫生服务中心、乡镇卫生院等医疗卫生机构以及具备提供长期照护服务能力的社区日间照料中心、乡镇敬老院等养老机构,为失能老年人提供长期照护服务。鼓励各地通过公建民营、政府购买服务、发放运营补贴等方式,支持各类医养结合机构接收经济困难的高龄失能老年人。

增加从事失能老年人护理工作的护士数量,鼓励退休护士从事失能老年人护理指导、培训和服务等工作。进一步开展职业技能培训和就业指导服务,充实长期照护服务队伍。面向居家失能老年人照护者开展应急救护和照护技能培训,提高家庭照护者的照护能力和水平。(国家卫生健康委、教育部、民政部、财政部、人力资源社会保障部按职责分工负责)

(六)加强安宁疗护服务。根据医疗机构的功能和定位,推动相应医疗卫生机构,按照患者"充分知情、自愿选择"的原则开展安宁疗护服务,开设安宁疗护病区或床位,有条件的地方可建设安宁疗护中心,加快安宁疗护机构标准化、规范化建设。积极开展社区和居家安宁疗护服务。探索建立机构、社区和居家安宁疗护相结合的工作机制,形成畅通合理的转诊制度。制定安宁疗护进入和用药指南。营利性医疗机构可自行确定安宁疗护服务内容和收费标准。非营利性医疗机构提供的安宁疗护服务,属于治疗、护理、检查检验等医疗服务的,按现有项目收费;属于关怀慰藉、生活照料等非医疗服务的,不作为医疗服务价格项目管理,收费标准由医疗机构自主确定。

建立完善安宁疗护多学科服务模式,为疾病终末期患者提供疼痛及其他症状控制、舒适照护等服务,对患者及家属提供心理支持和人文关怀。加强对公众的宣传教育,将生命教育纳入中小学校健康课程,推动安宁疗护理念得到社会广泛认可和接受。认真总结安宁疗护试点经验,稳步扩大试点。(国家卫生健康委、国家发展改革委、教育部、国家医保局按职责分工负责)

三、保障措施

(一)强化标准建设。制定老年人健康干预及评价标准。建立健全长期照护服务标准和管理规范,制定长期照护专业人员职业技能标准。制定老年医疗、康复、护理、安宁疗护等老年健康服务机构基本标准和服务规范,制定综合医院老年医学科建设和管理指南,制定老年友善医疗卫生机构标准。研究完善上门医疗护理和家庭病床服务的内容、标准、规范及收费和支付政策,建立健全保障机制,鼓励相关机构投保责任险、医疗意外险、人身意外险等,防范应对执业风险和人身安全风险,适当提高上门服务人员的待遇水平。(国家卫生健康委、民政部、人力资源社会保障部、市场监管总局、国家医保局、银保监会、中国残联按职责分工负责)

(二)强化政策支持。各地要积极出台实施扶持政策,在土地供应、政府购买服务等方面对老年健康服务发展予以支持和倾斜。鼓励社会力量举办老年医院、康复医院、护理院、安宁疗护中心等。加大对贫困地区老年健康服务机构建设的支持力度,推动实现城乡、区域老年健康服务均等化。全面建立经济困难的高龄、失能老年人补贴制度,并做好与长期护理保险制度的衔接。研究建立稳定可持续的筹资机制,推动形成符合国情的长期护理保险制度框架。(国家发展改革委、民政部、财政部、国家医保局、银保监会按职责分工负责)

(三)强化学科发展。推进老年医学研究中心、国家老年疾病临床医学研究中心等创新基地建设,打造高水平的技术创新与成果转化基地。加强老年健康相关科学研究,通过各级财政科技计划支持老年健康相关预防、诊断、治疗技术和产品研发。加强老年健康相关适宜技术研发与推广。引导普通高校和职业院校开设老年医学、药学、护理、康复、心理、安宁疗护等相关专业和课程,开展学历教育。(教育部、科技部、国家卫生健康委、国家中医药局按职责分工负责)

(四)强化队伍建设。加强老年健康人才培养,支持开展老年健康服务相关从业人员的继续教育,壮大老年健康人才队伍。加强老年健康促进、老年医学及其相关专业人员培训,建立培训机制,建设培训基地,提高相关人员的服务能力和水平。扩大老年护理服务队伍,补齐服务短板,到2022年基本满足老年人护理服务需求。完善老年健康相关职业资格认证制度和以技术技能价值激励为导向的薪酬分配体系,拓宽职业发展前景。(国家卫生健康委、教育部、民政部、人力资源社会保障部、国家中医药局按职责分工负责)

(五)强化信息支撑。充分利用人工智能等技术,研发可穿戴的老年人健康支持技术和设备,探索开展远程实时查看、实时定位、健康监测、紧急救助呼叫等服务。加强老年健康服务相关信息系统建设,促进各类健康数据的汇集和融合,整合信息资源,实现信息共享。积极探索"互联网+老年健康"服务模式,推动线上线下结合,开展一批智慧健康服务示范项目。(国家卫生健康委、工业和信息化部、民政部按职责分工负责)

(六)强化组织保障。建立政府主导、部门协作、社会参与的工作机制,各地各有关部门要高度重视老年健康服务体系建设,将其纳入经济社会发展相关规划,纳入深化医药卫生体制改革和促进养老、健康服务业发展的总体部署,结合实际制定老年健康服务体系建设的具体规划和实施办法。

关于加快医学教育创新发展的指导意见

2020 年 9 月 17 日

各省、自治区、直辖市人民政府,国务院各部委、各直属机构:

医学教育是卫生健康事业发展的重要基石。党的十八大以来,我国医学教育蓬勃发展,为卫生健康事业输送了大批高素质医学人才。在新冠肺炎疫情防控中,我国医学教育培养的医务工作者发挥了重要作用。但同时,面对疫情提出的新挑战、实施健康中国战略的新任务、世界医学发展的新要求,我国医学教育还存在人才培养结构亟需优化、培养质量亟待提高、医药创新能力有待提升等问题。为加快医学教育创新发展,经国务院同意,现提出以下意见。

一、总体要求

(一) 指导思想。以习近平新时代中国特色社会主义思想为指导,全面贯彻党的十九大和十九届二中、三中、四中全会精神,按照党中央、国务院决策部署,落实立德树人根本任务,把医学教育摆在关系教育和卫生健康事业优先发展的重要地位,立足基本国情,以服务需求为导向,以新医科建设为抓手,着力创新体制机制,分类培养研究型、复合型和应用型人才,全面提高人才培养质量,为推进健康中国建设、保障人民健康提供强有力的人才保障。

(二) 基本原则。

——以新理念谋划医学发展。将医学发展理念从疾病诊疗提升拓展为预防、诊疗和康养,加快以疾病治疗为中心向以健康促进为中心转变,服务生命全周期、健康全过程。

——以新定位推进医学教育发展。以"大国计、大民生、大学科、大专业"的新定位推进医学教育改革创新发展,服务健康中国建设和教育强国建设。

——以新内涵强化医学生培养。加强救死扶伤的道术、心中有爱的仁术、知识扎实的学术、本领过硬的技术、方法科学的艺术的教育,培养医德高尚、医术精湛的人民健康守护者。

——以新医科统领医学教育创新。优化学科专业结构,体现"大健康"理念和新科技革命内涵,对现有专业建设提出理念内容、方法技术、标准评价的新要求,建设一批新的医学相关专业,强力推进医科与多学科深度交叉融合。

（三）工作目标。到2025年，医学教育学科专业结构更加优化，管理体制机制更加科学高效；医科与多学科深度交叉融合、高水平的医学人才培养体系基本建立，培养质量进一步提升；医学人才使用激励机制更加健全。到2030年，建成具有中国特色、更高水平的医学人才培养体系，医学科研创新能力显著提高，服务卫生健康事业的能力显著增强。

二、全面优化医学人才培养结构

（四）提升医学专业学历教育层次。严格控制高职（专科）临床医学类专业招生规模，大力发展高职护理专业教育，加大护理专业人才供给。稳步发展本科临床医学类、中医学类专业教育，缩减临床医学、中医学专业招生规模过大的医学院校招生计划。适度扩大研究生招生规模，调整研究生招生结构，新增招生计划重点向紧缺人才倾斜。坚持以需定招，合理确定招生结构和规模。高校要结合人才需求和教育资源状况，科学合理设置医学院。

（五）着力加强医学学科建设。在一流大学和一流学科建设中，加大医学及相关学科建设布局和支持力度。2020年临床医学博士专业学位授权单位均须设置麻醉、感染、重症、儿科学科，大幅度扩大麻醉、感染、重症、儿科研究生招生规模。优化学科结构，2021年完成医学二级学科目录编制调整，将麻醉、感染、重症学科纳入临床医学指导性二级学科目录并加大建设力度。统筹研究医学相关一级学科设置。修订临床医学博士、硕士研究生培养方案，加强麻醉、感染、重症学科研究生课程建设，强化实践能力和科研思维能力培养。在医学领域新建一批教育部重点实验室。

（六）加大全科医学人才培养力度。提升基层医疗卫生行业职业吸引力。逐步扩大订单定向免费医学生培养规模，中央财政继续支持为中西部乡镇卫生院培养本科定向医学生，各地要结合实际为村卫生室和边远贫困地区乡镇卫生院培养一批高职定向医学生，加快培养"小病善治、大病善识、重病善转、慢病善管"的防治结合全科医学人才。系统规划全科医学教学体系，3年内推动医学院校普遍成立全科医学教学组织机构，加强面向全体医学生的全科医学教育，建设100个左右国家全科医学实践教学示范基地，加强师资培训。2021年起开展临床医学（全科医学）博士专业学位研究生招生培养工作，扩大临床医学（全科医学）硕士专业学位研究生招生规模。加快推进全科医生薪酬制度改革，拓展全科医生职业发展前景。

（七）加快高水平公共卫生人才培养体系建设。提高公共卫生教育在高等教育体系中的定位,依托高水平大学布局建设一批高水平公共卫生学院。加强培养体系建设,强化预防医学本科专业学生实践能力培养,加强医学院校与疾病预防控制中心、传染病医院的医教研合作,3年内建设30个左右公共卫生实训示范基地。将公共卫生硕士专业学位培养计划作为公共卫生研究生教育的主体培养计划,创立发展公共卫生博士专业学位教育,开展多学科背景下的公共卫生高层次人才培养改革试点。加大高层次专业人才供给,将公共卫生与预防医学相关学科专业纳入"国家关键领域急需高层次人才培养专项招生计划"支持范围,增加专项研究生招生计划数量,在"十四五"期间持续扩大培养规模。

(八)加快高层次复合型医学人才培养。健全以职业需求为导向的人才培养体系,设置交叉学科,促进医工、医理、医文学科交叉融合。推进"医学+X"多学科背景的复合型创新拔尖人才培养;深化基础医学人才培养模式改革;推进基础与临床融通的整合式八年制临床医学教育改革,加大政策保障力度,支持八年制医学专业毕业生进入博士后流动站;深化临床药学高层次人才培养改革;扩大学术型医学博士研究生培养规模,开展医师科学家培养改革试点。在"基础学科拔尖学生培养计划2.0"中,强化高端基础医学人才和药学人才培养。加强与国际高水平大学、科研机构的交流合作,培养具有国际视野的高层次拔尖创新医学人才。

三、全力提升院校医学人才培养质量

(九)提高入口生源质量。积极采取措施吸引优质生源报考医学专业。依托高水平大学建设一批一流医学院。举办医学教育的中央部门所属高校要深挖潜力,着力提升培养能力,积极扩大本科医学专业招生规模。在基础学科招生改革试点工作中加大对医学人才培养支持力度,将基础医学等医学学科纳入改革试点。研究将护理(学)专业纳入国家控制布点专业。

(十)培养仁心仁术的医学人才。深化本科医学教育教学内容、课程体系和教学方法改革,推进"卓越医生教育培养计划2.0",到2021年建设600个左右医学本科一流专业建设点。强化医学生职业素养教育,加强医学伦理、科研诚信教育,发挥课程思政作用,着力培养医学生救死扶伤精神。推进医学教育课堂教学改革,着力提高教学水平,加强教研室等基层教学组织建设,完善管理制度,激发组织活力;强化对医学生的公共卫生与预防医学、传染病防控知识等教育,组织编写传染病学等医学类精品教材,将中医药课程列入临床医学类专业必修课程。强化现代信息技术与医学教育教学的深度融合,探索智能医学教育新形态,

建设400门左右国家级医学虚拟仿真实验教学一流课程，推出1 500门左右国家级医学线上线下精品课程；建设国家临床医学、中医学、公共卫生等教学案例共享资源库。加快基于器官系统的基础与临床整合式教学改革，研究建立医学生临床实践保障政策机制，强化临床实习过程管理，加快以能力为导向的学生考试评价改革。加强护理专业人才培养，构建理论、实践教学与临床护理实际有效衔接的课程体系，加快建设高水平"双师型"护理教师队伍，提升学生的评判性思维和临床实践能力。推进高职医药类高水平专业群建设。建设国家及区域院校医学教育发展基地，带动院校医学教育水平整体提升。医学院校在临床医学类专业学位硕士研究生考试招生中，进一步加强对考生职业素质和临床实践技能的考查。研究发布研究生核心课程指南，不断完善临床医学、口腔医学、中医硕士专业学位研究生教育与住院医师规范化培训（以下简称住培）的有机衔接。

（十一）传承创新发展中医药教育。强化中医药专业在中医药院校中的主体地位，集中优势资源做大做强中医药主干专业。支持中医药院校加强对中医药传统文化功底深厚、热爱中医的优秀学生的选拔培养。强化传承，把中医药经典能力培养作为重点，提高中医类专业经典课程比重，将中医药经典融入中医基础与临床课程，强化学生中医思维培养。建立早跟师、早临床学习制度，将师承教育贯穿临床实践教学全过程。支持编写一批符合中医药教育规律的核心课程教材。注重创新，试点开展九年制中西医结合教育，培养少而精、高层次、高水平的中西医结合人才；探索多学科交叉创新型中医药人才培养。

（十二）夯实高校附属医院医学人才培养主阵地。教育、卫生健康、中医药部门要医教协同加强和规范高校附属医院管理；抓紧制定完善高校附属医院等临床教学基地标准，将人才培养质量纳入临床教学基地绩效考核和卫生专业技术人员医疗卫生职称晋升评价的重要内容。高校要把附属医院教学、科研建设纳入学校发展整体规划，根据人才培养规模、科学研究和医学生临床实践教学需求，科学规划设置附属医院的数量，防止盲目增设附属医院；强化附属医院临床教学主体职能，增加对附属医院教学工作的经费投入。高校附属医院要健全临床教学组织机构、稳定教学管理队伍，围绕人才培养整合优化临床科室设置，设立专门的教学门诊和教学病床，着力推进医学生早临床、多临床、反复临床。

（十三）系统推进综合性大学医学教育统筹管理。实化医学院（部）职能，完善大学、医学院（部）、附属医院医学教育管理运行机制，保障医学教育的完整性；配齐配强医学教育各级管理干部，在现有领导职数限额内，加快实现有医学专业背景的高校负责人分管医学教育或兼任医学院(部)主要负责人。教育部、国家卫生健康委加快推进与省级人民政府共建综合性大学医学院(部),完善管理体制机制,加大支持力度,提升共建院校办学能力和水平。

(十四)建立健全医学教育质量评估认证制度。加快推进医学教育专业认证,构建医学专业全覆盖的医学教育认证体系,建立具有中国特色、国际实质等效的院校医学教育专业认证制度。逐步将认证结果向社会公布,对认证不合格的医学院校限期整改,整改后仍不达标的取消相关专业招生资格。将医师资格和护士执业资格考试通过率作为评价医学人才培养质量的重要内容,对资格考试通过率连续3年低于50%的高校予以减招。推进毕业后医学教育基地认证和继续医学教育学分认证,将住培结业考核通过率、年度业务水平测试结果等作为住培基地质量评估的核心指标,对住培结业理论考核通过率连续2年排名全国后5%位次的专业基地予以减招。

(十五)加快建立医药基础研究创新基地。发挥综合性大学学科综合优势,建立"医学+X"多学科交叉融合平台和机制。围绕生命健康、临床诊疗、生物安全、药物创新、疫苗攻关等领域,建设临床诊疗、生命科学、药物研发高度融合,医学与人工智能、材料等工科以及生物、化学等理科交叉融合,产学研融通创新、基础研究支撑临床诊疗创新的具有中国特色、世界水平的医药基础研究创新基地。

四、深化住院医师培训和继续医学教育改革

(十六)健全住院医师规范化培训制度。夯实住院医师医学理论基础,强化临床思维、临床实践能力培养,将医德医风相关课程作为必修课程,提高外语文献阅读与应用能力。加大全科等紧缺专业住院医师培训力度。加强公共卫生医师规范化培训,加快培养一批防治复合型公共卫生人才。保障住院医师合理待遇,住培基地综合考虑经济发展、物价变动、所在地城镇职工平均工资等因素,结合实际制定培训对象薪酬待遇发放标准,鼓励承担培训任务的公立医疗卫生机构对全科、儿科等紧缺专业培训对象的薪酬待遇予以倾斜,发挥示范引领作用,具体办法由国家卫生健康委会同财政部、人力资源社会保障部等制定。对面向社会招收的培训对象,住培基地依法与其签订劳动合同,明确培训期间双方权利义务,劳动合同到期后依法终止,培训对象自主择业。面向社会招收的普通高校应届毕业生培训对象培训合格当年在医疗卫生机构就业的,在招聘、派遣、落户等方面,按当年应届毕业生同等对待。对经住培合格的本科学历临床医师,在人员招聘、职称晋升、岗位聘用、薪酬待遇等方面,与临床医学、中医专业学位硕士

研究生同等对待。依托现有资源实施毕业后医学教育质量提升工程，加强信息化建设，择优建设一批国家住培示范基地、重点专业基地、骨干师资培训基地和标准化住培实践技能考核基地。

（十七）推进继续医学教育创新发展。将医德医风、法律法规、急诊和重症抢救、感染和自我防护，以及传染病防控、健康教育等公共卫生知识与技能作为医务人员必修课。创新继续教育方式，逐步推广可验证的自学模式。大力发展远程教育，健全远程继续医学教育网络。将医务人员接受继续医学教育的情况纳入其年度绩效考核的必备内容。用人单位要加大投入，依法依规提取和使用职工教育经费，保证所有在职在岗医务人员接受继续教育和职业再培训。在卫生专业技术人员职称评价中，突出品德、能力、业绩导向，强调临床实践等业务工作能力，破除唯论文倾向。

五、完善保障措施

（十八）加强组织领导。教育部、国家卫生健康委、国家中医药局等部门要进一步加强医学教育综合管理和统筹，协调解决医学教育创新发展有关问题。各地、各有关部门要加强领导、周密部署、统筹资源、落实责任，把医学教育创新发展纳入本地区经济社会发展规划和本部门重点工作计划，制定实施方案和配套政策措施。各省、自治区、直辖市要在2020年12月底前出台具体实施方案。充分发挥行业组织协助政府服务管理毕业后医学教育、继续医学教育工作的作用和优势。

（十九）实施国家重大战略工程。统筹各方资金资源，加强对医学教育投入保障。推进人才培养、科学研究改革创新，支持国家及区域院校医学教育发展基地、一流医学院、高水平公共卫生学院、医药基础研究创新基地等建设，支持"卓越医生教育培养计划2.0""基础学科拔尖学生培养计划2.0"等重大改革。支持国家住培示范基地、标准化住培实践技能考核基地、毕业后医学教育和继续医学教育信息化等建设。中央预算内投资加大对医学院校支持力度。

（二十）保障经费投入。积极支持医学教育创新发展，优化培养结构，提升培养质量。根据财力、物价变动水平、培养成本等情况，合理确定并适时调整医学门类专业生均定额拨款标准、住培补助标准。支持相关高校优化支出结构，加大医学人才培养和医学学科建设投入力度。充分调动社会、医疗卫生机构、个人出资的积极性，健全多元化、可持续的医学教育经费保障机制和政府投入动态调整机制。地方各级人民政府要按照规定落实投入责任。

中医药创新团队及人才支持计划实施方案

2020年10月20日

为贯彻落实《中共中央 国务院关于促进中医药传承创新发展的意见》，促进中医药多学科交叉创新团队建设，培养一批中青年多学科交叉创新人才，国家中医药管理局将组织实施中医药创新团队及人才支持计划。为做好项目实施，特制定本方案。

一、项目目标

聚焦中医药重点领域、重大问题，以中医药发展重大需求为牵引，以促进融合创新、团队实践为导向，以多学科交叉团队建设和人才培养为重点，遴选组建若干国家中医药多学科交叉创新团队和国家中医药传承创新团队，培育一批具有多学科交叉创新素质和能力的中青年拔尖创新人才。

项目在试点的基础上，分批实施，逐步扩大建设范围和支持领域。2020年遴选5个国家中医药多学科交叉创新团队和10个国家中医药传承创新团队，开展项目试点工作。

二、重点申报领域

（一）基于临床的中医药理论研究领域。包括藏象、经络腧穴、气血津液、病因病机、诊法与辨证论治、治则治法，中药药性、方剂配伍和方药作用机理，针灸等非药物疗法作用机理，治未病、康复理论，重大疑难疾病和新发传染病证治规律和理论等。

（二）中医临床重大疑难疾病、优势病种防治领域。包括针对重大疾病、难治性疾病、急性传染病和中医药治疗具有显著优势的疾病，开展中医药新治法、新方药或诊疗技术的临床实践和临床疗效评价，以及中医药临床评价方法学创新等。

（三）中药相关领域。包括中药资源保护和可持续利用，中药炮制技术传承创新，中药新药开发与应用等。

（四）中医药技术创新、装备与材料创新、信息技术应用领域。包括中医药关键共性技术、关键装备、诊疗仪器材料、信息技术等的集成创新与成果转化应用。

（五）中医药文化研究与传播领域。包括中医药文化内涵的系统性研究，中医药文化创造性转化、创新性发展,中医药文化融媒体传播、国际传播等。

每个创新团队围绕重点申报领域,在方法学创新和多学科交叉融合基础上,明确重大研究方向。

少数民族医药领域创新团队参照上述重点领域及其重大研究方向进行申报。

三、申报范围

(一)国家中医药多学科交叉创新团队重点面向具有国际国内较大影响力,持续开展中医药相关领域多学科交叉研究的高水平高等院校、医疗机构、科研院所、企业等。

(二)国家中医药传承创新团队重点面向拥有中医药重点学科、重大科研平台的高水平高等院校、医疗机构、科研院所、企业等。

四、遴选条件

(一)国家中医药多学科交叉创新团队应具备以下条件:

1. 能够针对所申报中医药重点领域,立足相关领域国际国内科技前沿,聚焦中医药重大急需或重大关键问题,确定明确研究方向和目标,提出清晰、可行的多学科交叉研究、开发或实践应用路径及预期成果。

2. 团队具有一定的中医药研究实践基础,具备国家重大科研平台(国家重点实验室、国家工程研究中心、国家技术创新中心、国家临床医学研究中心等),近5年牵头承担或完成相关领域国家级重大科技计划项目或课题,或获得过国家级科技奖励,或在拟联合攻关的技术方向上拥有国际、国内领先技术成果,具有开展多学科创新团队建设的基础设施和条件。

3. 团队带头人原则上应为60周岁以下(国医大师、院士70周岁以下),正高级职称,取得同行专家认可的学术成果,在相关领域具有较大国内外影响力。团队带头人为院士及杰青、长江学者等国家重大人才工程入选人员的,予以优先考虑。

4. 申报单位针对所申报重点领域和重大研究问题,能够立足本单位资源,充分调动相关领域研究资源,单独组建或牵头组建多学科、跨专业的,具有相对稳定的、由多学科人才构成、年龄结构及梯队衔接相对合理的团队。多单位联合组建团队,其牵头单位与联合组建单位应有长期稳定的合作机制,在所申报重点领域具有相对稳定的合作基础,有较坚实深入的联合攻关、学术合作等经历。

5. 具有多学科交叉创新人才培养的相关条件、相对完善的创新团队运行机制、人才引进与培养机制和管理制度。

（二）国家中医药传承创新团队应具备以下条件：

1. 拥有国家重点学科或国家中医药管理局优秀等次中医药重点学科，或国家中医药重大科研平台（国家重点实验室、国家工程研究中心、国家技术创新中心、国家中医临床研究基地、国家临床医学研究中心、国家科技资源共享服务平台、国家野外科学观测研究站等），能够针对所申报中医药重点领域、重大问题，确定明确研究方向和目标，提出清晰、可行的研究、开发或实践应用路径及预期成果。

2. 团队近5年牵头承担或完成相关领域国家级科技计划项目或课题，或获得过省部级一等奖及以上科技奖励，或在拟联合攻关的技术方向上拥有国内领先技术成果，具有开展传承创新团队建设和联合攻关必需的基础设施和条件。

3. 团队带头人原则上应为60周岁以下（国医大师、院士70周岁以下），正高级职称，取得同行专家认可的学术成果，在本学科领域具有较大影响力。团队带头人为院士及杰青、长江学者、岐黄学者等重大人才工程项目入选人员的，予以优先考虑。

4. 具有相对稳定的、由多学科人才共同组建、年龄结构及梯队衔接相对合理的团队，且团队成员是团队所在单位在职人员，或与本团队有长期稳定合作机制单位的人员。

5. 具有多学科交叉创新人才培养的相关条件、相对完善的创新团队运行机制、人才引进与培养机制和管理制度。

五、申报遴选方法

（一）确定拟申报重大研究方向。各申报团队根据中医药发展实际需求及其重大、急需程度，围绕重点申报领域，提出拟申报重大研究方向。

（二）组织申报。采取自愿申报和举荐申报的方式进行。自愿申报，由申报团队填写申报书，经所在单位、上级主管部门、省级中医药主管部门审核后，报国家中医药管理局。举荐申报，拟请相关部门举荐候选团队，所举荐候选团队按照自愿申报、归口管理的方式进行申报。

（三）专家评审。国家中医药管理局将组建专家委员会，对申报团队进行评审，通过会议评审、现场答辩、公示等程序，确定拟入选名单。

（四）审定公布。国家中医药管理局党组审定拟入选名单，予以公布。

六、项目内容

（一）联合攻关。项目周期内，创新团队应根据重点领域、重大问题开展联合攻关,并取得国家级科研课题立项,获得具有较大临床应用价值的重大突破。其中,国家中医药多学科交叉创新团队应取得推动解决中医药重大急需或重大关键问题的、在国内外具有较大影响力的标志性成果;国家中医药传承创新团队应取得在本学科领域有较大影响力的标志性成果。

(二)多学科交叉创新人才培养。创新团队应明确8—10名45周岁以下、具有较大培养潜力的、以中医药为主要发展方向的团队骨干作为多学科交叉创新人才培养对象,支持培养对象牵头承担联合攻关项目,注重团队协作实践训练和多学科知识、方法学培训,开展进修学习、交流访学、专题培训等。项目周期内,培养对象应主持并完成相关联合攻关项目,在国内外高水平学术期刊发表与本领域相关、体现本人学术思想和研究能力或成果的高质量学术论文,或取得同行专家认可的其他学术成果。同时,创新团队应建立开放育人机制,开展多学科背景的硕士、博士研究生教育和博士后研究,承接相关领域人员的访学、进修等。

(三)学科建设。围绕创新团队确立的中医药重点研究领域、重大研究方向,探索建立新的学科(群)或形成新的稳定的学科研究方向,丰富、拓展学科内涵外延,提升学科前瞻性、开创性研究能力,促进医教研产协同创新和基础技术研究与应用研究的结合,推动该学科学术发展。

(四)团队建设。围绕中医药重点领域、重大问题,加强人才引进培养,组建结构合理、运行高效的创新团队,制定创新团队建设规划,构建完善长效运行机制,建立持续保障激励及考核制度。探索建立国家中医药多学科交叉创新团队与相关领域中医药传承创新团队协作机制,联合开展相关研究、开发或应用工作。

(五)条件建设。按照"按需购置、填平补齐"的原则,购置相关设备,完善培养、研究、开发条件。

七、项目周期。3年。

八、考核评价

(一)入选团队应制定建设周期内及中长期发展规划书。其中,建设周期内发展规划应包括联合攻关、人才培养、学科建设、团队建设、成果产出等内容,提出明确的发展目标、年度目标、工作计划和实施方案,作为考核与评价的主要依据。中长期发展规划应立足持续稳定的开展团队建设、学科建设、联合攻关、人才培养等内容,提出5—10年的发展愿景。

(二)根据实施进度和规划目标,加强对联合攻关、人才培养、学科建设、团队建设进展的跟踪管理和评估考核,开展中期评估,并将其作为是否持续支持的主要依据。中期评估不合格的团队,剩余经费不予支持。

(三)终期评价委托第三方机构对开展的人才培养、学科建设、团队建设、标志性成果等进行评价,重点评价其标志性成果的国内同行评价情况及应用前景、团队建设及多学科交叉创新人才培养等。

九、组织实施

(一)国家中医药管理局组建项目办公室,依托项目办公室和专家委员会负责项目遴选、组织实施,建立相应的评审机制、评价机制和监督机制,开展项目的专家指导、过程管理和全程监督。

(二)省级中医药主管部门负责本辖区创新团队的监督管理工作。

(三)创新团队所在单位负责团队建设日常管理,并给予团队一定的配套经费支持,为团队开展联合攻关、人才培养、学科建设、团队建设等提供必要的条件,并支持团队持续建设与发展。

(四)创新团队应成立学术委员会,为团队开展联合攻关、人才培养、学科建设、团队建设等提供专家学术指导。

十、经费标准

中央财政按照每个1300万元的标准对国家中医药多学科交叉创新团队给予资助;按照每个500万元的标准对国家中医药传承创新团队给予资助。经费主要用于创新团队的联合攻关、人才培养、学科建设、团队建设、条件建设等。

关于加快中医药特色发展的若干政策措施

2021 年 1 月 22 日

党的十八大以来，以习近平同志为核心的党中央把中医药工作摆在突出位置，中医药改革发展取得显著成绩。新冠肺炎疫情发生后，中医药全面参与疫情防控救治，作出了重要贡献。但也要看到，中医药仍然一定程度存在高质量供给不够、人才总量不足、创新体系不完善、发展特色不突出等问题。要坚持以习近平新时代中国特色社会主义思想为指导，全面贯彻落实党的十九大和十九届二中、三中、四中、五中全会精神，进一步落实《中共中央 国务院关于促进中医药传承创新发展的意见》和全国中医药大会部署，遵循中医药发展规律，认真总结中医药防治新冠肺炎经验做法，破解存在的问题，更好发挥中医药特色和比较优势，推动中医药和西医药相互补充、协调发展。为此，现提出如下政策措施。

一、夯实中医药人才基础

（一）提高中医药教育整体水平。建立以中医药课程为主线、先中后西的中医药类专业课程体系，增设中医疫病课程。支持中医药院校加强中医药传统文化功底深厚、热爱中医的优秀学生选拔培养。强化中医思维培养和中医临床技能培训，并作为学生学业评价主要内容。加强"双一流"建设对中医药院校和学科的支持。布局建设 100 个左右中医药类一流本科专业建设点。推进高职中医药类高水平专业群建设。强化高校附属医院中医临床教学职能。（教育部、国家发展改革委、国家中医药局负责，排第一位的为牵头单位，下同）

（二）坚持发展中医药师承教育。增加多层次的师承教育项目，扩大师带徒范围和数量，将师承教育贯穿临床实践教学全过程。长期坚持推进名老中医药专家学术经验继承、优秀中医临床人才研修、传承工作室建设等项目。绩效工资分配对承担带徒任务的中医医师适当倾斜。在全国老中医药专家学术经验继承工作中，按程序支持符合条件的继承人以医古文代替外语作为同等学力申请中医专业学位考试科目。（国家中医药局、人力资源社会保障部、教育部、国家卫生健康委、各省级人民政府负责）

（三）加强中医药人才评价和激励。鼓励各地结合实际，建立中医药优秀人才评价和激励机制。将中医药学才能、医德医风作为中医药人才主要评价标准，将会看病、看好病作为中医医师的主要评价内容。在院士评选、国家重大人才工程等高层次人才评选中,探索中医药人才单列计划、单独评价。(人力资源社会保障部、国家卫生健康委、国家中医药局、工程院、中科院、各省级人民政府分别负责)

二、提高中药产业发展活力

(四)优化中药审评审批管理。加快推进中药审评审批机制改革,加强技术支撑能力建设,提升中药注册申请技术指导水平和注册服务能力,强化部门横向联动,建立科技、医疗、中医药等部门推荐符合条件的中药新药进入快速审评审批通道的有效机制。以中医临床需求为导向,加快推进国家重大科技项目成果转化。统筹内外部技术评估力量,探索授予第三方中医药研究平台专业资质、承担国家级中医药技术评估工作。增加第三方中药新药注册检验机构数量。(国家药监局、国家卫生健康委、科技部、国家中医药局负责)

(五)完善中药分类注册管理。尊重中药研发规律,完善中药注册分类和申报要求。优化具有人用经验的中药新药审评审批,对符合条件的中药创新药、中药改良型新药、古代经典名方、同名同方药等,研究依法依规实施豁免非临床安全性研究及部分临床试验的管理机制。充分利用数据科学等现代技术手段,建立中医药理论、人用经验、临床试验"三结合"的中药注册审评证据体系,积极探索建立中药真实世界研究证据体系。优化古代经典名方中药复方制剂注册审批。完善中药新药全过程质量控制的技术研究指导原则体系。(国家药监局、国家卫生健康委、国家中医药局负责)

三、增强中医药发展动力

(六)保障落实政府投入。各级政府作为公立中医医院的办医主体,落实对公立中医医院基本建设、设备购置、重点学科发展、人才培养等政府投入政策。支持通过地方政府专项债券等渠道,推进符合条件的公立中医医院建设项目。(国家发展改革委、财政部、国家卫生健康委、国家中医药局、各省级人民政府负责)

(七)多方增加社会投入。鼓励有条件、有实力、有意愿的地方先行一步,灵活运用地方规划、用地、价格、保险、融资支持政策,鼓励、引导社会投入,提高中医临床竞争力,打造中医药健康服务高地和学科、产业集聚区。将符合条件的中医诊所纳入医联体建设。鼓励有条件的中医诊所组建团队开展家庭医生签约服务,按规定收取签约服务费。鼓励街道社区为提供家庭医生服务的中医诊所无

偿提供诊疗场所。(国家中医药局、国家卫生健康委、各省级人民政府负责)

(八)加强融资渠道支持。积极支持符合条件的中医药企业上市融资和发行公司信用类债券。鼓励社会资本发起设立中医药产业投资基金,加大对中医药产业的长期投资力度。鼓励各级政府依法合规支持融资担保机构加大对中医药领域中小企业银行贷款的担保力度。支持信用服务机构提升中医药行业信用信息归集和加工能力,鼓励金融机构创新金融产品,支持中医药特色发展。(国家发展改革委、人民银行、银保监会、证监会、各省级人民政府负责)

四、完善中西医结合制度

(九)创新中西医结合医疗模式。在综合医院、传染病医院、专科医院等逐步推广"有机制、有团队、有措施、有成效"的中西医结合医疗模式。强化临床科室中医医师配备,打造中西医结合团队,开展中西医联合诊疗,"宜中则中、宜西则西",逐步建立中西医多学科诊疗体系。鼓励科室间、院间和医联体内部开展中西医协作。将中西医结合工作成效纳入医院等级评审和绩效考核。对医院临床医师开展中医药专业知识轮训,使其具备本科室专业领域的常规中医诊疗能力。(国家卫生健康委、国家中医药局负责)

(十)健全中西医协同疫病防治机制。中医药系统人员第一时间全面参与公共卫生应急处置,中医药防治举措全面融入应急预案和技术方案。建立国家中医药应对重大公共卫生事件和疫病防治骨干人才库,建设国家中医疫病防治和紧急医学救援队伍,强化重大传染病防控理论技术方法和相关现代医学技术培训。探索疾病预防控制机构建立中医药部门和专家队伍。(国家卫生健康委、国家中医药局负责)

(十一)完善西医学习中医制度。2021级起,将中医药课程列为本科临床医学类专业必修课和毕业实习内容,增加课程学时。在高职临床医学专业中开设中医基础与适宜技术必修课程。允许攻读中医专业学位的临床医学类专业学生参加中西医结合医师资格考试和中医医师规范化培训。试点开展九年制中西医结合教育。加强临床医学类专业住院医师规范化培训基地中医药科室建设,逐步增加中医药知识技能培训内容。临床、口腔、公共卫生类别医师接受必要的中医药继续教育。研究实施西医学习中医重大专项,用10—15年时间,培养相当数量的高层次中西医结合人才和能够提供中西医结合服务的全科医生。(教育部、国家卫生健康委、国家中医药局分别负责)

(十二)提高中西医结合临床研究水平。开展中西医结合学科(专科)建设。

开展重大疑难疾病、传染病、慢性病等中西医联合攻关。逐步建立中西医结合临床疗效评价标准,遴选形成优势病种目录。开展试点示范,力争用5年时间形成100个左右中西医结合诊疗方案。(科技部、国家卫生健康委、国家中医药局负责)

五、实施中医药发展重大工程

(十三)实施中医药特色人才培养工程。依托现有资源和资金渠道,用5—10年时间,评选表彰300名左右国医大师和全国名中医,培育500名左右岐黄学者、3 000名左右中医药优秀人才、10万名左右中医药骨干人才,强化地方、机构培养责任,建立人才培养经费的中央、地方、机构分担机制。开展中医药卓越师资培养,重点加强中医基础、经典、临床师资培训。加强高校附属医院、中医规范化培训基地等人才培养平台建设。支持建设一批中医基础类、经典类、疫病防治类和中药炮制类、鉴定类高水平学科。开展基层中医药知识技能培训。(国家中医药局、教育部、国家卫生健康委、各省级人民政府负责)

(十四)加强中医医疗服务体系建设。省、委(局)共建一批中医(含中西医结合)方向的国家医学中心和区域医疗中心。加快打造中医临床能力强、中医药文化氛围浓郁、功能布局优化的中医药传承创新中心。推动省域、市域优质中医资源扩容和均衡布局,建设优势病种特色鲜明的中医医院和科室。依托高水平中医医院建设国家中医疫病防治基地,打造一批紧急医学救援基地,加强中医医院感染科、肺病科、发热门诊、可转换传染病区、可转换重症监护室等建设。打造中西医协同"旗舰"医院、"旗舰"科室、"旗舰"基层医疗卫生机构。(国家发展改革委、教育部、国家卫生健康委、国家中医药局、各省级人民政府负责)

(十五)加强中医药科研平台建设。有序推动中医重点领域生物安全三级实验室建设。围绕中医理论、中药资源、中药创新、中医药疗效评价等重点领域建设国家重点实验室。加强服务于中医药技术装备发展和成果转化应用示范的国家科技创新基地建设。聚焦中医优势病种和特色疗法等建设10—20个中医类国家临床医学研究中心。建设一批服务于应对突发公共卫生事件的中医药科研支撑平台。(国家中医药局、国家发展改革委、教育部、科技部、国家卫生健康委、中科院负责)

(十六)实施名医堂工程。以优势中医医疗机构和团队为依托,建立一批名医堂执业平台。国医大师、名老中医、岐黄学者等名医团队入驻名医堂的,实行创业扶持、品牌保护、自主执业、自主运营、自主培养、自负盈亏综合政策,打造一批名医团队运营的精品中医机构。鼓励和支持有经验的社会力量兴办连锁经营的名医堂,突出特色和品牌,打造一流就医环境,提供一流中医药服务。(国家中医药局、国家发展改革委负责)

(十七)实施中医药产学研医政联合攻关工程。依托高水平研究机构、高等院校、中医医院以及中药创新企业,建设一批代表国家水平的中医药研究和科技成果孵化转化基地,解决制约中医药发展的重大科技问题,制定一批中医特色诊疗方案,转化形成一批中医药先进装备、中药新药。支持中医医院与企业、科研机构、学校加强协作、共享资源,促进优秀研究成果投入市场应用。探索运用区块链等技术加强中医药临床效果搜集和客观评价。(科技部、国家发展改革委、教育部、工业和信息化部、国家卫生健康委、国家中医药局负责)

(十八)实施道地中药材提升工程。加强道地药材良种繁育基地和生产基地建设。制定中药材采收、产地初加工、生态种植、野生抚育、仿野生栽培技术规范,推进中药材规范化种植,鼓励发展中药材种植专业合作社和联合社。推动建设一批标准化、集约化、规模化和产品信息可追溯的现代中药材物流基地,培育一批符合中药材现代化物流体系标准的初加工与仓储物流中心。引导医疗机构、制药企业、中药饮片厂采购有质量保证、可溯源的中药材。深入实施中药标准化项目。加强中药材质量安全风险评估与风险监测,促进快速检测装备研发和技术创新,建设第三方检测平台。(农业农村部、国家林草局、工业和信息化部、商务部、市场监管总局、国家中医药局负责)

(十九)建设国家中医药综合改革示范区。改革体制机制,充分调动地方积极性、主动性、创造性,补短板、强弱项、扬优势,加快建立健全中医药法规、发展政策举措、管理体系、评价体系和标准体系,提升中医药治理体系和治理能力现代化水平,打造3—5个中医药事业产业高质量发展的排头兵。(国家中医药局、国家发展改革委、国家卫生健康委、工业和信息化部、国家药监局负责)

(二十)实施中医药开放发展工程。制定"十四五"中医药"一带一路"发展规划。鼓励和支持社会力量采取市场化方式,与有合作潜力和意愿的国家共同建设一批友好中医医院、中医药产业园。发展"互联网+中医药贸易",为来华接受中医药服务人员提供签证便利。协调制定国际传统医药标准和监管规则,支持国际传统医药科技合作。(国家发展改革委、商务部、外交部、海关总署、国家药监局、国家中医药局分别负责)

六、提高中医药发展效益

（二十一）完善中医药服务价格政策。建立以临床价值和技术劳务价值为主要依据的中医医疗服务卫生技术评估体系，优化中医医疗服务价格政策。落实医疗服务价格动态调整机制，每年开展调价评估，符合启动条件的及时调整价格，充分考虑中医医疗服务特点，完善分级定价政策，重点将功能疗效明显、患者广泛接受、特色优势突出、体现劳务价值、应用历史悠久的中医医疗服务项目纳入调价范围。医疗机构炮制使用的中药饮片、中药制剂实行自主定价，符合条件的按规定纳入医保支付范围。（国家医保局、国家卫生健康委、国家中医药局负责）

（二十二）健全中医药医保管理措施。大力支持将疗效和成本有优势的中医医疗服务项目纳入基本医疗保险支付范围，综合考虑有效性、经济性等因素，按规定合理确定目录甲乙分类。探索符合中医药特点的医保支付方式，发布中医优势病种，鼓励实行中西医同病同效同价。一般中医药诊疗项目继续按项目付费。鼓励商业保险公司推出中医药特色健康保险产品，建立保险公司与中医药机构的信息对接机制。支持保险公司、中医药机构合作开展健康管理服务。加强纳入基本医疗保险支付范围的中医药服务和费用监管。（国家医保局、国家卫生健康委、银保监会、国家中医药局负责）

（二十三）合理开展中医非基本服务。在公立中医医疗机构基本医疗服务总量满足人民群众需要、基本医疗费用保持平稳的基础上，支持其提供商业医疗保险覆盖的非基本医疗服务。探索有条件的地方对完成公益性服务绩效好的公立中医医疗机构放宽特需医疗服务比例限制，允许公立中医医疗机构在政策范围内自主设立国际医疗部，自主决定国际医疗的服务量、项目、价格，收支结余主要用于改善职工待遇、加强专科建设和医院建设发展。（国家卫生健康委、国家中医药局、银保监会、各省级人民政府分别负责）

七、营造中医药发展良好环境

（二十四）加强中医药知识产权保护。制定中药领域发明专利审查指导意见，进一步提高中医药领域专利审查质量，推进中药技术国际专利申请。完善中药商业秘密保护制度，强化适宜性保密，提升保密内容商业价值，加强国际保护。在地理标志保护机制下，做好道地药材标志保护和运用。探索将具有独特炮制方法的中药饮片纳入中药品种保护范围。（市场监管总局、国家知识产权局、国家中医药局、国家药监局分别负责）

（二十五）优化中医药科技管理。加强国家中医药科技研发工作，加强中医药科研方法学、疗效评价、伦理审查等研究。鼓励各省（自治区、直辖市）设立中医药科技专项，由中医药管理部门统筹实施。加强中医药科技活动规律研究，推进中医药科技评价体系建设。（科技部、国家中医药局负责）

（二十六）加强中医药文化传播。切实加强中医药文化宣传，使中医药成为群众促进健康的文化自觉。在中华优秀传统文化传承发展工程中增设中医药专项。加强传统医药类非物质文化遗产保护传承。建设国家中医药博物馆。支持改善一批中医药院校、科研机构的中医药古籍保护条件，提高利用能力。实施中医药文化传播行动，持续开展中小学中医药文化教育，打造中医药文化传播平台及优质产品。（中央宣传部、教育部、国家发展改革委、文化和旅游部、国家卫生健康委、广电总局、国家中医药局、国家文物局负责）

（二十七）提高中医药法治化水平。推动制修订相关法律法规和规章，加强地方性法规建设。加强中药监管队伍建设，提升中药审评和监管现代化水平。建立不良执业记录制度，将提供中医药健康服务的机构及其人员诚信经营和执业情况纳入统一信用信息平台，并将相关企业行政许可、行政处罚等信息通过"信用中国"网站、国家企业信用信息公示系统依法公示。（司法部、国家卫生健康委、市场监管总局、国家中医药局、国家药监局分别负责）

（二十八）加强对中医药工作的组织领导。充分发挥国务院中医药工作部际联席会议作用，及时研究解决重大问题。卫生健康行政部门要在工作全局中一体谋划、一体推进、一体落实、一体考核中医药工作，加强中医药传承创新、中西医结合，全面落实中医药参与健康中国行动、基本医疗卫生制度建设、优质高效医疗卫生服务体系建设等，在资源配置、政策机制、制度安排等方面向中医药倾斜。中医药管理部门要加大中医药标准制定、科学研究、人才培养、应急救治、文化宣传等工作力度。有关部门要各司其职，扎实推动各项工作落实。各地要进一步加强中医药管理机构建设。有关地方可结合实际进一步完善支持本地区少数民族医药发展的政策举措。（各有关部门、各省级人民政府分别负责）